BIRGIT LAUE

Schwangerschaft und Geburt

Das Wichtigste rund um Gesundheit, Entwicklung und Vorsorge

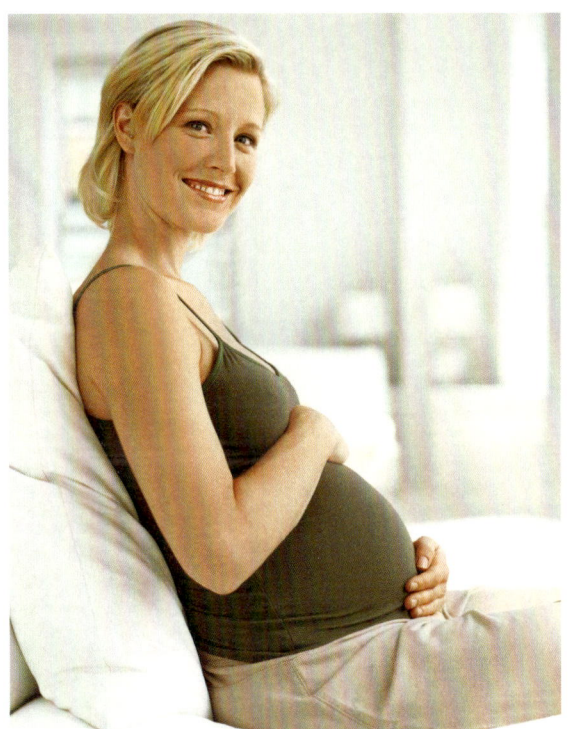

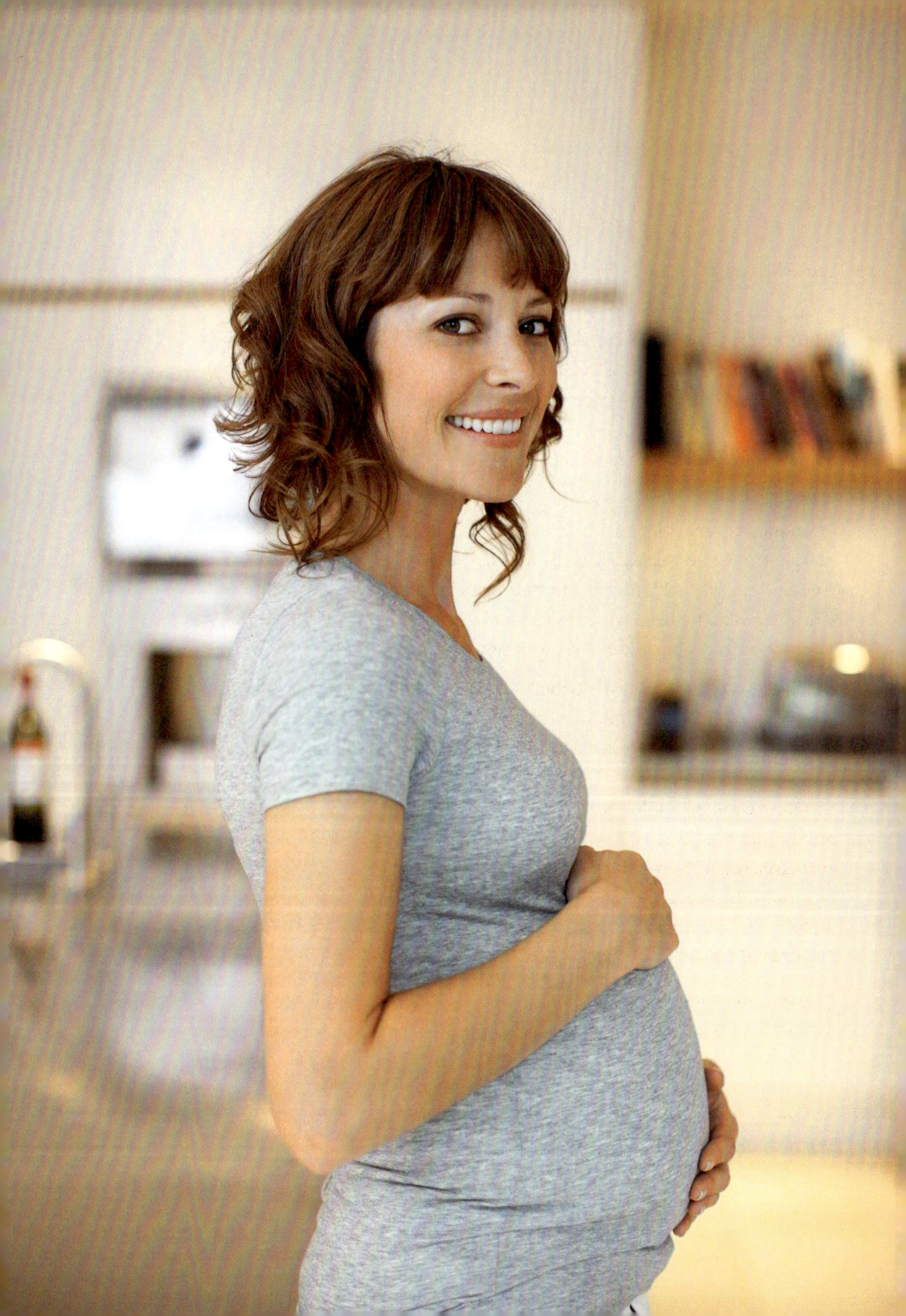

Liebe Eltern,

herzlichen Glückwunsch – Sie bekommen Nachwuchs!

Ein Baby zu erwarten gehört zweifelsohne zu den einschneidendsten und **SCHÖNSTEN ERFAHRUNGEN IM LEBEN.** Wahrscheinlich schmieden Sie nun schon voller Vorfreude Pläne für Ihre gemeinsame Zukunft. Vielleicht sind Sie von der Schwangerschaft aber auch überrascht worden und haben noch eher gemischte Gefühle, wenn Sie an das Kind denken, das in einigen Monaten zur Welt kommen möchte.

Leider können die meisten jungen Eltern heute nicht mehr einfach vertrauensvoll auf den Rat und die Unterstützung früherer Generationen zurückgreifen. Sie müssen sich ihren **EIGENEN, INDIVIDUELLEN WEG** durch eine Flut von unterschiedlichen Informationen bahnen, um wichtige Entscheidungen zu treffen. Das ist nicht immer einfach, und häufig fühlen sich »schwangere Eltern« dabei verunsichert und allein gelassen.

Nie zuvor in der Geschichte der Geburtshilfe war das Wissen um die medizinischen und technischen Möglichkeiten so groß wie heute. Leider haben werdende Eltern aufgrund der zahlreichen Publikationen über mögliche Gefahren ein hochgradiges Sicherheitsbedürfnis entwickelt, sodass sie sich ihrer eigenen Gefühle, Empfindungen, Fähigkeiten und Kräfte nicht mehr sicher sind. Dass es immer mehr Wunschkaiserschnitte gibt, ist nur ein Beispiel dafür. Schwangerschaft und Geburt sind jedoch in erster Linie normale Lebensprozesse. Eine familienfreundliche Geburtshilfe achtet deshalb die individuelle elterliche Selbstkompetenz und **ORIENTIERT SICH AM GESUNDEN.**

Für die kommende ereignisreiche Zeit wünsche ich Ihnen achtsame und respektvolle Begleiter und alles Gute für das aufregende gemeinsame Wachsen mit Ihrem Kind!

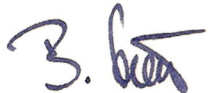

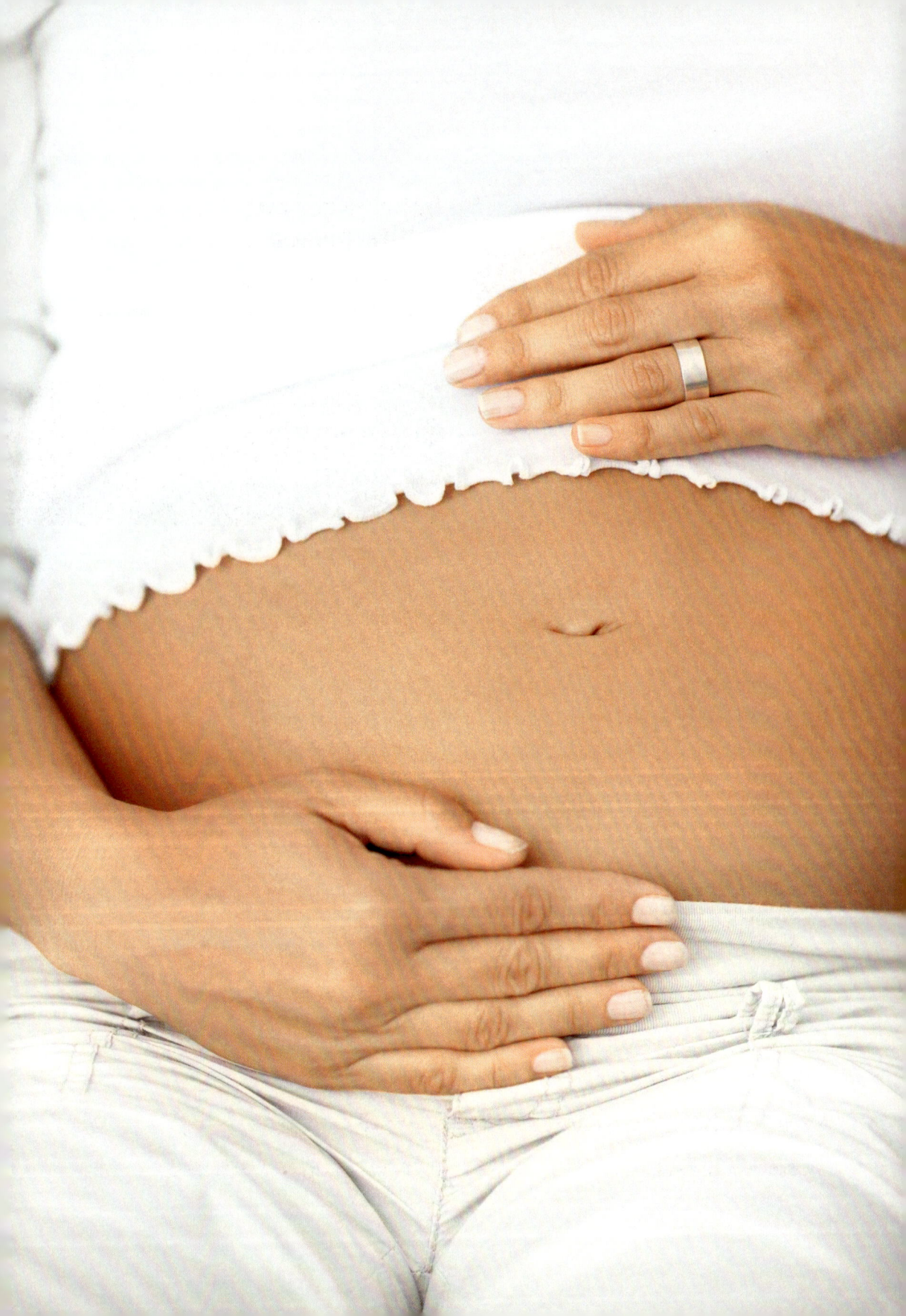

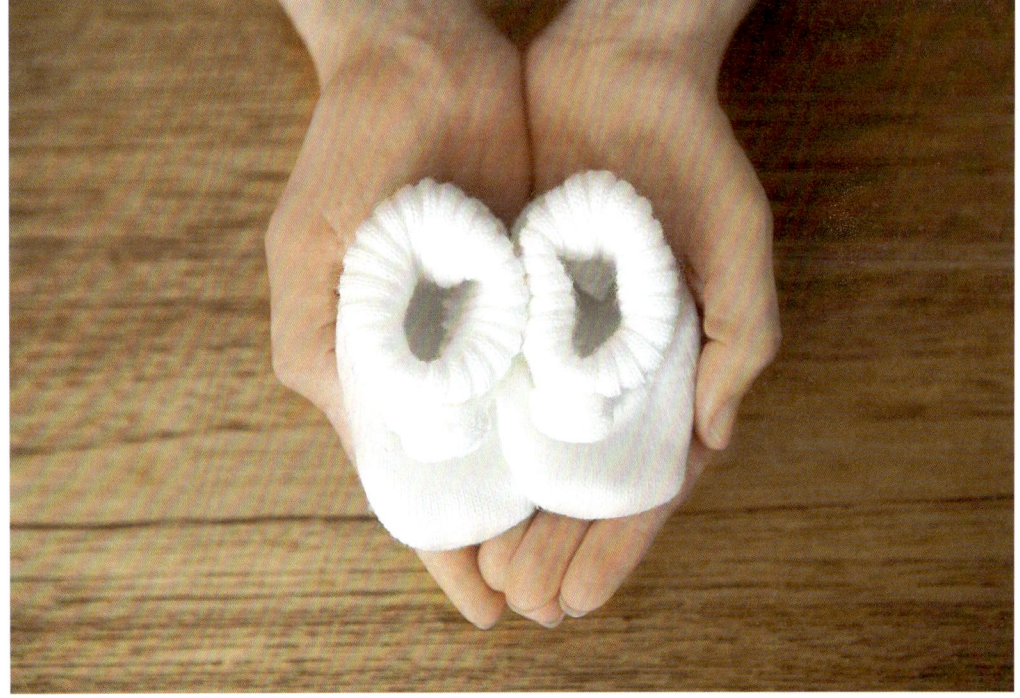

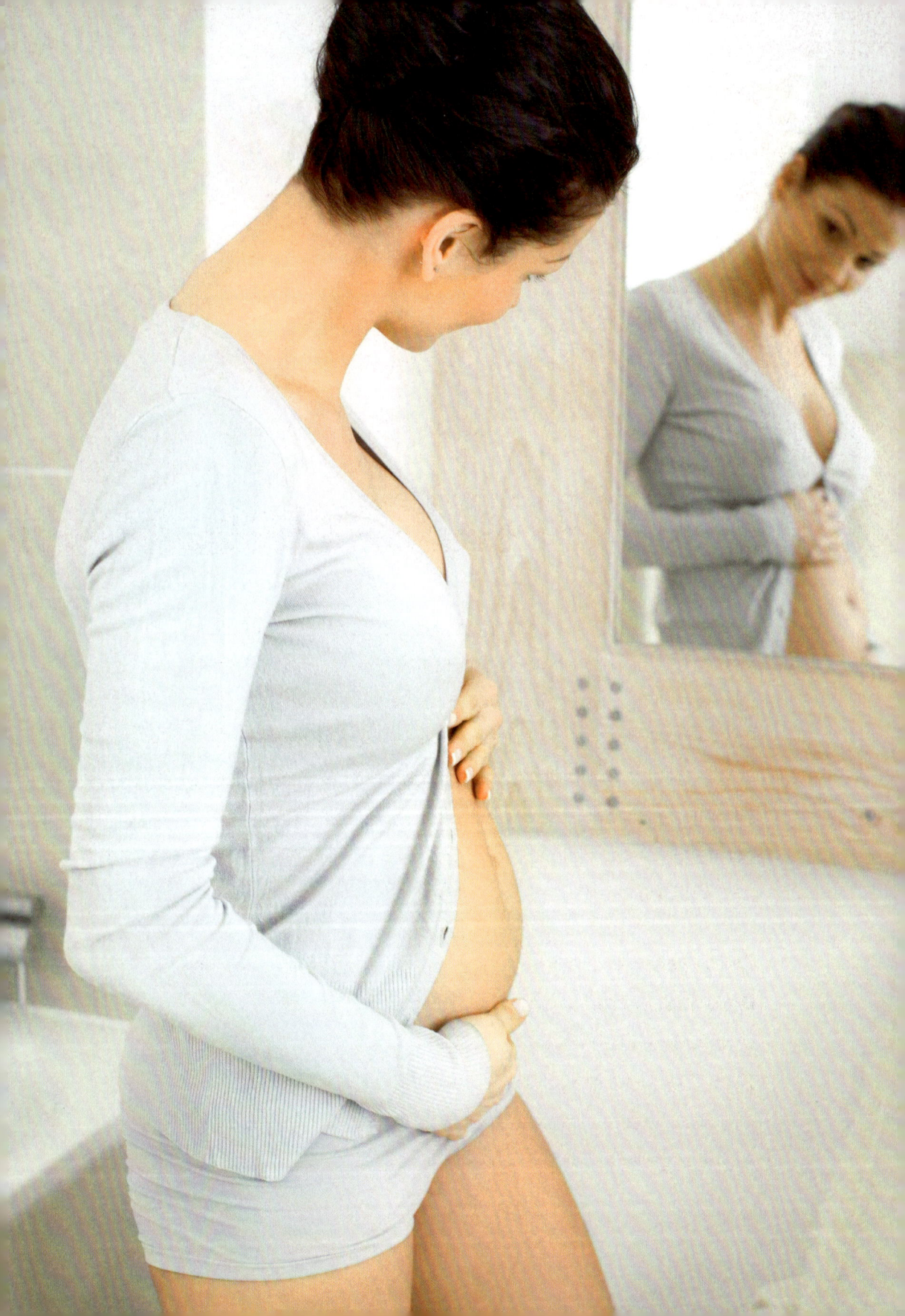

LEBEN IN ANDEREN UMSTÄNDEN

Während der gesamten Schwangerschaft läuft Ihr Körper auf Hochtouren, damit Sie Ihrem Baby jederzeit optimale Entwicklungsmöglichkeiten bieten können. Das führt zu einigen tief greifenden körperlichen und seelischen Umstellungen. Viele Fragen tauchen nun auf: Wie entwickelt sich unser Kind, was esse ich am besten, was sollte ich vermeiden, was tue ich bei Beschwerden? Alles Wissenswerte erfahren Sie in diesem Kapitel.

Neues Leben entsteht

Zwei winzig kleine Zellen, die miteinander verschmolzen sind und sich in Ihrer Gebärmutter eingenistet haben, werden Ihr Leben schon bald gehörig auf den Kopf stellen – die aufregende Zeit Ihrer Schwangerschaft beginnt. Das Wunder, das unter Ihrem Herzen vonstattengeht, ist ein elementares Erlebnis: Ihr Kind wächst heran, um Ihnen bald als eigenständige kleine Persönlichkeit zu begegnen.

Kaum etwas ist spannender, als seine rasante Entwicklung vom Zeitpunkt der Empfängnis bis zur Geburt zu verfolgen: Schon gegen Ende des ersten Schwangerschaftsdrittels ist der Embryo als vollständiger kleiner Mensch zu erkennen, auch wenn er nur etwa 7,5 Zentimeter groß ist.

Die Schwangerschaft wird medizinisch in drei Abschnitte eingeteilt. Jedes sogenannte Trimenon dauert etwa drei Monate oder rund 13 Wochen. In dieser Zeit entwickelt sich nicht nur das Kind, sondern auch Ihr Körper und Ihre Seele machen vielfältige Veränderungen durch.

Erstes Trimenon

Das erste Trimenon umfasst den ersten bis vierten Schwangerschaftsmonat und gilt als Stadium der Anpassung und Auseinandersetzung.

Erster Monat

Die Bestimmung des Geburtstermins ist wichtig, um beobachten zu können, ob sich das Kind zeitgerecht entwickelt und ab wann der Entbindungszeitraum überschritten wird.

Erste bis vierte Woche

1. Woche: In den ersten beiden Schwangerschaftswochen sind Sie genau genommen noch gar nicht schwanger, sondern haben noch einen ganz normalen Monatszyklus. Da aber kaum eine Frau exakt weiß, wann ihr Eisprung stattfindet, wird als Ausgangsdatum, um den voraussichtlichen Geburtstermin zu

Kleine Rechenaufgabe

So errechnen Sie den Geburtstermin Ihres Babys: Datum des ersten Tages der letzten Menstruation – 3 Monate + 7 Tage + 1 Jahr. War also beispielsweise der 3. Juli 2011 der letzte Periodentag, heißt es 03.07. – 3 Monate = 03. 04. + 7 Tage = 10. 04. Dann wäre der 10. April 2012 der Geburtstermin.

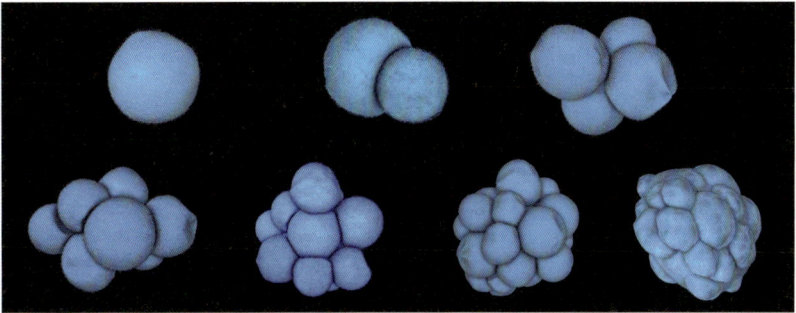

Die befruchtete Eizelle teilt sich innerhalb von 30 Stunden mehrmals und wird zur Zellkugel. Wenn sie sich in der Gebärmutter eingenistet hat, wird sie Blastozyste genannt und besteht aus mehr als 100 Zellen.

berechnen, der erste Tag Ihrer letzten Periode zugrunde gelegt. Diese Berechnung nach der »Naegel'schen Regel« hat jedoch einen kleinen Haken: Sie geht von einem stabilen 28-tägigen Zyklus der Frau aus, Abweichungen werden nicht berücksichtigt. Bei verkürzten Zyklen müssen Sie die entsprechenden Tage noch abziehen beziehungsweise bei verlängerten Zyklen hinzuzählen.

2. Woche: In der zweiten Woche nach Ihrer Menstruation baut sich unter dem Einfluss des Hormons Östrogen Ihre Gebärmutterschleimhaut wieder zu einer Art dickem »Teppich« auf. Das Gelbkörperhormon Progesteron sorgt dafür, dass das Gewebe weich und durchlässig genug ist, ein befruchtetes Ei aufzunehmen. Gleichzeitig reift im Follikel eine Eizelle zum Eisprung heran.

3. Woche: Sobald eine Samenzelle in die gesprungene Eizelle eindringt, ist das Ei befruchtet. Bereits jetzt ist das Geschlecht Ihres Kindes festgelegt, denn dafür ist allein der Vater verantwortlich: Er hat Spermien mit X- und Y-Chromosomen. Wird das Ei von einem Spermium mit Y-Chromosom befruchtet, bekommen Sie einen Jungen.

Etwa 30 Stunden nach der Befruchtung fängt die Eizelle an, sich bis zu einem bestimmten Stadium immer weiter zu teilen, und macht sich dann langsam auf den Weg durch den Eileiter in die Gebärmutter.

In sehr seltenen Fällen kommt es vor, dass sich der Embryo außerhalb der Gebärmutter einnistet. In diesem Fall spricht man von einer Bauchhöhlen- oder Eileiterschwangerschaft, die abgebrochen werden muss.

Die Plazenta

Die Plazenta, auch Mutterkuchen genannt, besteht aus embryonalem Gewebe. Zusammen mit der Nabelschnur ist sie die lebenswichtige Verbindung zwischen Ihnen und Ihrem Kind. Die Plazenta versorgt Ihr Baby 40 Wochen lang mit Sauerstoff, Wasser, Nährstoffen und Vitaminen und »entsorgt« auch seine Abfallstoffe. Darüber hinaus filtert sie durch die sogenannte Plazentaschranke Giftstoffe aus dem mütterlichen Blut, gibt Ihre Antikörper an Ihr Kind weiter und produziert wichtige Schwangerschaftshormone.

4. Woche: Dort angekommen, »nistet« sich der mittlerweile apfelkerngroße Keim in die nährende Schleimhaut der Gebärmutter ein. Über die Anlage der Plazenta bekommt er bereits Nährstoffe aus Ihrem Blut.

Zweiter Monat

Fünfte bis achte Woche

5. Woche: Ihre Monatsblutung ist nun überfällig. Bei einem regelmäßigen Zyklus ist ein Schwangerschaftstest jetzt etwa drei Tage nach der erwarteten Blutung positiv. Handelsübliche Tests reagieren auf das Hormon HCG (humanes Choriongonadotropin) im Urin. Dieses Hormon wird von der Plazenta und dem Föten gebildet und ist daher erst dann nachweisbar, wenn die Schwangerschaft schon ein gewisses Stadium erreicht hat.

Das Herz des etwa 0,5 Zentimeter großen Embryos schlägt bereits. Seine wichtigsten Organe und die Arm- und Beinknospen, aus denen sich die Gliedmaßen entwickeln, beginnen zu wachsen.

6. Woche: Ihre Gebärmutter wächst und ist nun schon etwa so groß wie eine Mandarine. Vielleicht haben Sie jetzt manchmal spannende, schmerzempfindliche Brüste und auch Ihre Brustwarzen werden etwas dunkler. Es kann auch passieren, dass Sie tagsüber plötzlich sehr müde sind und sich schlapp und kraftlos fühlen.

7. Woche: Finger und Zehen des Embryos formen sich aus, auch das Herz hat sich weiter ausgebildet und schlägt doppelt so schnell wie das eines Erwachsenen. Im Ultraschall ist Ihr Kind bereits zu sehen.

8. Woche: Nun misst Ihr Baby gut 14 Millimeter, es ist etwa so groß wie eine Weintraube. Alles ist auf Wachstum ausgerichtet: Die Organe werden größer und entwickeln sich weiter, auch das Gesicht prägt sich aus: Augen, Lider und die Nasenspitze entstehen, das Innenohr bildet sich aus. Im Gehirn entwickeln sich Nervenzellen. Außerdem beginnt sich Ihr Baby zu bewegen – allerdings merken Sie davon noch nichts.

> Verwenden Sie für Ihren Schwangerschaftstest auf jeden Fall Morgenurin. Dieser enthält höhere HCG-Konzentrationen, und so lässt sich eine Schwangerschaft besser und früher nachweisen.

Dritter Monat

Neunte bis zwölfte Woche

9. Woche: Sie spüren langsam, dass Ihr Bauch größer wird, vielleicht haben Sie bereits etwas zugenommen? Für den Anstieg Ihres Gewichts sorgen vor allem die zunehmende Blutmenge in der Gebärmutter und der Plazenta, das Fruchtwasser und die Zunahme des Drüsengewebes in der Brust. Das Baby allerdings wiegt noch keine fünf Gramm! Noch etwas verändert sich merklich: Ihre Gefühle werden vermutlich hin und wieder Achterbahn fahren, und Sie werden nun öfter emotionaler reagieren als Sie das vor der Schwangerschaft gewöhnt waren.

10. Woche: Alle lebenswichtigen Organe sind nun entwickelt und funktionstüchtig. Sie wachsen und reifen und werden um wichtige »Anhängsel« wie Fingernägel und Flaumhaare ergänzt. Ihr Kind macht zum Ende der zehnten Schwangerschaftswoche noch einen entscheidenden Schritt: Aus dem Embryo wird medizinisch gesehen nun ein Fetus.

11. Woche: Der etwas über vier Zentimeter große Fetus nippt bereits Fruchtwasser, das vor allem von den inneren Eihäuten und aus Anteilen des mütterlichen Blutes gebildet wird. Im Verlauf der Schwangerschaft wird das Fruchtwasser ständig resorbiert und immer wieder neu produziert. Es besteht zu 99 Prozent aus Wasser, das restliche Prozent setzt sich aus Eiweiß, Zucker, Salzen und anderen Spurenelementen sowie Gerinnungsstoffen zusammen. Im Fruchtwasser schweben auch Härchen und Hautschuppen des Kindes und Flocken von Käseschmiere. Normales Fruchtwasser ist farblos und klar, kann aber auch manchmal etwas milchig aussehen.

Die normale Fruchtwassermenge liegt in der 11. Woche bei ca. 35 ml, in der 20. Woche bei 350 bis 500 ml und in der 36. Woche bei 1000 bis 1500 ml. Danach verringert sie sich mit jeder Woche um rund 100 ml.

Beruhigendes Stadium
Die Schwangerschaft tritt in die stabile Phase ein, und somit wird das Risiko einer Fehlgeburt nun geringer. Auch die Schwangerschaftsübelkeit verschwindet jetzt in den meisten Fällen.

12. Woche: Der Fetus ist nun etwa fünf Zentimeter groß und wiegt am Ende der 12. Schwangerschaftswoche rund 30 Gramm. Die Geschlechtsentwicklung ist abgeschlossen, und Ihr Kind bewegt seine Arme und Beine, dreht den Kopf und ballt bereits seine winzigen Fäustchen. Diese Bewegungen steuert es jedoch nicht selbst, es sind Reflexe, die ihre Impulse noch unmittelbar aus dem Rückenmark bekommen.

Vierter Monat
13. bis 16. Woche

13. Woche: Das zweite Drittel (Trimester) Ihrer Schwangerschaft beginnt. Ihr Kind misst vom Scheitel bis zum Po jetzt fünf bis sechs Zentimeter, am Ende der 13. Schwangerschaftswoche sind es bereits sieben bis rund achteinhalb Zentimeter. Es könnte nun schon Laute erzeugen, denn seine Stimmbänder sind komplett entwickelt. Jetzt wächst auch der feine Körperhaarflaum, das sogenannte Lanugohaar. Das »Fellüberbleibsel« dient als Schutz.

Der Embryo Anfang des vierten Monats: Nun lässt sich das Geschlecht Ihres Babys per Ultraschall feststellen.

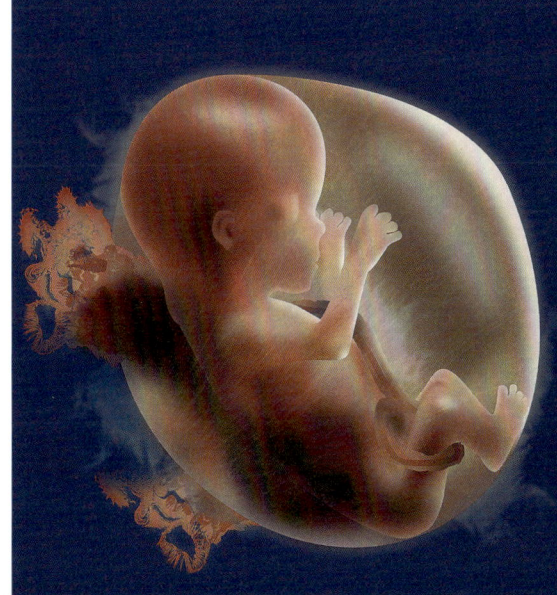

14. Woche: Das Geschlecht Ihres Kindes ist im Ultraschall feststellbar. Es lutscht schon fleißig an seinem winzigen Daumen, kann blinzeln und seine Stirn in Falten legen. Ihr Kleines bekommt Augenbrauen, und das Kopfhaar beginnt auch bereits zu sprießen.

15. Woche: Ihr Kind turnt jetzt sehr oft und viel, mit den kräftigen Bewegungen stärkt es seine Körpermuskulatur. Sein kleines Herz befördert am Tag circa 100 Liter Blut. Inzwischen kann Ihr Nachwuchs auch seinen Mund auf- und zumachen, der Suchreflex entwickelt sich, und es zeigt vermehrt Schluck- sowie Saugbewegungen.

16. Woche: In den nächsten drei Wochen wird Ihr Kind sein Gewicht von nun etwa 100 Gramm fast verdoppeln und etliche Zentimeter wachsen. Es trainiert schon seine Lungen, indem es Fruchtwasser ein- und ausatmet. Gerne spielt es jetzt mit der Nabelschnur – es greift danach und zieht daran.

Zweites Trimenon

Im zweiten Schwangerschaftsabschnitt, der vom fünften bis zum siebten Monat dauert, durchleben Sie normalerweise eine Phase des Wohlbefindens.

Fünfter Monat

17. bis 20. Woche

17. Woche: Das Gehör Ihres Kindes ist jetzt schon so weit entwickelt, dass Ihr Baby erste Geräusche wie das Rauschen Ihres Blutes und Ihren Herzschlag wahrnehmen kann. Außerdem bildet sich die Käseschmiere, eine Art natürliche Pflegecreme, die den kleinen Körper bedeckt und schützt.

18. Woche: Vor allem Rumpf und Gliedmaßen Ihres Babys erleben jetzt einen Wachstumsschub. Es übt nun schon das Atmen, indem sich sein Brustkorb hebt und senkt. Auch die Körperproportionen verändern sich, die Beine werden länger als die Arme, und das Verhältnis von Kopf zu Körper wird ausgewogener. In ausgiebigen Turnstunden trainiert Ihr Kind alle Sinne: Wenn es zum Beispiel mit den Füßen an die Gebärmutterwand stößt, zieht es sie zurück. Sie spüren nun vielleicht zum ersten Mal die Bewegungen Ihres Babys – ein wunderbarer Augenblick, nicht nur beim ersten Kind!

19. Woche: Die Netzhaut im Auge reagiert auf Lichtreize. Die Entwicklung der Haut ist ebenfalls abgeschlossen, sie ist aber noch so dünn, dass die Blutgefäße hindurchscheinen. An den Fingern und Zehen sind die charakteristischen kleinen Hautrillen entstanden, die den individuellen Finger- und Zehenabdruck ausmachen.

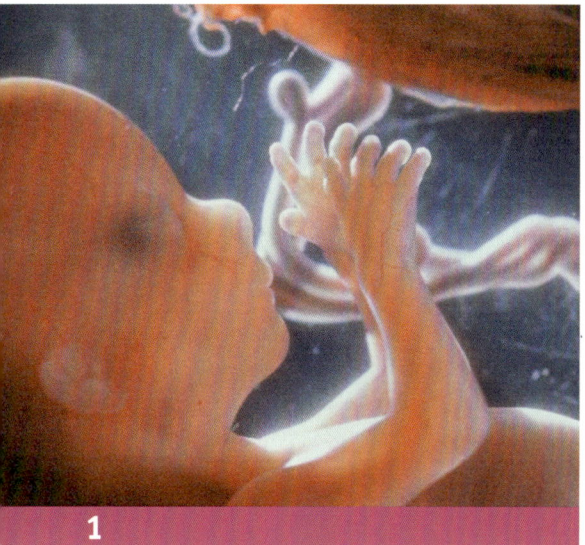

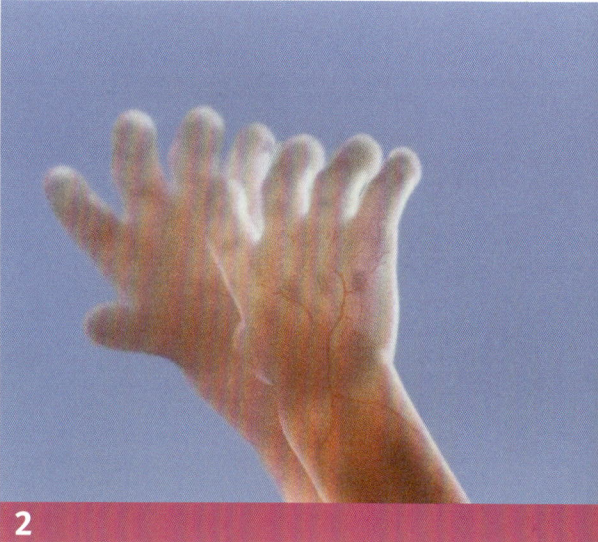

Ihr Baby spielt nun gern mit der Nabelschnur 1, seine Händchen können schon greifen 2.

20. Woche: Halbzeit! Mit Ende der 20. Woche haben Sie bereits die Hälfte Ihrer Schwangerschaft hinter sich. Das Gewicht Ihres Kindes beträgt circa 300 Gramm, und es misst vom Scheitel zum Steiß etwa 15 bis 16 Zentimeter. Es trinkt fleißig Fruchtwasser und scheidet es als Urin wieder aus.

Sechster Monat

21. bis 24. Woche

21. Woche: Ihr Baby schwimmt in circa einem Liter Fruchtwasser, es kann sich nun schon gut in seiner Umgebung orientieren, denn sein Gleichgewichtssinn ist fast vollständig entwickelt.
Das Herz Ihres Kindes wird größer und kräftiger. Zwischen rechtem und linkem Vorhof hat es noch eine kleine Öffnung, die sich erst nach der Geburt schließt.

22. Woche: Jetzt sieht Ihr Kind schon aus wie ein Neugeborenes, aber es ist noch sehr dünn und muss sich noch ein kleines Fettpolster zulegen. Seine Purzelbäume lassen sich ab jetzt auch über die Bauchdecke mitverfolgen. Endlich kann nun der Papa fühlend Kontakt mit dem Baby aufnehmen.

23. Woche: Jetzt hört Ihr Kind auch Ihre Stimme durch die Bauchdecke. Sprechen Sie regelmäßig und häufig mit ihm, dann wird es sich später an die vertraute Stimme erinnern und sich davon beruhigen lassen. Ihr Kind hat Schlaf- und Wachphasen entwickelt und lässt sich durch Bewegungen von außen sogar wecken.

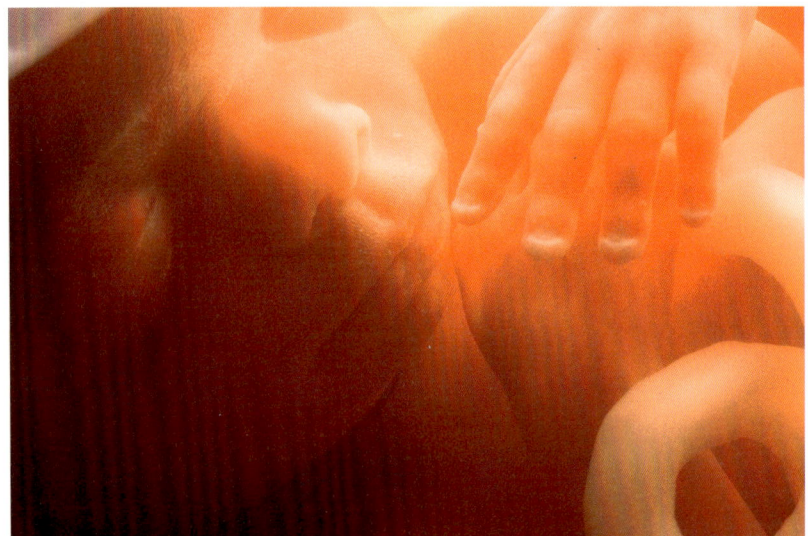

Gegen Ende des siebten Monats öffnet Ihr Kind bereits die Augen, an seinen Lidern wachsen schon Wimpern. An seinen Fingern kann man gut die langen, nun bereits festeren Nägel erkennen.

24. Woche: Am Ende der 24. Schwangerschaftswoche hat Ihr Baby schon ein Gewicht von durchschnittlich 530 Gramm und misst von Kopf bis Fuß 28 Zentimeter. Sie können den oberen Rand Ihrer Gebärmutter nun selbst in Nabelhöhe tasten.

Siebter Monat

25. bis 28. Woche

25. Woche: Langsam wird es für Ihr Kind enger in der Fruchtblase, aber es kann die Beine kreuzen, sich hin und her bewegen, drehen, treten und innerhalb der Gebärmutter seine Position noch gut verändern. Ihre Gebärmutter ist inzwischen so groß wie ein Luftballon und drückt gegen Magen und Zwerchfell. Sie sind deshalb vielleicht kurzatmig oder haben öfter Sodbrennen.

Ab jetzt hätte Ihr Kind aufgrund seiner Lungenentwicklung und mit entsprechender medizinischer Versorgung bereits gute Überlebenschancen, wenn es als Frühchen zur Welt käme.

26. Woche: Ihre Gebärmutter übt sich jetzt schon manchmal in leichter Wehentätigkeit, was Sie daran merken, dass Ihr Bauch hin und wieder bis zu einer Minute lang hart wird. Diese Übungswehen werden Braxton-Hicks-Kontraktionen genannt, manchmal heißen sie auch wilde Wehen. Die Kontraktionen sind schmerzlos, unregelmäßig und verebben langsam – im Gegensatz zu Geburtswehen, die immer stärker werden. Solange es keine starken und regelmäßigen Wehen sind, die vielleicht sogar von Blutungen begleitet werden, besteht überhaupt kein Anlass zur Sorge. Braxton-Hicks-Wehen verändern nichts am Muttermund und haben somit auch noch nichts mit der Geburt zu tun.

27. Woche: Ihr Baby setzt nun mehr und mehr seinen süßen Speck an, sein Skelett wird stabiler und härter, die kleinen Finger- und Zehennägel werden fester. Durch die weiter wachsende Gebärmutter und das zusätzliche Gewicht verlagert sich der Schwerpunkt Ihres Körpers. Es kann sein, dass Sie sich beim Gehen vorübergehend unsicher fühlen – achten Sie auf bequemes Schuhwerk, in dem Sie guten Halt haben.

28. Woche: Ihr Kind hat rund ein Drittel seines Geburtsgewichts erreicht. Auch sein Gehirn wächst beständig, wichtige Windungen und Furchungen bilden sich in beiden Hälften aus.

An winzigen rhythmischen Bewegungen Ihre Bauchdecke spüren Sie nun häufig, dass Ihr Baby Schluckauf hat. Es trainiert dadurch die noch unreife Muskulatur seines Zwerchfells, die es später zum Atmen braucht.

Drittes Trimenon

Nun haben Sie das letzte Schwangerschaftsdrittel erreicht, das den achten bis zehnten Monat umfasst, und befinden sich somit im sogenannten »Stadium der Belastung«.

Achter Monat

29. bis 32. Woche

29. Woche: Ihr Bauch wird jetzt immer größer. Wenn Sie einen negativen Rhesusfaktor haben, denken Sie daran, den zweiten Antikörpersuchtest durchführen zu lassen (siehe Seite 172).

30. Woche: Die Lanugobehaarung Ihres Kindes bildet sich zurück, sein Kopfhaar wächst. Ihr Kleines trainiert nun auch »Atemzüge« durch die Nase. Sie spüren seine Schlaf- und Wachphasen mittlerweile deutlich.

Auch wenn es noch zehn Wochen dauert: Ihr Kind bereitet seinen Körper allmählich auf die Geburt vor. Der Kreislauf »lernt«, seine wichtigsten Organe wie Gehirn, Herz und Nieren gezielt mit Blut zu versorgen. Bei der späteren Passage durch den engen Geburtskanal bekommen diese entsprechend eine optimale Portion Sauerstoff.

31. Woche: Viele Babys liegen nun schon mit dem Kopf nach unten, aber noch ist dies nicht die endgültige Lage, denn es kann sich jederzeit noch einmal von selbst drehen. Sie brauchen sich deshalb auch keine Sorgen zu machen, wenn Ihr Kind noch mit dem Po voran liegt.

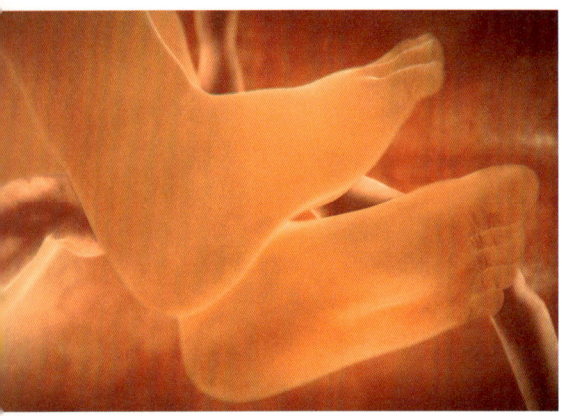

Zehen und Zehennägel Ihres Kindes sind gegen Ende des achten Monats vollständig ausgebildet.

32. Woche: Ihr Kind wiegt jetzt schon ungefähr 1700 Gramm und ist circa 42 Zentimeter groß. Pro Woche nimmt es etwa 200 Gramm an Körpergewicht zu.

Deshalb bewegt es sich nun nicht mehr so viel, und Sie spüren es vielleicht weniger als zuvor. Legen Sie sich am besten nur noch auf die linke Seite, damit das Gewicht Ihres Kindes nicht auf die große Hohlvene (Vena Cava) rechts neben der Wirbelsäule drückt. Wird das große Blutgefäß zusammengepresst, kann es Beschwerden wie Schwindel oder Übelkeit verursachen.

Neunter Monat

33. bis 36. Woche

33. Woche: In Babys Darm sammelt sich langsam der erste Stuhlgang, das sogenannte Kindspech oder Mekonium. Die zäh-klebrige, dunkelgrüne bis fast schwarze Masse besteht vor allem aus verschluckten Lanugohärchen, Hautpartikeln, oberflächlichen Zellen der Darmschleimhaut und Gallenfarbstoff. Im Normalfall wird Ihr Kind erst ein bis zwei Tage nach der Geburt zum ersten Mal Stuhlgang haben.

34. Woche: Für Sie beginnt die Mutterschutzfrist. Wenn Sie gesetzlich versichert sind, können Sie jetzt den Antrag auf Mutterschaftsgeld bei Ihrer Krankenkasse stellen. Dazu benötigen Sie eine Bescheinigung von Ihrem Frauenarzt oder Ihrer Hebamme über den voraussichtlichen Entbindungstermin. Diese wird erst ab dieser Woche ausgestellt (siehe Seite 181).

35. Woche: Bei Ihrem Kind funktioniert nun auch der Pupillenreflex, seine Fingernägel sind bis an die Fingerspitzen herangewachsen. Babys Schädelknochen sind bisher nicht fest miteinander verzahnt und noch »weich«, damit sie sich bei der Geburt leichter an den Geburtskanal anpassen können. Dafür werden die Skelettknochen nun immer härter.

36. Woche: Ihr Baby ist nun fast tausendmal so groß wie an seinem ersten Tag: etwa 46 Zentimeter lang und ungefähr 2700 Gramm schwer. Auch in den kommenden Wochen wird es weiter an Gewicht zulegen und Fettgewebe bilden, durch das es bei der Temperaturumstellung nach der Geburt geschützt wird. Ihre Gebärmutter hat nun den höchsten Stand erreicht: Sie reicht bis zum Rippenbogen, das macht Atmung und Bewegung oft beschwerlich. In der Regel setzen nun die Senkwehen ein, die auch dafür sorgen, dass Sie wieder besser atmen können. Die meist 30 bis 40 Sekunden andauernden Senkwehen »schubsen« den sogenannten vorangehenden Teil, also das Köpfchen oder den Po, langsam so weit nach unten, dass er Kontakt mit der knöchernen Umrandung des Beckeneingangs aufnimmt.

Zehnter Monat

37. bis 40. Woche

37. Woche: Die Lungen Ihres Kindes sind nun vollständig ausgereift und können ihre wichtige Aufgabe nach der Geburt erfüllen. Dafür sorgt der sogenannte »Surfactant-Faktor«, der jetzt in ausreichender Menge produziert wird und ohne den die Lungenbläschen nach der Geburt gleich zusammenfallen würden.

Liegt Ihr Kind nun noch mit dem Po nach unten, ist der richtige Zeitpunkt für eine äußere Wendung gekommen (siehe Seite 81).

38. Woche: Mit Beginn dieser Woche sind Sie »am Termin«. Wird Ihr Baby nun geboren, ist es keine Frühgeburt mehr. Es hat seine Entwicklung abgeschlossen und ist reif für das Leben außerhalb des Mutterleibs. Der Durchmesser des Köpfchens beträgt jetzt ungefähr zehn Zentimeter. Genauso weit muss sich der Muttermund der Gebärmutter bei der Geburt öffnen.

39. Woche: Ihr Baby ist nun etwa 50 Zentimeter groß und wiegt um die 3000 bis 3500 Gramm. Es kann sich nur noch sehr wenig bewegen, da es ihm mittlerweile zu eng geworden ist. Die meisten Babys haben in den letzten zwei Wochen die Arme vor der Brust verschränkt und die Beinchen angewinkelt.

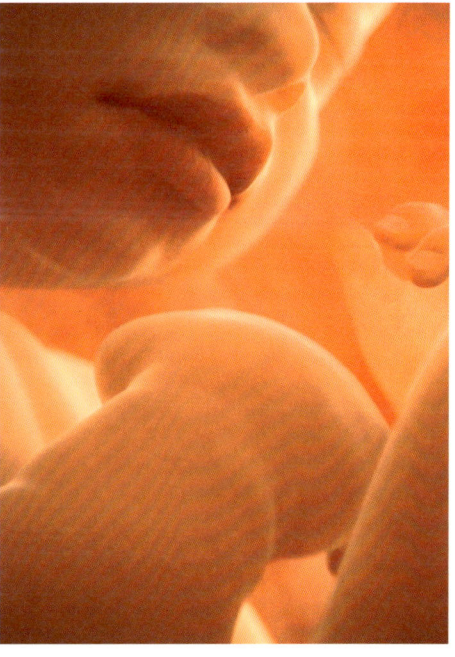

Langsam wird es eng in Mamas Bauch – Platz, um Purzelbäume zu machen, hat Ihr Kind im zehnten Monat nicht mehr, es dreht sich lieber nur noch von einer Seite zur anderen.

Denken Sie nicht nur an die bevorstehende Geburt, sondern auch an die Zeit danach: Möchten Sie nach dem Mutterschutz Elternzeit in Anspruch nehmen? Dann müssen Sie diese – allerspätestens eine Woche nach der Geburt – schriftlich bei Ihrem Arbeitgeber anmelden (siehe auch Seite 182).

40. Woche: Auch wenn der Geburtstermin das Ende der 40. Schwangerschaftswoche bestimmt: Nur 5 Prozent aller Babys kommen zum errechneten Datum zur Welt. Eigentlich ist der magische Termin eher ein Zeitraum: Drei Wochen vor und zwei Wochen danach gehören dazu.

Gegen Ende der Schwangerschaft lässt die Funktionsfähigkeit der Plazenta nach: Das Gewebe altert und kann seine bisherigen Aufgaben immer schlechter erfüllen. Spätestens dann wird Ihr Organismus den Startschuss zur Geburt geben.

Die Schwangerenvorsorge

Wenn Sie ein Kind erwarten, lassen Sie sich auf jeden Fall in der Schwangerschaft von Ihrem Gynäkologen und/oder Ihrer Hebamme betreuen. Sinn und Zweck der Vorsorgeuntersuchungen ist, den Verlauf der Schwangerschaft zu beobachten und Auffälligkeiten oder Besonderheiten so früh zu erkennen und zu behandeln, dass keine Probleme daraus entstehen.

Die meisten schwangeren Frauen haben zudem eine Menge Fragen, die bei den Vorsorgeterminen von ihrem Arzt oder ihrer Hebamme beantwortet werden können. Die Kosten für die »normale« Schwangerenvorsorge werden von der Krankenkasse übernommen.

Untersuchungen, die nicht Bestandteil der Mutterschaftsrichtlinien sind, müssen von Ihnen privat bezahlt werden.

Bei der Schwangerschaftsvorsorge sind Art und Anzahl der Untersuchungen durch die Mutterschaftsrichtlinien gesetzlich genau vorgeschrieben. Die Termine können Sie bei Ihrem Frauenarzt oder abwechselnd bei Ihrem Arzt und Ihrer Hebamme wahrnehmen. Bei einem normalen Schwangerschaftsverlauf finden die Untersuchungen bis zur 32. Schwangerschaftswoche im Abstand von vier Wochen, danach alle zwei Wochen statt. Im Falle einer Terminüberschreitung kann es sein, dass Sie alle zwei Tage in die Praxis, ins Geburtshaus oder gleich ambulant in die Klinik einbestellt werden.

Keine Extra-Kosten
Die gesetzlich vorgesehene Praxisgebühr muss für die Schwangerenvorsorge nicht entrichtet werden. Das betrifft bereits die Feststellung der Schwangerschaft beim Arzt.

Vorsorgemöglichkeiten

Betreuung durch die Hebamme

Die Hebamme ist Spezialistin für die Betreuung einer gesunden schwangeren Frau und ihres Kindes. Sie ist deshalb eine wichtige Kontaktperson, zu der Sie zu jedem Zeitpunkt Ihrer Schwangerschaft in Verbindung treten können. Die Hebamme Ihrer Wahl wird Sie in allen Fragen rund um die Schwangerschaft, die Geburt, das Wochenbett und die erste Zeit mit Ihrem Baby beraten. Melden Sie sich am besten frühzeitig bei einer Hebamme in

Ihre Nähe an, Adressen bekommen Sie über sogenannte »Hebammenlisten«, die in Arztpraxen, Apotheken, Bioläden etc. ausliegen oder im Internet. Der Schwerpunkt der Schwangerenvorsorge liegt bei Hebammen im Bereich der Begleitung und Beratung. Dabei wird Ihre Hebamme stets Ihre individuellen Bedürfnisse im Blick haben und versuchen, Ihre Eigenverantwortung zu stärken sowie Ihre eigenen Fähigkeiten zu fördern. Ihre Hebamme führt außerdem (bis auf die Ultraschalluntersuchungen) sämtliche vorgeschriebenen Vorsorgeuntersuchungen durch. Durch ihre fundierte medizinische Ausbildung ist sie in der Lage, Abweichungen vom gesunden Schwangerschaftsverlauf zu erkennen und jederzeit in Zusammenarbeit mit dem Arzt notwendige Schritte einzuleiten.

Zusätzlich zur ärztlichen Betreuung können Sie bei einem Verdacht auf vorzeitige Wehen, Blasensprung oder beim Geburtsbeginn ebenfalls Hebammenhilfe in Anspruch nehmen. Auch bei vorzeitigen Wehen oder schwangerschaftsspezifischen Erkrankungen begleitet Sie Ihre Hebamme in Zusammenarbeit mit Ihrem behandelnden Arzt.

Familienhebammen haben eine pädagogisch-psychologische Zusatzqualifikation. Sie sind Spezialistinnen für Familien mit besonderem Hilfsbedarf. Die Kosten werden von den Kommunen oder privaten oder konfessionellen Trägern übernommen.

TIPP Hebammenhilfe kann von jeder Frau zusätzlich zur ärztlichen Vorsorge in Anspruch genommen werden. Die meisten Leistungen werden von den Krankenkassen erstattet. Einzelne Kassen vergüten auch zusätzliche Hebammenleistungen wie Rufbereitschaftspauschalen, Kinderwunschberatung, PEKiP-Kurse und Geburtsvorbereitungskurse für den Partner. Erkundigen Sie sich bei Ihrer Krankenkasse. Falls Sie privat versichert sind, klären Sie am besten im Vorfeld, welche Leistungen von Ihrer Kasse übernommen werden.

Vorsorge durch den Frauenarzt

Nach den Mutterschaftsrichtlinien sind in einer normal verlaufenden Schwangerschaft drei sonografische Untersuchungen (Ultraschall) vorgesehen, die nur der Arzt durchführen kann. Die ärztliche Vorsorge hat vor allem die medizinische Überwachung des Schwangerschaftsverlaufs im Fokus sowie die Risikoerkennung und -überwachung. Ärzte sind mit ihrem spezialisierten Wissen und ihren technischen Möglichkeiten besonders dann gefragt, wenn es um Schwierigkeiten geht.

Die Vorsorgeangebote von Arzt und Hebamme ergänzen sich so gut, dass sich viele Frauen für das Modell entscheiden, bei dem sie abwechselnd gleich von beiden Profis betreut werden.

ACHTUNG Wenn es Ihnen zwischen den Terminen einmal nicht gut geht oder Sie krampfartige Unterleibsschmerzen, Blutungen oder starke Kopfschmerzen, Flimmern vor den Augen oder ähnliche Beschwerden haben, gehen Sie sofort zum Arzt, um die Ursachen schnell zu klären.

Regelmäßiger Gesundheitscheck

Im Mittelpunkt der Schwangerenvorsorge stehen Ihre Gesundheit und die Ihres ungeborenen Kindes. Die Ergebnisse der Untersuchungen werden regelmäßig in den Mutterpass eingetragen, der Ihnen bei der ersten Vorsorgeuntersuchung ausgehändigt wird und den Sie ab jetzt immer bei sich tragen sollten (alle im Mutterpass eingetragenen Untersuchungen werden ausführlich im Service-Teil ab Seite 172 erklärt). Zunächst verschafft sich die Hebamme oder der Frauenarzt einen Eindruck über das Gedeihen und Wohlbefinden Ihres Kindes.

- Über den Bauch wird ertastet, ob Ihr Kind zeitgerecht wächst, ob genügend Fruchtwasser vorhanden ist und wie das Kind in Ihrem Bauch liegt.
- Bei der Erstuntersuchung wird Ihnen Blut abgenommen und im Labor auf zahlreiche Erreger und auf Rhesusantikörper untersucht. Außerdem wird eine gynäkologische Untersuchung durchgeführt. Hierbei wird ein Abstrich vom Gebärmutterhals zur Untersuchung auf Chlamydien vorgenommen.
- Im Verlauf der Schwangerschaft werden Sie öfter durch die Scheide untersucht, um Infektionen auszuschließen und um den Muttermund zu überprüfen.

Meist wird schon ab der 28. Schwangerschaftswoche ein CTG (Cardiotokogramm) gemacht, das heißt, die Herztöne werden mit dem Wehenschreiber aufgezeichnet (siehe Seite 178).

- Mit einem Hörrohr oder einem »Dopton« genannten Ultraschallgerät werden die kindlichen Herztöne regelmäßig abgehört.
- Zusätzlich werden bei jedem Termin Gewicht und Blutdruck gemessen, und Ihr Urin wird analysiert. Dies gibt Hinweise auf bestehende oder mögliche Risiken, die den Verlauf der Schwangerschaft ungünstig beeinflussen könnten.
- Sie werden auf Wassereinlagerungen in den Beinen und an den Händen sowie auf Veränderungen an den Venen untersucht, und Ihr Bauchumfang wird gemessen.
- Im Verlauf Ihrer Schwangerschaft wird Ihr Gynäkologe drei Ultraschalluntersuchungen durchführen (siehe Seite 24).
- Außerdem sollten Sie bei jedem Termin auch die Möglichkeit haben, Fragen zu klären oder sich beraten zu lassen.

Übersicht: Alle Vorsorgeuntersuchungen in der Schwangerschaft

SSW	Gesetzliche Leistungen	Zusatzleistungen (kostenpflichtig)
4.–8.	Feststellung der Schwangerschaft Blutabnahme und Bestimmung von Blutgruppe, Rhesusfaktor, Antikörper-Suchtest, HIV-, Röteln- und Lues-Test Allgemeine Informationen und Beratung zur Schwangerschaft, Mutterpass	Bescheinigung der Schwangerschaft für den Arbeitgeber (kostenpflichtig nach Mutterschutzgesetz) Blutuntersuchung auf Toxoplasmose, Zytomegalie, Listeriose, und Cytomegalie
8.–12.	Mutterschaftsvorsorgeuntersuchung: vaginale Untersuchung, Urin, Blutdruck, Hb, erstes Ultraschall-Screening Abstrich vom Gebärmutterhals auf Chlamydien, eventuell Krebsvorsorgeabstrich, Informationen zur Pränataldiagnostik, Beratung zu Ernährung, Sport etc.	
12.–14.	Ab 35. Lebensjahr und Wunsch der Mutter eventuell Amniozentese, Chorionzottenbiopsie	Erst-Trimester-Screening
14.–16.	Mutterschaftsvorsorgeuntersuchung	AFP-Bestimmung
18.–22.	Mutterschaftsvorsorgeuntersuchung Zweites Ultraschall-Screening	Zweiter Toxoplasmose-Test (bis zum Ablauf von 10 Wochen nach dem ersten Test) Doppler-Ultraschall zur Feststellung einer Gestosegefährdung
26.–28.	Mutterschaftsvorsorgeuntersuchung Blutuntersuchung: zweiter Antikörper-Suchtest, Hepatitis-Serologie (HBsAg), bei Rhesus-negativen Frauen: Anti-D-Prophylaxe	Oraler Glukose-Toleranztest
28.–32.	Mutterschaftsvorsorgeuntersuchung – *ab jetzt zweiwöchentlich* Drittes Ultraschall-Screening Cardiotokogramm (CTG)	3D/4D-Ultraschall
34.–36.	Mutterschaftsvorsorgeuntersuchung, CTG	Doppler-Ultraschall Plazentafunktion
38.–40.	Mutterschaftsvorsorgeuntersuchung, CTG	36.–38. SSW: Abstrich auf Streptokokken aus den Geburtswegen zur Verhütung kindlicher Infektionen bei der Geburt
Nach E.T.	Alle zwei Tage: CTG, vaginale Untersuchung, 10 Tage nach errechnetem Geburtstermin eventuell Einweisung in Geburtsklinik	

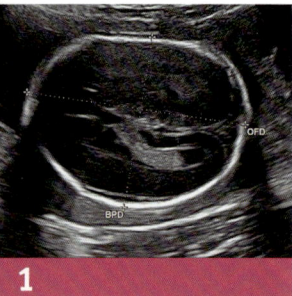

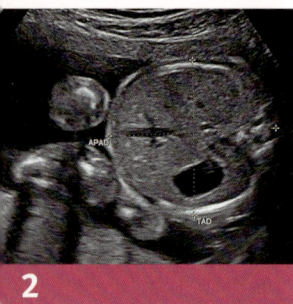

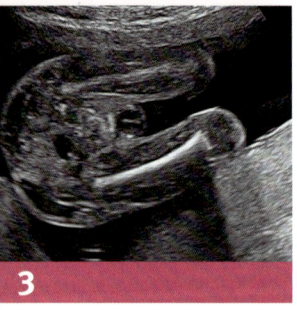

Beim zweiten Ultraschall wird der Kopfumfang bestimmt 1, der Bauchumfang überprüft 2 und die Länge des Oberschenkelknochens gemessen 3, um sicherzugehen, dass das Kind sich gesund entwickelt.

Die Ultraschalluntersuchungen

Erster Ultraschall: Er wird zwischen der neunten und zwölften Schwangerschaftswoche empfohlen. Der Arzt überprüft dabei, ob sich das befruchtete Ei richtig in der Gebärmutter eingenistet hat, der Embryo in seiner Fruchthöhle gewachsen ist, ob es sich um ein Kind oder vielleicht um Zwillinge handelt und an welcher Stelle die Plazenta sitzt. Diese Ultraschalluntersuchung wird meistens durch die Scheide vorgenommen (Vaginalsonografie). Außerdem kontrolliert der Arzt sonografisch den errechneten Geburtstermin des Kindes. Um die Dauer der Schwangerschaft zu bestimmen, misst er die Scheitel-Steiß-Länge (SSL), das heißt die Länge des Fetus vom Kopf bis zum Steißende, und den Abstand von der linken zur rechten Schläfe des Kindes, das heißt den biparietalen Durchmesser (BPD).

Zweiter Ultraschall: Bei der Sonografie zwischen der 19. und 22. Schwangerschaftswoche kann der Arzt sehen, ob das Kind zeitgerecht gewachsen ist und alle Organe richtig entwickelt sind. Auch die Menge des Fruchtwassers sowie Lage und Struktur des Mutterkuchens werden kontrolliert.

Dritter Ultraschall: Er wird zwischen der 29. und 32. Woche durchgeführt und dient noch einmal dazu, die zeitgerechte Entwicklung des Kindes zu überprüfen und seine aktuelle Lage zu bestimmen.

Beurteilung der Ultraschallbilder

Der zweite Ultraschall ist der wichtigste im Schwangerschaftsverlauf. Um die Entwicklung des Kindes zu kontrollieren, werden Größe, Kopf und Bauch sowie die Länge des Oberschenkelknochens bestimmt.

Messung des Kopfumfangs: Auf dem Ultraschallbild 1 ist zu sehen, wo die Markierungspunkte außen am Kopf zur Messung platziert werden. Der weiße Ring entspricht dem Knochen des Kopfes. Der Querdurchmesser von Schläfe zu Schläfe wird als biparietaler Durchmesser (BPD) bezeichnet. Der Kopfdurchmesser von der Stirn zum Hinterkopf heißt fronto-okzipitaler Durchmesser (FOD). Aus diesen beiden Werten wird der Kopfumfang berechnet.

Messung des Bauchumfangs: Ein normal gerundetes Bäuchlein deutet auf einen normalen Wachstumsverlauf hin. Wenn das Baby über die Plazenta nicht ausreichend versorgt wird, sieht man das normalerweise am zu geringen Bauchumfang. Auch wenn das Kind durch einen Schwangerschaftsdiabetes überversorgt wird, ist das am Bauchumfang zu erkennen: Er ist dann auffallend ausgeprägt. Das Ultraschallbild 2 zeigt Babys Bauchumfang. Oben und unten erkennt man die Rippen als weiße Linien, rechts zeichnet sich die Wirbelsäule ab. Die dunklen Kreise vor der Wirbelsäule sind die Hauptschlagader und die große Vene, die zum Herzen führt. Das große schwarze Loch im Bauchraum ist der Magen.

Messung des Oberschenkelknochens (Femurlänge): Die Femurlänge wird meist als Messgröße hinzugezogen, wenn durch andere Indikatoren bereits ein Verdacht auf eine Trisomie 21 besteht (zum Beispiel verdickte Nackenfalte, Herzfehlbildung, verkürztes Nasenbein). Ein zu kurzer Femur allein ist noch kein Hinweis auf ein Down-Syndrom. Auf dem Ultraschallbild 3 sind beide Oberschenkelknochen und Kniegelenke sehr gut zu erkennen (Abkürzungen beim Ultraschall siehe auch Service-Teil Seite 180).

Pränataldiagnostik

Heute gibt es die Möglichkeit, einige Krankheiten oder Fehlentwicklungen durch Untersuchungen in der Frühschwangerschaft auszuschließen. Die Pränataldiagnostik umfasst alle Untersuchungen vor der Geburt, mit denen erkannt werden soll, ob ein Kind bestimmte angeborene Erkrankungen oder genetische Veränderungen hat. Die Diagnostik wurde vor allem für Paare mit einem überdurchschnittlich hohen Risiko entwickelt. Heute werden vorgeburtliche Untersuchungen allerdings vielfach auf Wunsch von Frauen und Paaren ohne besonderes Risiko durchgeführt.

Vorgeburtliche Untersuchungen werden empfohlen, wenn:

- Sie, Ihr Partner oder Verwandte von einer erblich bedingten Krankheit oder Behinderung betroffen sind.
- Sie bereits ein Kind mit einer erblich bedingten Krankheit oder Behinderung geboren haben.
- Sie vor oder während der Schwangerschaft mit bestimmten Medikamenten oder mit einer Strahlentherapie behandelt wurden.
- Sie über 35 Jahre alt sind und deshalb ein leicht erhöhtes Risiko für eine Chromosomenstörung des Kindes besteht.

Ohne eine medizinisch begründete Notwendigkeit wird eine pränataldiagnostische Untersuchung von den gesetzlichen Krankenkassen in der Regel nicht erstattet.

Das Alter der Mutter

Frauenärzte sind verpflichtet, allen Frauen über 35 Jahren eine eingreifende Diagnostik wie beispielsweise die Fruchtwasseruntersuchung zu empfehlen. In 97 Prozent aller Fälle kommen Neugeborene gesund zur Welt, das ist auch bei »älteren« Müttern der Fall. Mit voranschreitendem Alter der Mutter steigt zwar das statistische Risiko, ein Kind mit einer genetischen Veränderung, etwa einer Trisomie 21 zu bekommen. Bei 35- bis 40-jährigen Müttern beträgt die Wahrscheinlichkeit 0,5 bis 1,3 Prozent, bei 40- bis 45-jährigen Müttern 1,3 bis 4,4 Prozent. Aber auch ganz junge Frauen können Kinder mit Down-Syndrom auf die Welt bringen. Und das Alter des Vaters spielt ungefähr ab dem 50. Lebensjahr ebenfalls eine Rolle.

Körperliche und seelische Risiken bedenken

Wenn Sie eine pränatale Untersuchung in Betracht ziehen, bedenken Sie: Es sind stets nur bestimmte genetische Besonderheiten, die mit einzelnen Untersuchungsmethoden erkannt werden können. Auch kann die pränatale Diagnostik Ihnen selbst bei unauffälligen Untersuchungsergebnissen keine hundertprozentige Garantie geben, dass Sie ein gesundes Kind zur Welt bringen. Manche Untersuchungen erzielen uneindeutige Ergebnisse und ziehen die Frage nach weiteren Analysen nach sich.

Pränatale Diagnostik

Diese Untersuchungen gehören zur pränatalen Diagnostik:

- Ultraschall
- Chorionzottenbiopsie (Gewebeprobe aus dem Mutterkuchen)
- Amniozentese (Fruchtwasseruntersuchung)
- spezielle Blutuntersuchungen (zum Beispiel Ersttrimester-Test, Blutentnahme aus der Nabelschnur)
- Nackentransparenzmessung

Lassen Sie in Ihre Entscheidung auch mit einfließen, dass Untersuchungen, die mit einem Eingriff verbunden sind, häufig ein Risiko für Ihr Baby und Sie selbst darstellen. Nur in Einzelfällen ist es heute möglich, etwaige Erkrankungen bereits während der Schwangerschaft zu behandeln, in den meisten Fällen gelingt das allerdings nicht.

Die Informationen, die Sie durch die Pränataldiagnostik bekommen, haben oft Auswirkungen darauf, wie Sie die Schwangerschaft erleben. Da das Testergebnis lediglich eine Risikoabschätzung und keine verlässliche Diagnose darstellt, kann es Sie sowohl in falscher Sicherheit wiegen als auch unnötig beunruhigen. Im Prozess der Diagnostik erleben viele Frauen emotionale und soziale Veränderungen, die ihre Schwangerschaft erheblich beeinträchtigen: Das Schwangersein auf »Probe« stört in vielen Fällen die sich gerade entwickelnde Mutter-Kind-Beziehung, da die Mutter stets den eventuellen Abschied im Kopf hat.

Machen Sie sich deshalb vor der Inanspruchnahme der Untersuchungen gemeinsam mit Ihrem Partner Gedanken. Wenn eine diagnostische Maßnahme ein von der Norm abweichendes Ergebnis zeigt: Inwieweit könnte dieses Untersuchungsergebnis die Beziehung zu Ihrem Kind, Ihre Paarbeziehung und die gesamte Familie verändern? Welche Konsequenzen möchten oder werden Sie ergreifen? Sind Sie beispielsweise bereit, die Schwangerschaft abbrechen zu lassen (siehe auch Seite 29)?

Nutzen Sie zur eigenen Entscheidungsfindung die Angebote der Beratungsstellen zur Pränataldiagnostik, die es in fast allen Städten gibt (siehe Anhang Seite 187).

Die Diagnoseverfahren

Nackentransparenzmessung

Bei diesem speziellen Ultraschall zwischen der 11. und 14. Schwangerschaftswoche wird eine Flüssigkeitsansammlung im Nackenbereich Ihres Babys untersucht. Ist dieses Ödem verdickt, besteht eine statistisch erhöhte Wahrscheinlichkeit, ein Kind mit einer Chromosomenabweichung (zum Beispiel Down-Syndrom) oder einem Herzfehler zu bekommen.

Durch die Messung erhalten Sie lediglich einen Hinweis auf ein möglicherweise bestehendes Risiko. Erst durch eine weiterführende Diagnostik, wie eine Fruchtwasseruntersuchung oder eine

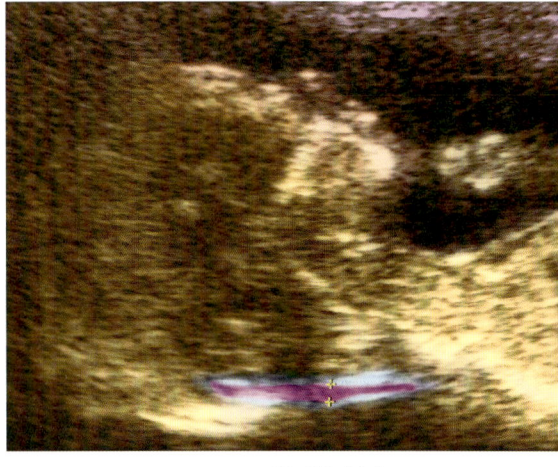

Die Flüssigkeitsansammlung zwischen Haut und Gewebe über der Wirbelsäule im Nackenbereich des ungeborenen Babys kann auf Fehlbildungen hinweisen.

Chorionzottenbiopsie, kann dann tatsächlich eine genaue Diagnose gestellt werden. Allerdings bestätigt sich der Verdacht durch weiterführende Untersuchungen nur bei etwa 30 Prozent der Betroffenen.

Ersttrimester-Test

Zusätzlich zur Nackentransparenz werden neuerdings im selben Zeitraum der Schwangerschaft zwei weitere Messungen einbezogen: der Ultraschall des kleinen Knochens in der Nase des Babys (fetales Nasenbein) sowie die Untersuchung des kindlichen Herzens auf eine undichte rechte Herzklappe. Ein fehlendes Nasenbein in der Frühschwangerschaft und eine nicht schließende rechte Herzklappe können beim Kind ein Hinweis für eine Chromosomenstörung sein. Die Ultraschallmessung sollte nur in dafür zertifizierten gynäkologischen Praxen oder Kliniken durchgeführt werden.

Außerdem werden bei diesem Test zwischen der 11. und 14. Schwangerschaftswoche unterschiedliche Substanzen aus Ihrem Blut bestimmt: die Eiweißkörper PAPP-A und Alpha-Fetoprotein (AFP) sowie die beiden Hormone ß–HCG und Östriol. Aus diesen Werten, Ihrem Alter und Gewicht sowie der genauen Schwangerschaftswoche wird mithilfe eines Computerprogramms ein statistischer Risikowert für ein Down-Syndrom errechnet. Dabei gibt es leider häufiger auffällige Befunde, ohne dass beim Kind tatsächlich eine Erkrankung vorliegt. Genauso ist es möglich, dass erkrankte Ungeborene von dieser Methode nicht entdeckt werden. Daher werden die Kosten für diese Untersuchung von den gesetzlichen Krankenkassen auch nicht übernommen. Ab einem bestimmten Risikowert wird man Ihnen raten, weitere Untersuchungen wie zum Beispiel eine Fruchtwasseruntersuchung (Amniozentese) durchführen zu lassen.

Chorionzottenbiopsie

Wenn Sie sich relativ sicher sein wollen, ob Ihr Kind einen chromosomalen Defekt hat, und das möglichst rasch wissen möchten, ist die Chorionzotten-biopsie die richtige Methode. Diese Untersuchung wird meist schon in der zehnten bis zwölften Schwangerschaftswoche gemacht. Dazu führt der Fach-arzt unter Ultraschallsicht eine Hohlnadel durch die Bauchdecke ein und entnimmt Gewebsanteile von der Plazenta – sogenannte Chorionzotten. Die Punktion dauert nur rund eine halbe Minute und ist kaum schmerzhaft. Die Chorionzotten werden anschließend in einem Genetiklabor auf Chro-mosomenzahl und -struktur untersucht und so ein erhöhtes Risiko, zum Beispiel für ein Down-Syndrom, abgeklärt.

Vorteil: Die Untersuchung kann früh durchgeführt werden und ein erster Befund liegt schon nach zwei Tagen vor. Allerdings wird zur Kontrolle noch ein Langzeittest durchgeführt, dessen Ergebnis Sie normalerweise erst nach 14 Tagen erhalten.

Nachteil: Die Untersuchung birgt das Risiko einer Fehlgeburt: 1 bis 3 Pro-zent aller Frauen verlieren ihr Baby nach einer Chorionzottenbiopsie.

Amniozentese

Für die Fruchtwasserpunktion ist es wichtig, dass bereits eine ausreichende Menge Fruchtwasser gebildet wurde. Deshalb führt man sie normalerweise zwischen der 15. und 17. Schwangerschafts-woche, in einigen Kliniken oder Praxen auch schon ab der 13. Woche durch.

Mit einer Art Spritze sticht der Arzt unter Ul-traschallsicht durch die Bauchdecke und die Gebärmutter in die Fruchtblase ein. Dann ent-nimmt er circa 15 bis 20 Milliliter Fruchtwas-ser, in dem sich abgeschilferte Hautzellen des Ungeborenen befinden. Auch dieser Eingriff dauert nicht länger als eine halbe Minute und schmerzt kaum. Die entnommenen Zellen werden dann in einem speziellen Labor in ei-ner Nährlösung groß gezüchtet, und anschlie-ßend untersucht man ihre Chromosomen auf Veränderungen in Form oder Anzahl.

Vorteil: Zum Zeitpunkt der Amniozentese ist die Schwangerschaft normalerweise stabiler und das Risiko einer Fehlgeburt entsprechend niedriger als nach der Chorionzottenbiopsie.

Bei der Amniozentese entnimmt der Arzt mit einer dünnen Nadel durch die Bauchdecke etwa 10 bis 15 Milliliter Fruchtwasser.

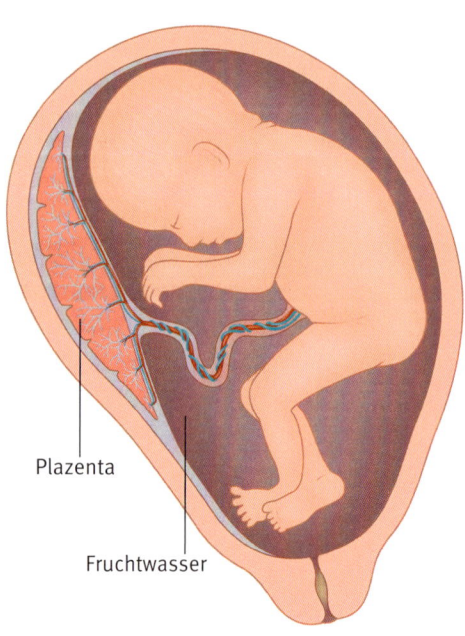

Plazenta

Fruchtwasser

Nachteil: Auch hier liegt das Risiko einer Fehlgeburt noch bei 0,5 Prozent. Die Wartezeit bis zur Durchführung und bis zum Ergebnis ist länger. Sie bekommen es erst nach ungefähr zwei Wochen.

Ausnahme: Es gibt auch hier einen Schnelltest, den sogenannten FISH (Fluoreszenz-in-situ-Hybridisierung), mit dem sich die drei häufigsten Chromosomenstörungen Trisomie 21 (Down-Syndrom), Trisomie 18 (Edwards-Syndrom) und Trisomie 13 (Pätau-Syndrom) bereits einen Tag nach der Untersuchung mit hoher Sicherheit ausschließen oder nachweisen lassen. Allerdings sollten diese Ergebnisse wie auch beim Chorionzottenschnelltest immer mithilfe einer Langzeitkultur überprüft werden, da bei diesem Test nur eine begrenzte Anzahl von Zellen (normalerweise etwa 50) untersucht wird.

Entscheidungsfindung

Ist durch pränataldiagnostische Maßnahmen gesichert, dass Ihr Kind mit einer Behinderung zur Welt kommen wird, stehen Sie vor der schwierigen Aufgabe, Ihren Lebensplan zu überdenken und neu zu ordnen: Möchten Sie das Leben mit einem behinderten Kind annehmen, oder ist es Ihr Wunsch, die Schwangerschaft zu beenden?

Diese Entscheidung müssen Sie, abhängig von Ihren persönlichen ethisch-moralischen Werten und Ihrer eigenen Gesundheit, zwar allein treffen, doch steht Ihnen dabei eine Vielzahl an kompetenten Hilfsangeboten zur Verfügung. Lassen Sie sich von erfahrenen Beraterinnen begleiten, damit Sie emotional gestärkt werden und eine gesunde Beziehung zu Ihrem behinderten Kind entwickeln können.

Abbruch der Schwangerschaft

Entscheiden Sie sich für einen Schwangerschaftsabbruch, sind auch Sie verpflichtet, entsprechende Beratungsangebote wahrzunehmen. Diese vertrauliche Beratung hat zwar den gesetzlichen Auftrag, Sie zur Fortsetzung der Schwangerschaft zu ermutigen, aber Sie brauchen dennoch nicht zu befürchten, sich rechtfertigen oder Ihre Entscheidung ändern zu müssen.

Bei einer medizinischer Indikation ist keine gesetzliche Frist festgelegt, in welcher der Schwangerschaftsabbruch durchgeführt werden muss. Allerdings muss Ihr Arzt ab Mitteilung des pränataldiagnostischen Befunds eine Drei-Tages-Frist einhalten, bevor er Ihnen eine Bescheinigung über das Vorliegen der Indikation ausstellt. Diese Frist gilt nicht, wenn eine akute Gefahr für Ihr Leben besteht.

Die Geburt wird in den meisten Fällen mittels Wehenhormon und/oder Prostaglandinen zu einem Zeitpunkt eingeleitet (um die 20. Schwangerschaftswoche), zu dem das Kind noch nicht lebensfähig ist.

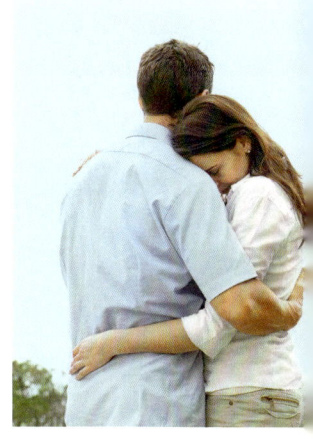

Versuchen Sie bei einem positiven Befund, gemeinsam mit Ihrem Partner zu einer Entscheidung zu finden und sich gegenseitig Halt zu geben.

Die richtige Ernährung

Eine bewusste und gute Ernährung ist ein wichtiger Baustein für ein gesundes, vitales Leben. In der Schwangerschaft ist es noch wichtiger als sonst, sich ausgewogen zu ernähren, denn alles, was in Ihrem Blut zirkuliert, bekommt auch Ihr Kind über die Nabelschnur. Die Devise lautet deshalb vor allem: Nicht mehr, sondern gesünder essen!

Wenn Sie sich bereits vor Ihrer Schwangerschaft abwechslungsreich und Ihren Bedürfnissen entsprechend ernährt haben, brauchen Sie sich nun nicht großartig umzustellen. Sie können essen, was Sie möchten, und dabei auch ruhig den hin und wieder auftretenden Gelüsten nachgeben. Glauben Sie mir, den viel zitierten Heißhunger auf sauren Hering mit anschließendem Stück Sahnetorte gibt es wirklich! Im Speiseplan schwangerer Frauen finden sich oft die kuriosesten Zusammenstellungen. Stehen Sie zu Ihren Heißhungerattacken und besonderen Gelüsten, und verbergen Sie sie nicht, auch wenn Ihre Umwelt schmunzelt. Vielleicht benötigt Ihr Körper gerade wichtige Nährstoffe und signalisiert Ihnen so, was er braucht.

Qualität: das A und O

Vor allem die Qualität der Nahrungsmittel spielt jetzt eine Rolle. Fehlen Ihnen wichtige Nährstoffe, so fehlen Sie auch Ihrem Kind. Belasten Sie sich mit minderwertigen Lebensmitteln oder sogar mit Schadstoffen, so belasten Sie auch das Ungeborene. Um seinen Organismus aufzubauen, braucht Ihr Kind vor allem Eiweiß, Vitamine und Mineralstoffe. Ein Mangel an diesen Nährstoffen wirkt sich zunächst auf Ihren eigenen Körper aus, denn Ihr Kind nimmt sich, was es braucht, und zapft dabei notfalls auch Ihre Reserven an. Müdigkeit, Mattigkeit, Nervosität, aber auch Haarausfall, Zahn-, Haut- und Verdauungsprobleme sind mögliche Warnzeichen.

Wenn Sie nicht viel Zeit zum Einkaufen und Kochen haben, ist schockgefrorene Tiefkühlkost eine gute Alternative.

Die Rücksicht, die Sie automatisch auf das wachsende Leben nehmen, macht auch sensibel: Wählen Sie vor allem naturbelassene, wenig verarbeitete und frische Zutaten, wenn möglich aus Bio-Anbau. Diese Lebensmittel sind nicht mit schädlichen Pflanzenschutzmitteln oder Kunstdüngern belastet, und auf Zusatz-, Farb- und Aromastoffe wird bei der Verarbeitung konsequent verzichtet. Frische Lebensmittel sollten vorwiegend aus der Region kommen und zu den Jahreszeiten passen. Nur dann haben sie nicht bereits einen Großteil ihrer wertvollen Nährstoffe auf dem Transportweg zum Laden verloren.

Ausgewogene Ernährung

In den ersten drei Schwangerschaftsmonaten steigt der tägliche Energiebedarf kaum an. Erst ab dem vierten Monat werden circa 10 Prozent mehr Kalorien pro Tag benötigt. Das heißt, mit rund 250 bis 300 zusätzlichen Kalorien am Tag ist Ihr Mehrbedarf gedeckt. Konkret bedeutet das: eine zusätzliche Scheibe Vollkornbrot mit Käse plus einer Tomate. Sie müssen jedoch nicht täglich Ihre Kalorien zählen oder auf die Waage steigen. Viel wichtiger ist es, dass Sie sich wirklich ausgewogen ernähren.

Anfänglich wird fast die Hälfte der Kalorien in Form von Fett und Eiweiß für die Leistung des Organismus gespeichert. Ein Drittel der aufgenommenen Menge benötigt Ihr Körper zum Aufbau der Plazenta sowie für das Wachstum der Gebärmutter und der Brust. Die übrigen Kalorien dienen dazu, Ihre Blutmenge zu steigern, durch die das wachsende Baby versorgt wird. In den letzten Schwangerschaftswochen benötigt das Ungeborene allein für sich 100 bis 150 Kalorien täglich, um seinen »Babyspeck« zu entwickeln.

Ausgewogene Ernährung bedeutet eine lückenlose Versorgung mit allen lebensnotwendigen Nahrungsbestandteilen. Auf Ihrem täglichen Speiseplan sollten sich deshalb immer Produkte aus allen Nahrungsgruppen finden: Pasteurisierte Vollmilch oder Milchprodukte, Gemüse und Salate, Obst, Getreide, Fette und Öle, Eier, wenn Sie wollen gelegentlich auch Fisch und/oder Fleisch. Achten Sie auch bei den tierischen Lebensmitteln unbedingt auf eine hochwertige Qualität! Ihr »tägliches« Brot kaufen Sie am besten bei einem Bäcker, der statt fertiger Backmischungen frisch gemahlenes Vollkorn verwendet. Vollkornprodukte enthalten neben wichtigen Ballaststoffen besonders viele Vitamine der B-Gruppe, die für das Wachstum, das Nervensystem, die Blutbildung und die Energiegewinnung essenziell sind. Wichtig ist, dass Sie die folgenden Nahrungsbausteine in ausgewogenen Anteilen zu sich nehmen. Bei einer normalen, bewussten Ernährung – kein Problem!

Bevorzugen Sie Produkte mit vielen Vitaminen und Mineralstoffen bei gleichzeitig wenigen Kalorien. So können Sie mehr Nährstoffe aufnehmen, ohne wirklich mehr zu essen.

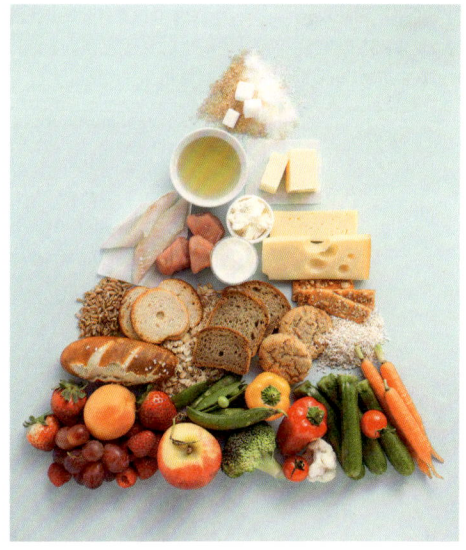

Eiweiße

Von Beginn der Schwangerschaft an benötigt Ihr Kind das Eiweiß aus der Nahrung für sein Wachstum. Deshalb ist Ihr täglicher Eiweißbedarf jetzt erhöht. Essen Sie vor allem Nahrungsmittel von besonders hoher biologischer Wertigkeit. Diese gibt an, wie viel vom betreffenden Nahrungseiweiß in Körpereiweiß umgewandelt werden kann. Je höher der Wert ist, umso wertvoller ist ein Eiweiß. Milch, Milchprodukte, Getreide und Kartoffeln sowie Fisch, Eier und Fleisch enthalten wertvolles Eiweiß. Tierische Lebensmittel wie Schweinefleisch und Wurst enthalten aber gleichzeitig viele versteckte Fette. Bevorzugen Sie deshalb pflanzliche Lebensmittel wie Vollkornprodukte und Hülsenfrüchte, aber auch Milch, Joghurt, Quark & Co.

Ideal sind Zusammenstellungen aus tierischen und pflanzlichen Produkten im Verhältnis 1:2.

Fette

In der Schwangerschaft ist der Fettbedarf nicht erhöht, ein Fettanteil Ihrer Nahrung von 25 bis 30 Prozent (bis zu 80 Gramm täglich) reicht vollkommen aus. Achten Sie bei der Zusammenstellung auf eine Mischung aus tierischen und pflanzlichen Fetten.

> **TIPP** Damit fettlösliche Vitamine – zum Beispiel das Vitamin A – vom Organismus besser aufgenommen werden können, mischen Sie einfach etwas Öl oder Sahne unter Ihren Möhrensalat.

Vorsicht bei versteckten Fetten: Die meisten Wurst- und Käsesorten, Fertiggerichte, Gebäck oder Desserts enthalten jede Menge davon!

Native, kalt gepresste Pflanzenöle wie Oliven-, Sonnenblumen-, Raps- oder Distelöl, ungehärtete Margarine, Nüsse und Samen, Avocado und Oliven enthalten wertvolle ungesättigte Fettsäuren und die Vitamine A und E. Tierische Fette in Butter, Käse oder sogar Eigelb sind Lieferanten für Vitamin D und Lecithin. Nüsse, Samen oder Ölsaaten sind gesunde und natürliche Lieferanten ungesättigter Fettsäuren und weiterer Vitamine.

Kohlenhydrate

Sie sind reine Energielieferanten für unsere Muskel- und Gehirnarbeit. 50 bis 55 Prozent der gesamten Energiezufuhr sollten aus Kohlenhydraten bestehen, wobei man minder- und hochwertige Kohlenhydrate unterscheidet.

- Erstere wie Haushalts- oder Fruchtzucker müssen vom Körper nicht mehr aufgespalten werden, sondern stehen dem Organismus sofort zur Verfügung. Sie lassen aber den Blutzuckerspiegel in die Höhe schnellen und machen nicht lange satt, sondern bald wieder Lust auf Süßes.
- Letztere muss der Körper erst nach und nach in ihre einzelnen Zuckerbausteine zerlegen, um sie verwerten zu können. Daher macht eine daraus bestehende Mahlzeit länger satt. Hochwertige Kohlenhydrate finden sich zum Beispiel in Obst, Getreide, Hülsenfrüchten und Gemüse. Sie enthalten neben Zucker auch Ballaststoffe, Stärke, Vitamine, Mineralstoffe und Spurenelemente, die für den Körper lebenswichtig sind.

Zucker und Süßstoffe

Sind Sie ein Schleckermäulchen? Dann verwenden Sie jetzt am besten Süßungsmittel wie Ursüße (= getrockneter Zuckersaft), Ahornsirup, Agavendicksaft, Rohrohrzucker, Mascobado oder auch Honig.

- **Raffinierter, denaturierter Zucker:** Weißer Haushaltszucker gehört zu den minderwertigen Kohlenhydraten und wirkt sich negativ auf die Bakterien der Darmflora aus. Zudem ist Zucker ein Vitamin- und Mineralienräuber, denn Schokolade und Co. liefern keine dieser für die Verdauung notwendigen Baustoffe, sodass der Körper sie aus seinen Reservespeichern nehmen muss.

- **Süßstoffe:** Sie zählen zu den Lebensmittelzusatzstoffen, haben keinen Nährwert und werden vom Körper unverändert ausgeschieden. Zuckerersatzstoffe wie Saccharin, Cyclamat, Aspartam, Acesulfam, Thaumatin und Neohesperidin sind synthetische und natürliche Verbindungen mit einem intensiv süßen Geschmack, die sich vor allem in sogenannten »zuckerfreien« Getränken und Lebensmitteln finden. In üblichen Mengen genossen, schaden sie höchstwahrscheinlich in der Schwangerschaft nicht.

> Genießen Sie künstliche Zuckerstoffe generell am besten nur in Maßen.

- **Zuckeraustauschstoffe:** Etwas vorsichtiger sollte Ihr Umgang mit Zuckeraustauschstoffen wie Sorbit, Mannit, Isomalt, Xylit, Maltit und Laktit sein. Zuckeraustauschstoffe können vom Dünndarm nicht vollständig aufgenommen werden und gelangen daher größtenteils unverändert in den Dickdarm. Dort binden sie Wasser und führen, wenn man zu viel davon zu sich genommen hat, zu Bauchkrämpfen, Blähungen und Durchfall. In der Schwangerschaft können dadurch sogar Wehen ausgelöst werden.

ACHTUNG Wenn Sie zu vorzeitiger Wehentätigkeit neigen, verzichten Sie besser auf Lebensmittel mit Zuckeraustauschstoffen. Enthalten sie mehr als 10 Prozent davon, können Sie dies am Hinweis »kann bei übermäßigem Verzehr abführend wirken« erkennen.

Vitamine, Spurenelemente und Mineralstoffe

Bei einigen dieser Substanzen ist der Bedarf in der Schwangerschaft deutlich erhöht wie zum Beispiel bei Folsäure, Jod und Eisen. Wenn Sie sich konsequent mineralstoff- und vitaminreich ernähren, werden Sie jedoch zumeist ohne Ergänzungsmittel auskommen. Vitamin- und Mineralstofftabletten sollten Sie in der Schwangerschaft nur einnehmen, wenn ein echter Versorgungsmangel besteht. Ihr Arzt oder Ihre Hebamme nennen Ihnen Möglichkeiten, die Aufnahme des jeweiligen Stoffes zu begünstigen oder zu unterstützen.

Nehmen Sie keine Nahrungsergänzungsmittel nach eigenem Ermessen ein. Noch weiß man wenig darüber, welche Auswirkungen eine Überdosierung haben könnte. Allerdings ist sicher, dass das fettlösliche Vitamin A bei Überdosierung zu schwerwiegenden Schädigungen des Kindes führen kann. Setzen Sie also lieber, auch in der Stillzeit und mit dem Baby, auf eine abwechslungsreiche, gesunde Kost.

Folsäure

Der Name Folsäure leitet sich vom lateinischen »folium« – das Blatt – ab, weil sie vor allem in grünen Blättern, Gemüse und Salat vorkommt. Folsäure zählt zur Familie der B-Vitamine (Vitamin B 9) und hat im menschlichen Organismus von der Zell- und Blutbildung bis hin zur Eiweißverwertung vielfältige Aufgaben. Besonders in der Schwangerschaft wird sie für die Entwicklung und das Wachstum des Embryos dringend benötigt.

Essen Sie viel frisches Obst, schonend zubereitetes Gemüse und Vollkorngetreide, dann können Sie getrost auf synthetische Mittel verzichten.

Folsäurelieferanten

Folsäure ist enthalten in allen Blattsalaten, allen grünen Gemüsesorten (wie Spinat, Brokkoli, Romanesco, Grün-, Rosen- und Blumenkohl, grüner Paprika), Hülsenfrüchten, Weizenkeimen und Vollkornprodukten, Zitrusfrüchten, auch als Saft (vor allem Orangensaft), Sojabohnen, Spargel, Kartoffeln, Tomaten und Karotten, Eigelb, Fleisch und Fisch sowie in Bananen und Mangos.

Besteht ein gravierender Mangel an Folsäure, kann es im schlimmsten Fall zu einer Fehlbildung des Kindes kommen. In Deutschland wird etwa eines von 1000 Babys mit einer Fehlentwicklung der Wirbelsäule geboren, die »Spina bifida« oder auch »offener Rücken« heißt. Dabei handelt es sich um eine Störung im Bereich des Rückenmarks und des Gehirns. Wenn Sie Ihren Körper bereits vor der Empfängnis durch eine ausgewogene und gesunde Ernährung ausreichend mit Folsäure versorgt haben, minimiert sich das Risiko dieser Entwicklungsstörung erheblich. Da der Körper das Vitamin

TIPP Folsäure ist gegenüber Sauerstoff und Hitze sehr empfindlich und geht schnell ins Kochwasser über. Garen Sie Gemüse deshalb nur kurz und mit wenig Flüssigkeit, und verwenden Sie das Kochwasser für eine Soße. Nehmen Sie Gemüse und Blattsalate nach dem Waschen sofort aus dem Wasser, und wärmen Sie Speisen nicht mehrmals auf.

nicht selbst produzieren kann, empfehlen viele Frauenärzte bei einer geplanten Schwangerschaft, zusätzlich zur ausgewogenen Ernährung drei Monate vor sowie drei Monate nach der Empfängnis Folsäurepräparate mit einer Mindestdosis von 400 Mikrogramm pro Tag einzunehmen. Dasselbe gilt natürlich auch für die ungeplante Schwangerschaft. Hier beginnen Sie mit der Einnahme, sobald Ihr Arzt oder Ihre Hebamme die Schwangerschaft bestätigt hat. Ab der 13. Schwangerschaftswoche können Sie den erhöhten Folsäurebedarf im Normalfall gut durch reichlich Gemüse und Obst sowie ein mit Folsäure angereichertes Jodsalz abdecken.

Eine weitere Einnahme von Folsäurepräparaten wird nur nach langer Pilleneinnahme, bei Mehrlingsschwangerschaften und Schwangerschaften in kurzer Folge empfohlen.

Eisen

Für Mutter und Kind ist Eisen wichtig für die Bildung der roten Blutkörperchen, die den lebenswichtigen Sauerstoff transportieren. In der Schwangerschaft benötigen Sie mit drei Milligramm pro Tag etwa doppelt so viel Eisen wie sonst, denn nun bildet Ihr Körper rund 30 bis 40 Prozent mehr Blut, damit die wachsende Gebärmutter ausreichend durchblutet und Ihr Kind optimal mit Nährstoffen versorgt wird.

Eisenlieferanten

Stark eisenhaltige Lebensmittel sind zum Beispiel mageres rotes Fleisch, Vollkornmehl, Sonnenblumenkerne, Sesamsamen, Hülsenfrüchte, Rosenkohl, Grünkohl, Schwarzwurzeln, Erdbeeren und getrocknete Aprikosen. Um die Blutbildung anzuregen, ist Rote-Bete-Saft besonders geeignet.

Üblicherweise werden mit der täglichen Nahrung rund 10 Prozent natürliches Eisen aufgenommen. Schwangere nehmen jedoch mehr auf als nicht schwangere Frauen. Hier zeigt sich die Weisheit der Natur: Der Organismus passt sich sehr gut an die physiologischen Veränderungen an. Im letzten Schwangerschaftsdrittel ist die Eisenaufnahme aus der Nahrung sogar um ein Mehrfaches erhöht.

Kommt es allerdings zu einer andauernden Eisenunterversorgung, leeren sich die mütterlichen Speicher rasch: Eisenmangel und die daraus entstehende Blutarmut (Anämie) können dazu führen, dass das Baby bei der Geburt sehr wenig wiegt oder zu früh zur Welt kommt. Ihr Blut-Eisenwert wird im Verlauf der Schwangerschaftsvorsorge deshalb regelmäßig kontrolliert. Eisenpräparate zur Unterstützung sollten Sie jedoch nur einnehmen, wenn Sie von Ihrem Arzt die Bestätigung haben, dass eine Unterversorgung vorliegt, denn eine unnötige Einnahme birgt auch Risiken.

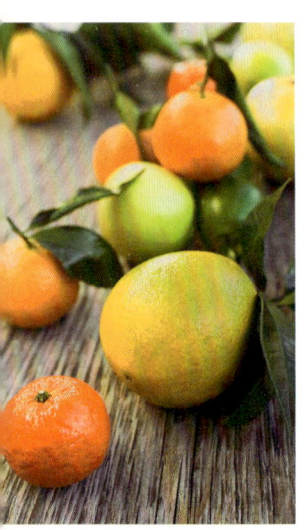

Eisen aus der Nahrung wird besser aufgenommen, wenn Sie gleichzeitig Vitamin-C-haltiges Obst essen oder ein Glas frisch gepressten Orangensaft trinken.

Ein typisches Beispiel ist Zinkmangel: Da Zink und Eisen auf dem gleichen Weg durch die Darmschleimhaut aufgenommen werden, blockiert ein Mehr an Eisen den gemeinsamen Transportweg, und es gelangt weniger Zink in die Körperzellen. Das Spurenelement ist jedoch für das Wachstum des ungeborenen Kindes und den komplikationsfreien Verlauf der Schwangerschaft ebenfalls lebensnotwendig.

Jod

Jod ist in der Schwangerschaft wichtig für eine gut funktionierende Schilddrüse des Kindes. Eine Unterversorgung kann zu körperlichen und geistigen Entwicklungsstörungen führen. Auch auf die mütterlichen Hormone wirkt sich ein Jodmangel aus.

Sie sollten deshalb Ihre Jodversorgung ernst nehmen. Das Bundesinstitut für Risikobewertung empfiehlt, täglich zusätzlich 100 bis 150 Mikrogramm Jod zu sich zu nehmen. Wenn Ihnen das nicht möglich ist, besprechen Sie mit Ihrem Arzt eine regelmäßige Einnahme von Jodtabletten.

Jodlieferanten

Um den erhöhten Bedarf über die Ernährung zu decken, essen Sie in der Schwangerschaft zweimal wöchentlich Seefisch wie Kabeljau, Seelachs oder Rotbarsch, trinken Sie täglich ein Glas Milch oder jodhaltiges Mineralwasser, und verwenden Sie beim Kochen Meersalz oder jodiertes Speisesalz.

Kalzium

Ihr täglicher Kalziumbedarf beträgt jetzt rund 1,2 Gramm. Das ist genau die Menge, die in einem Liter Milch enthalten ist, doch zum Glück gibt es ja Alternativen (siehe Kasten). Um die Aufnahme des Kalziums aus der Nahrung zu unterstützen, können Sie auch homöopathische Mineralstoffzubereitungen oder Schüßlersalze einnehmen – fragen Sie Ihre Hebamme um Rat. Nehmen

Kalziumlieferanten

Wenn Sie keine Milch mögen, greifen Sie zu Hartkäse oder Sauermilchprodukten wie Dickmilch, Kefir, Butter- oder Schwedenmilch und Joghurt. Aber auch Nüsse und Hülsenfrüchte enthalten einen hohen Anteil dieses wichtigen Mineralstoffs. Die Deutsche Gesellschaft für Ernährung empfiehlt als Tagesration ein Glas Milch, eine Scheibe Käse und einen Becher Joghurt.

Sie zu wenig Kalzium zu sich, deckt Ihr Kind seinen Bedarf durch das Kalzium aus Ihren Knochen. Das kann Ihr Osteoporoserisiko im Alter erhöhen.

Magnesium
Magnesium ist im Organismus besonders am Zellstoffwechsel beteiligt. Da es über die Erregbarkeit der Nervenzellen auch die Muskulatur beeinflusst, können Sie bei einem Mangel unter schmerzhaften Muskelkrämpfen leiden. Ihr Bedarf an Magnesium steigt jetzt von 300 auf 450 Milligramm an. Ein Mangel kann in der Schwangerschaft jedoch nicht nur zu Muskelkrämpfen führen, sondern auch vorzeitige Wehen auslösen, was im schlimmsten Fall eine Fehl- oder Frühgeburt verursacht. Um dieses Risiko auszuschließen, verordnen viele Ärzte ein Magnesiumpräparat. Falls Sie gleichzeitig ein Eisenpräparat einnehmen, achten Sie darauf, dass zwischen der Einnahme von Eisen und Magnesium mindestens zwei Stunden liegen. Sonst kann Ihr Körper nicht die volle Menge beider Mineralstoffe aufnehmen. Zusatzpräparate sollten Sie nur in Absprache mit dem Arzt einnehmen.

Magnesiumlieferanten
Natürliche Magnesiumquellen sind vor allem grünes Gemüse, Sonnenblumenkerne, Naturreis, Mandeln, Weizenvollkornmehl, Haferflocken, Bananen und Mineralwasser mit einem entsprechenden Magnesiumgehalt.

Gesund durch den Tag

Fünf bis sechs kleine, über den Tag verteilte Mahlzeiten halten Ihren Blutzuckerspiegel konstant. Das ist wichtig, um Ihrem Kind eine möglichst gleichmäßige Energiezufuhr zu verschaffen. Gleichzeitig beugen Sie dadurch Übelkeit und Sodbrennen vor. Ein üppiges Mahl, das Sie vielleicht sogar erst spät abends zu sich nehmen, würde Ihnen wahrscheinlich gar nicht mehr guttun. Wenn Sie berufstätig sind, denken Sie an kleine Snacks für zwischendurch. Eine warme Mahlzeit am Tag unterstützt Ihre Vitalkräfte.
Bei der Zubereitung Ihrer Mahlzeiten sollten Sie generell darauf achten, dass nicht ein Großteil der wertvollen Inhaltsstoffe verloren geht. Knabbern Sie ruhig zwischendurch einmal ein Stück Paprika, eine Möhre oder ein Stück Gurke. Verwenden Sie zum Würzen Ihrer Speisen viele frische Gartenkräuter, die einen hohen Vitamin-C-Gehalt haben.
Feste Essenszeiten sind eine gute Gelegenheit, Rhythmus und Struktur in Ihren Alltag zu bringen. Das bewusst geplante Essen hält Sie auch davon ab,

einfach draufloszufuttern. Aber das Wichtigste: Nehmen Sie sich Zeit und Ruhe beim Essen, das fördert die Bekömmlichkeit und ist bereits eine gute Übung, um Ihrem Sprössling später ein Vorbild zu sein.

Getränke

»Abwarten und Tee trinken« – mehr als zu jedem anderen Zeitraum des Lebens findet dieses bekannte Sprichwort wohl in der Schwangerschaft seine Berechtigung. Denn genug Ruhe und eine ausreichende Versorgung mit Flüssigkeit sind von Anfang an ausgesprochen wichtig: Für Ihr Baby ist die in Ihrem Organismus zirkulierende Flüssigkeit Transportmittel wichtiger Nähr- und Vitalstoffe. Sein Stoffwechsel und Blutkreislauf sind von Ihrem ausgewogenen Flüssigkeitshaushalt abhängig.

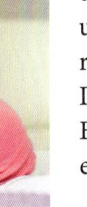

Trinken Sie über den Tag hinweg rund drei Liter, und gönnen Sie sich bei einer Tasse Tee auch gleich eine kleine Auszeit.

Und auch für Sie selbst ist es nun – noch mehr als sonst – notwendig, ausreichend zu trinken: Ihr Blutvolumen vergrößert sich, und der Wasserumsatz im Stoffwechsel nimmt zu. Die inneren Organe arbeiten auf Hochtouren. Jeder Mangel an Flüssigkeit belastet Ihren Organismus zusätzlich.

Sie müssen jedoch nicht gleich das Doppelte trinken: Zwei bis drei Liter über den Tag verteilt sind ausreichend. Ihr Kreislauf wird es Ihnen danken, und Sie beugen sogar lästigem Kopfschmerz und möglichen Wassereinlagerungen vor. Warten Sie mit dem Trinken aber besser nicht, bis Sie schon ein Durstgefühl haben, denn häufig ist es dann bereits zu spät.

Ein Zusatzeffekt: So trainieren Sie schon in der Schwangerschaft für den erhöhten Flüssigkeitsbedarf in der Stillzeit.

Zum Umgang mit Lebensmitteln

Durch Lebensmittel übertragene Infektionen und Schadstoffe können das Ungeborene schädigen. Für Schwangere ist die Vermeidung von Toxoplasmose und Listeriose besonders wichtig.

Toxoplasmose

Hauptwirt des Toxoplasmoseerregers sind Katzen. Infizierte Tiere scheiden diesen mit dem Kot aus. Wird der Erreger dann durch Wind und Staub verteilt, kann er von Menschen oder Schlachttieren über die Nahrung aufgenommen werden. Wenn sich eine Frau, die noch keine Immunität gegen den Erreger besitzt, erstmalig während der Schwangerschaft infiziert, kann dies beim Baby zu erheblichen Behinderungen führen. Besonders wenn Sie eine Katze im Haus haben, sollten Sie auf Nummer sicher gehen und mit einem Bluttest feststellen lassen, ob Sie früher schon mit dem Erreger in

Berührung gekommen sind und daher gegen Toxoplasmose immun sind. Bei Immunität besteht keinerlei Gefahr. Der sicherste Schutz vor der Infektion sind der Verzicht auf rohes Fleisch und ausreichende Hygienemaßnahmen beim Reinigen der Katzenkiste. Gemüse, Obst und Salat aus dem Garten oder Freilandanbau sollten Sie gründlich waschen, bevor Sie es essen.

Anzeichen einer Toxoplasmoseinfektion

Stellt Ihr Arzt eine Infektion mit Toxoplasmose fest, kann er diese mit Antibiotika behandeln und so verhindern, dass das Ungeborene Schädigung davonträgt. Leider gehört der Toxoplasmosetest nicht mehr routinemäßig zur Schwangerenvorsorge und muss daher selbst bezahlt werden. Die Krankenkasse übernimmt die Kosten nur bei begründetem Verdacht.

Verdacht besteht zum Beispiel bei:
• Lymphknotenschwellung im Halsbereich
• Fieber, Kopfschmerz
• Muskel- und Gelenkschmerzen
• allgemeiner Abgeschlagenheit

Listeriose

Die Listeriose ist eine bakterielle Erkrankung und wird vor allem durch den Verzehr von Rohmilchprodukten, zum Beispiel von Weichkäse, übertragen, seltener durch andere Lebensmittel wie rohes Fleisch, Fisch, Gemüse oder durch Kontakt mit erkrankten Tieren. Der Erreger ist ein Stäbchenbakterium (Listeria monocytogenes), das weltweit vorkommt, sehr widerstandsfähig ist und sich auch noch bei Kühlschranktemperaturen vermehren kann. Es übersteht sogar Tiefgefrieren und Trocknen, wird aber durch Kochen, Braten, Sterilisieren und Pasteurisieren abgetötet.

Eine Infektion in der Frühschwangerschaft führt in der Regel zu einer Fehl- oder Frühgeburt oder zum Absterben des noch ungeborenen Kindes. Auch im letzten Schwangerschaftsdrittel ist die Übertragungswahrscheinlichkeit auf das Kind hoch und mit schwerwiegenden Folgen verbunden. Die Hälfte aller infizierten Neugeborenen stirbt.

So vermeiden Sie Lebensmittelinfektionen

- Waschen Sie Ihre Hände regelmäßig und gründlich mit Seife.
- Lagern Sie Fleisch, Fisch, Eier und Speisereste unbedingt im Kühlschrank.
- Unterbrechen Sie die Kühlkette von Lebensmitteln nicht, und überprüfen Sie regelmäßig die Temperatur von Kühlschrank und Tiefkühler.
- Bewahren Sie Lebensmittel getrennt voneinander auf, und bereiten Sie Speisen einzeln zu, um eine Übertragung von Erregern zu verhindern. Diese Vorsichtsmaßnahmen sind besonders wichtig, bei allem, was nicht gekocht wird (Rohkost, Salat).

- Tauen Sie Tiefkühlprodukte immer im Kühlschrank auf.
- Waschen oder schälen Sie Früchte, Gemüse, Salate und Küchenkräuter vor dem Verbrauch gut ab, auch wenn sie aus dem eigenen Garten stammen. Verarbeiten Sie diese nicht auf demselben Brett oder mit demselben Messer wie Fleisch oder Fisch.
- Kochen oder braten Sie Fleisch, Geflügel und Fisch vor dem Verzehr gut durch (Kerntemperatur mindestens 70 °C).
- Verzichten Sie auf Rohmilch und Rohmilchprodukte wie Weich- und Halbhartkäse (Feta-, Ricotta-, Harzer- oder Schimmelkäse).
- Verzehren Sie keine rohen Eierspeisen (wachsweiche Frühstückseier, selbst gemachte Mayonnaise, Mousse au chocolat, Zabaione, Tiramisu).
- Essen Sie kein rohes Fleisch (Tartar, Carpaccio, Rohwürste) und keinen rohen Fisch (Sushi, Austern, Räucherfisch).
- Waschen Sie Oberflächen, Geschirr und Kochutensilien gründlich ab, besonders wenn sie mit rohen Lebensmitteln in Berührung kamen.
- Tauschen Sie Spültücher und -bürsten regelmäßig aus, Lappen und Geschirrtücher wechseln Sie am besten täglich.

Vorsicht bei Genussmitteln

Besonders im letzten Schwangerschaftsdrittel wird Koffein nicht mehr so schnell abgebaut, beschränken Sie sich dann auf Ihre morgendliche Tasse.

- Alkohol schädigt das ungeborene Kind. Es kommt zu Missbildungen am Herzen, an den Nieren und Gliedmaßen sowie zu geistigen Behinderungen.
- Bei Kaffee, Schwarztee oder Cola gelangt das Koffein über die Plazenta in den Blutkreislauf des ungeborenen Kindes und kann einen erhöhten Herzschlag und eine Überaktivierung des Nervensystems auslösen. In großen Mengen können sie auch Bluthochdruck begünstigen.
- Energiedrinks enthalten noch mehr Koffein und sind zudem häufig mit Guarana, Taurin oder anderen Zusätzen angereichert, deren Unbedenklichkeit für Schwangere noch nicht belegt ist.
- Tonic Water und Bitter Lemon enthalten den Bitterstoff Chinin, der die Gesundheit des Fötus beeinträchtigen und gegen Ende der Schwangerschaft vorzeitige Wehen auslösen kann.
- Auch Tabak ist während der Schwangerschaft tabu. Nicht nur das Nikotin, sondern viele andere Schadstoffe gehen beim Rauchen über die Plazenta in den Blutkreislauf des ungeborenen Kindes über. Die Folgen: Das Kind erhält zu wenig Sauerstoff, daraus können mögliche Entwicklungsverzögerungen entstehen. Auch die Gefahr einer Frühgeburt besteht.

Fit und gesund durch 40 Wochen

Natürliche Pflege

Gehen Sie in der Schwangerschaft liebevoll mit Ihrem Körper um, und verwöhnen Sie sich ruhig ein bisschen. Alles, was Ihnen hilft, sich rundherum wohlzufühlen, kommt auch Ihrem Baby zugute.

Pflegeprodukte für die Schwangerschaft müssen hohe Ansprüche erfüllen, denn jetzt pflegen Sie sich für zwei. Achten Sie deshalb beim Einkauf auf natürliche, gut verträgliche Produkte. Eine wichtige Entscheidungshilfe kann Ihnen dabei auch eine Empfehlung unabhängiger Testinstitute sein. Neben anderen wichtigen Kriterien testen diese fortwährend auf kritische Inhaltsstoffe. Die meisten Hersteller, die eine positive Bewertung bekommen haben, loben diese auf ihren Packungen auch aus.

Gesicht

Die Gesichtshaut reagiert besonders sensibel auf die Umstellungsprozesse der Schwangerschaft. Während die eine Frau jetzt aufblüht und durch die Schwangerschaftshormone einen frischen, rosigen Teint bekommt, blühen bei der nächsten höchstens Pickel auf den fahlen Wangen. Sorgfältige und sanfte Reinigung ist dann das A und O einer wirkungsvollen Gesichtspflege, die den empfindlichen Lipidmantel der Haut schützt.

Das können Sie tun: Bei unreiner Haut gönnen Sie sich ein- bis zweimal wöchentlich ein Gesichtsdampfbad. Das regt den hauteigenen Ausscheidungsprozess an, öffnet verstopfte Poren und durchblutet den Teint. Haben Sie sehr trockene, überempfindliche Haut, verwenden Sie am besten neutrale Gesichtspflegeprodukte. Bei speziellen Fragen oder Problemstellungen genehmigen Sie sich eine verwöhnende Behandlung bei einer (Natur-)Kosmetikerin.

Pigmentflecke

Es kann auch vorkommen, dass sich in Ihrem Gesicht und an Ihrem Hals plötzlich vermehrt braune Flecken bilden. Diese starken Pigmentierungen (Chloasma) bilden sich nach der Schwangerschaft von selbst zurück. Auch Sommersprossen, Leberflecke oder Muttermale können sich verändern. Schützen Sie Ihre (Gesichts-)Haut auch unbedingt vor zu viel Sonneneinwirkung. Sie ist jetzt viel lichtempfindlicher, und auch die Schwanger-

Wenn Sie gerne ins Solarium gehen, verschieben Sie einen Besuch besser auf die Zeit nach der Schwangerschaft, um Ihre Haut zu schonen.

41

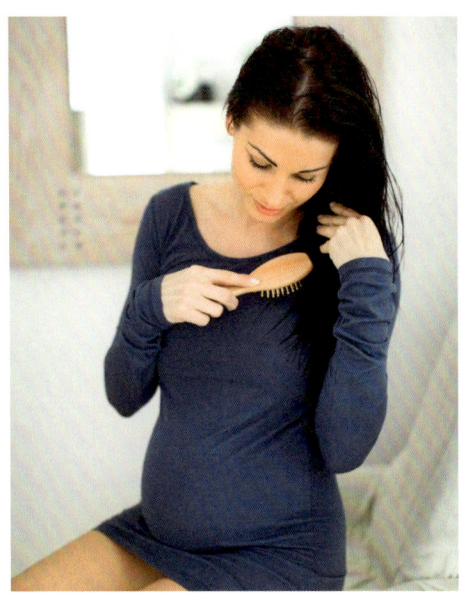

Bei mattem und glanzlosem Haar stabilisiert eine Spülung mit Zitronen- oder Essigwasser den pH-Wert von Haut und Haar.

schaftsflecken können unter direkter Sonnenbestrahlung dunkler werden.

Zum Schutz eignen sich vor allem Produkte, die einen mineralischen statt einen chemischen Sonnenfilter haben.

Haare

Bei vielen Frauen ist das Haar nun durch den Östrogeneinfluss besonders schön: Es wirkt kräftiger, seidiger und glänzender als sonst, und es wächst schneller. Doch bei manchen Schwangeren überwiegt der Progesteronanteil – das Haar fettet jetzt stärker, die bisherige Lockenpracht verwandelt sich in »Spaghetti-Strähnen«.

Das können Sie tun: Nehmen Sie zur Kopfwäsche nur handwarmes Wasser, wenig mildes Shampoo und massieren Sie Ihre Kopfhaut sanft. Das tut Ihnen gut und entspannt. Nach dem gründlichen Ausspülen föhnen Sie Ihr Haar nicht zu heiß oder lassen es besser nur an der Luft trocknen, damit es nicht zusätzlich belastet und spröde wird.

Haare färben

Wenn Sie Ihr Haar regelmäßig kolorieren oder Strähnchen färben, empfehlen sich in der Schwangerschaft sanfte Tönungen mit pflanzlichen Farbstoffen. Man weiß, dass die chemischen Substanzen herkömmlicher Haarfärbemittel über die Kopfhaut in die Blutbahn gelangen. Welche Auswirkungen diese Stoffe auf das ungeborene Kind haben, ist noch nicht genügend erforscht. Viele Friseure arbeiten jedoch bereits mit natürlichen Farbpigmenten. Fragen Sie vor Ihrem Besuch am besten nach.

Mund und Zähne

»Jedes Kind kostet einen Zahn« heißt ein altes Sprichwort. Damit sich das nicht bewahrheitet, ist die Pflege der Zähne und der Mundhöhle in der Schwangerschaft besonders wichtig.

Ebenso wie alle anderen Schleimhäute ist auch Ihre Mundschleimhaut jetzt verstärkt durchblutet und aufgelockert, das Zahnfleisch schwillt an. Gleichzeitig ist es wesentlich empfindlicher gegen Stoffwechselprodukte von Bakterien aus dem Zahnbelag (Plaque), und so kommt es häufiger zu Zahnfleischbluten. Viele Frauen putzen ihre Zähne aus Angst, das Bluten könne sich noch verstärken, dann weniger gründlich. Durch die mangelnde Pflege

Gehen Sie in der Schwangerschaft regelmäßig zum Zahnarzt, damit Veränderungen an Zähnen und Zahnfleisch frühzeitig erkannt und behandelt werden.

können sich jedoch Zahnfleischentzündungen und Karies bilden. Studien belegen einen Zusammenhang zwischen der Besiedelung der Mundschleimhaut mit krankmachenden Keimen und einem Frühgeburtsrisiko. Die Bakterien haften besonders fest in den Zahnzwischenräumen, den Furchen in den Kauflächen der Backenzähne und an den Zahnhälsen. Die Stoffwechselprodukte der Bakterien werden geschluckt und können über die weiteren Verdauungswege ins Blut oder ins Fruchtwasser gelangen.

Aus diesem Grund sollten Sie in der Schwangerschaft noch mehr Sorgfalt auf Ihre Mundhygiene legen als sonst.

Das können Sie tun: Putzen Sie Ihre Zähne nach jeder Mahlzeit in kreisenden Bewegungen vom Zahnfleisch weg hin zum Zahn. Für schwer zugängige Stellen verwenden Sie ungewachste Zahnseide.

Umfangreiche Behandlungen und Sanierungen sollten Sie möglichst auf die Zeit nach der Geburt verschieben.

Zungenbeläge

So selbstverständlich es für uns ist, unsere Zähne von Belägen zu befreien, so wenig Aufmerksamkeit widmen wir im Allgemeinen der Zunge. Die hier festsitzenden Abfallprodukte aus dem Körper schlucken wir zumeist mit der ersten Mahlzeit am Tage wieder herunter. Sie können den Zungenbelag mit einem Teelöffel abschaben oder einen speziellen Zungenschaber dafür verwenden. Wichtig ist, dass Sie die Zungenreinigung behutsam durchführen, um die empfindlichen Papillen und Geschmacksknospen nicht zu verletzen.

Zähneputzen bei Übelkeit

Wenn Sie unter morgendlicher Übelkeit leiden, kann es sein, dass das Zähneputzen einen Brechreiz auslöst. Putzen Sie dann nicht auf nüchternen Magen, und verwenden Sie zur Reinigung eine kleine Kinderzahnbürste oder Ihren Zeigefinger. Wenn es gar nicht anders geht, lassen Sie die Zahnpasta weg. Auch wenn es Ihnen jetzt schwerfällt, putzen Sie sich dennoch Ihre Zähne.

Wenn Sie erbrechen müssen, sollten Sie Ihre Zähne erst eine halbe Stunde später reinigen. Der Zahnschmelz wird durch die erbrochene Magensäure angeraut und ist sehr empfindlich gegen die Putzpartikel in der Zahnpasta. Spülen Sie den Mund gründlich mit Wasser aus, oder kauen Sie in diesem Fall einen zuckerfreien Zahnpflegekaugummi.

Um Zahnfleischentzündungen vorzubeugen, verwenden Sie regelmäßig ein Mundwasser. Sollte Ihr Zahnfleisch doch einmal entzündet sein, spülen Sie mit lauwarmem Salzwasser oder verdünnter Calendula-Essenz.

Baden und Duschen

Mit einem warmen, entspannenden Bad können Sie sich aus der Hektik des Alltags zurückziehen. Vieles, was Ihnen schwer erscheint, kann durch die Entspannung von Ihnen abfallen. In der Schwangerschaft sollte die Badetemperatur knapp über der Körpertemperatur liegen, also zwischen 37° und 38° C, um den Kreislauf nicht zusätzlich zu belasten. Bleiben Sie nicht länger als eine halbe Stunde im warmen Wasser. Längeres Baden laugt die zumeist ohnehin trockene Haut noch mehr aus. Bei sehr trockener Haut duschen Sie lieber kurz und nicht zu heiß. Verwenden Sie zur Pflege ein mildes oder hautneutrales Produkt.

Der runde Bauch

Das Bindegewebe ist in der Schwangerschaft aufgelockert, damit die Haut sich dehnen und an das Wachstum des Kindes anpassen kann. Diese natürliche Veränderung führt oft zu trockener Haut, während gleichzeitig im Inneren des Gewebes der Flüssigkeitsanteil steigt. Dadurch erhöht sich die Neigung zu Schwellungen an Oberschenkeln, Po und Brust. Besonders stark belastet ist die Haut am Bauch. Hier können als Erstes Dehnungsstreifen entstehen, die als rot-violette Streifen, ähnlich einer Narbe, sichtbar werden.

Machen Sie die sanfte Bauchmassage zu Ihrem täglichen Pflegeritual.

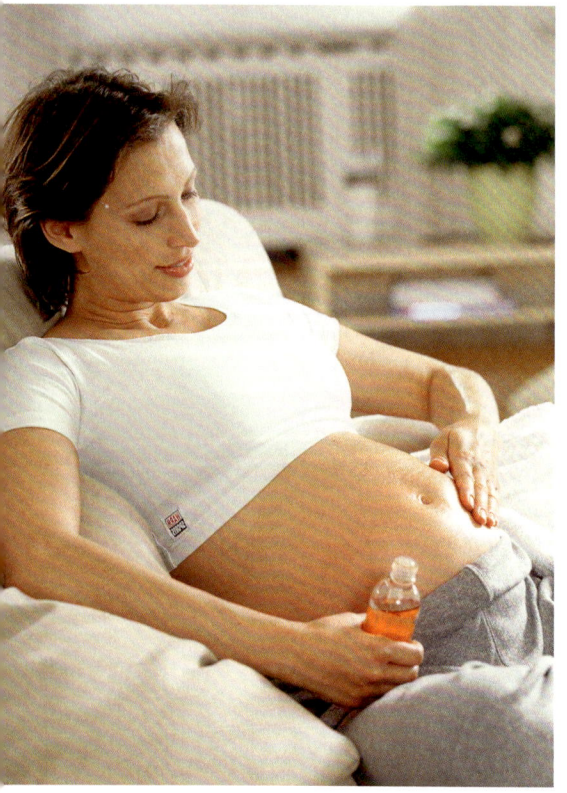

Das können Sie tun: Schwangerschaftsstreifen lassen sich leider nicht immer völlig vermeiden. Sie können jedoch die Elastizität Ihrer Haut unterstützen, indem Sie den Bauch regelmäßig (am besten täglich) sanft mit einem Massagehandschuh massieren. Zur Unterstützung des Effektes ist ein naturreines Pflanzenöl wie zum Beispiel Weizenkeim-, Mandel- oder Sesamöl in Bioqualität am besten geeignet.

Wenden Sie das Öl direkt nach dem Duschen an, und reiben Sie es in die noch feuchte Haut ein. Wenn Sie beide mögen, kann Ihnen auch Ihr Partner den Bauch einölen und Sie mit einer sanften Massage verwöhnen.

Und wenn Sie dennoch die Streifen bekommen sollten, trösten Sie sich: Sie verblassen nach der Schwangerschaft langsam, übrig bleiben dann nur feine silbrige Linien. Versuchen Sie, diese kleinen »Trophäen« nicht als kosmetischen Makel, sondern als sichtbare Folge einer außergewöhnlichen Leistung Ihres Körpers zu sehen, auf die Sie wirklich von ganzem Herzen stolz sein dürfen!

Intimpflege

Verwenden Sie zur Reinigung des Genitalbereichs nur klares Wasser und dermatologisch getestete Waschsubstanzen. Diese sind mit einem pH-Wert von 4 auf das natürliche, saure Scheidenmilieu abgestimmt. Der Säureschutz in der Scheide wird von Milchsäurebakterien aufgebaut. Sinkt die Anzahl dieser Bakterien oder sind sie in ihrer Schutzfunktion beeinträchtigt, steigt die Gefahr einer Infektion, die für Ihr Baby schnell bedrohlich werden kann.

ACHTUNG   Wenn Sie einen ungewöhnlichen Geruch, Jucken, Brennen oder auch Rötungen im Genitalbereich feststellen, suchen Sie sofort Ihren Arzt auf.

Dammmassage

Der »Damm« ist das Gewebe zwischen dem Scheideneingang und dem After, also genau der Bereich Ihres Körpers, der sich bei der Geburt gut dehnen sollte. Eine spezielle Form der Massage bereitet den Damm, besonders beim ersten Kind, hervorragend auf die Geburt vor. Das haben mittlerweile Studien belegt. Beginnen Sie damit etwa ab der 34. Schwangerschaftswoche, und führen Sie die Massage selbst durch oder lassen Sie sich, wenn Sie beide es möchten, von Ihrem Partner massieren. Wichtig ist, dass Sie die Dammmassage regelmäßig, das heißt mindestens drei- bis viermal wöchentlich fünf bis zehn Minuten lang durchführen.

Bei den ersten Malen kann es hilfreich sein, einen Spiegel zur Hand zu nehmen und sich das Gewebe zwischen dem Scheideneingang und dem After anzuschauen. Machen Sie die Massage anfangs am besten nach einem Bad, weil das Gewebe dann besser durchblutet und weich ist.

Bevor Sie es sich in einer Position, die Ihnen angenehm ist, bequem machen, gehen Sie noch einmal zur Toilette. Dann benetzen Sie Ihre Finger mit einigen Tropfen Mandel-, Sesam- oder Weizenkeimöl aus biologischem Anbau oder benutzen Sie ein spezielles Dammmassageöl. Ihre Finger sollten gut und ohne Reibung über das Gewebe gleiten können. Die Massage sollte Ihnen keinerlei Schmerzen verursachen.

Wenn Sie sich selbst massieren, benutzen Sie am besten Ihren Daumen. Ihr Partner kann seinen Zeigefinger nehmen.

So gehen Sie vor

- Führen Sie Daumen oder Zeigefinger etwa bis zum zweiten Fingerglied in die Scheide ein.
- Stellen Sie sich eine Uhr vor: Streichen Sie nun in einer sanften, rhythmischen Bewegung mit leichtem Druck von 3 auf 9 Uhr und wieder zurück. Das dehnt das Scheidengewebe und die umgebende Muskulatur. Es kann sein, dass sich anfangs das Gewebe sehr straff anfühlt, aber mit jeder Massage werden Sie erleben, wie es weicher und entspannter wird.
- Massieren Sie auf jeden Fall so lange, bis Sie ein leichtes Kribbeln bemerken. Dieses Kribbeln werden Sie später auch bei der Geburt des Kindes am Damm verspüren.
- Auch das Gewebe zwischen Scheide und After sollten Sie sanft zwischen Daumen und Mittelfinger massieren.
- In den letzten zwei Wochen massieren Sie zusätzlich noch die Schamlippen mit, um Rissen vorzubeugen.

Wenn Ihnen eventuell verbleibende Ölreste im Dammbereich unangenehm sind, waschen Sie sie einfach mit etwas warmem Wasser ab.

Beine und Füße

Wahrscheinlich wird Ihnen nun besonders bewusst, was Ihre Beine und Füße jeden Tag leisten. Ihre Beine fühlen sich vor allem am Abend und bei heißem Wetter schwer an, die Knöchel schwellen, und häufig werden besonders gegen Ende der Schwangerschaft sogar die Schuhe zu eng. Das hängt einerseits mit der Lockerung des Bindegewebes und den damit verbundenen Flüssigkeitseinlagerungen zusammen. Andererseits machen sich auch die erhöhte Blutmenge und das zunehmende Körpergewicht bemerkbar.

Das können Sie tun: Entlasten Sie, so oft es geht, Ihre Beine, indem Sie sie hochlagern. Das kann in einem bequemen Liegestuhl sein, im Bett mit hochgestelltem Lattenrost im Beinbereich, oder Sie legen sich auf den Boden und strecken Ihre Beine an der Wand hoch. Wichtig ist, dass die Beine höher liegen als Ihr Becken, damit der Rückfluss des Blutes und der gestauten Flüssigkeit optimal unterstützt wird.

Bürstenmassagen und kalte Güsse fördern die Durchblutung, aktivieren den Kreislauf und spornen so die Eigentätigkeit des Körpers an.

Auch Ihre Füße sind jetzt besonders belastet. Ihr gesamtes Körpergewicht verteilt sich auf diese beiden proportional kleinen Flächen. Ganz gleich, ob Fuß- und Beingymnastik, Wasser- oder Tautreten, ein Fußbad oder eine Fußreflexzonenmassage – all diese Maßnahmen fördern die Durchblutung, aktivieren den Kreislauf und spornen so die Eigentätigkeit des Organismus an. Noch dazu machen sie Spaß und beugen schlechter Laune vor.

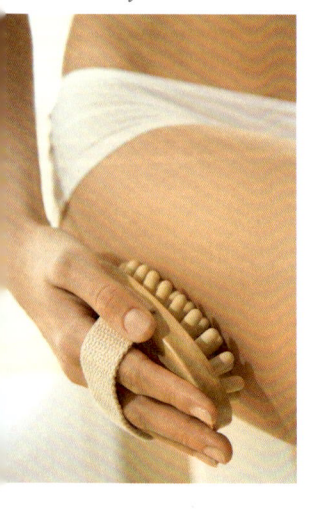

Mit einer regelmäßigen Bürstenmassage durchbluten Sie Ihre Haut und beugen so auch Schwangerschaftsstreifen und Cellulite vor.

Lust und Liebe

Mit ziemlicher Sicherheit wird Ihr Sexualleben nun eine große Veränderung erfahren. In welcher Weise, ist von Paar zu Paar sehr unterschiedlich. Das Wichtigste ist, sich bei Unsicherheiten und Zweifeln nicht voneinander zurückzuziehen. Versuchen Sie, offen und aufrichtig mit Ihrem Partner zu reden. Wenn Ihnen das schwerfällt, hilft vielleicht auch ein Gespräch mit Ihrer Hebamme – Sie wären nicht die Ersten, die sich in Bezug auf Sex und Nähe bei ihr kompetenten Rat holen.

Unterschiedliche Gefühle

Viele Frauen haben in der Schwangerschaft ein großes Bedürfnis nach Nähe, Zärtlichkeit und Intimität. Sie genießen ihre oftmals gesteigerte Erregbarkeit: Die vermehrte Durchblutung der Geschlechtsorgane, die Hormonumstellung und die ausgeprägte Empfindsamkeit machen in vielen Fällen öfter »Lust auf mehr«.

Andere Frauen dagegen ziehen sich besonders zu Beginn der Schwangerschaft etwas zurück, weil sie die Beziehung zu ihrem Kind erst einmal allein aufbauen möchten, weil ihnen häufig übel ist oder sie sich durch die Gewichtszunahme unattraktiv fühlen.

Auch Männer reagieren in unterschiedlicher Weise: Während der eine von den üppigen Rundungen seiner Partnerin sinnlich sehr angesprochen wird, kann es sein, dass genau das einem anderen Mann zu viel ist.

In den letzten Jahren hat es zudem eine Vielzahl wissenschaftlicher Untersuchungen gegeben, welche die vorgeburtliche Wahrnehmungsfähigkeit eines Kindes belegen. Die Berichte über diese Thematik in den Medien sind zahlreich. Viele Männer, aber auch Frauen sind dadurch verunsichert: Sie möchten ihr Kind weder körperlich noch seelisch verletzen und sind deshalb zurückhaltender, als es nötig wäre. Sie sorgen sich, durch das Ejakulat oder den Orgasmus Wehen oder sogar eine Fehlgeburt auszulösen. Manche Männer fürchten, dass ihr Penis keinen Raum mehr in der Scheide hat, und andere haben sogar das Gefühl, nicht mehr allein mit ihrer Partnerin zu sein.

Entwarnung bei aufkommenden Zweifeln

Keine Sorge, der Penis berührt das Ungeborene nicht, Fruchtblase und Fruchtwasser und das weiche Gewebe des Gebärmutterhalses sind ein gutes Schutzpolster. Bestimmte Hormone im Sperma können erst kurz vor der Geburt (wenn der Körper der Frau geburtsbereit ist) dazu führen, die Geburt voranzutreiben. Auch die Muskelkontraktionen beim Orgasmus können im Normalfall keine geburtswirksamen Wehen auslösen. Außerdem werden beim Orgasmus Endorphine, sogenannte »Glückshormone«, ausge-schüttet, die Sie Ihrem Kind nicht vorzuenthalten brauchen. Lassen Sie es teilhaben an Ihrer Liebe zueinander! In einer komplikationslos verlaufen-den Schwangerschaft bestehen keinerlei medizinische Bedenken gegen ein-vernehmlichen Sex.

Bedürfnis nach Zärtlichkeit und Nähe

Im Verlaufe der Schwangerschaft werden Ihre Bedürfnisse mehr und mehr den körperlichen und seelischen Veränderungen entsprechen. Sex zu haben heißt auch streicheln, schmusen, fühlen, riechen, zärtliches Geflüster und noch vieles mehr. Es muss nicht immer die körperliche Vereinigung sein. Signalisieren Sie Ihrem Partner deutlich, wie Sie Ihre Sexualität mit ihm teilen wollen, was Ihnen angenehm ist oder welche Stellung Ihnen gerade kuschelig und bequem ist. Es ist jetzt noch wichtiger als sonst, dass Sie sich austauschen und miteinander sprechen.

Liebesstellungen

Mit zunehmendem Bauchumfang wird die klassische Missionarsstellung mehr und mehr zur akrobatischen Artistiknummer werden. Viele Paare er-forschen jetzt sexuelles Neuland und probieren bislang ungewohnte Prakti-ken und Stellungen. Gehen Sie mit Ihrer Lust experimentierfreudig um.

- Die Seitenlage entlastet Sie vor allem vom Gewicht Ihres Partners.
- In der »Löffelchenposition« dringt der Penis weniger tief ein.
- Wenn Sie oben liegen, kontrollieren Sie das Tempo, die Tiefe und Inten-sität der Penetration.
- Wenn Sie auf dem Rücken liegen möchten, kniet Ihr Partner am besten am Bettrand, Sie liegen vor ihm, und er dringt von vorne in Sie ein.
- Wenn Sie mögen, versuchen Sie es auch einmal im Vierfüßlerstand.

Prinzipiell gilt: Erlaubt ist, was Spaß macht. Ihr Körper signalisiert durch Lust oder Abneigung, was ihm guttut oder nicht. Wichtig ist es, die Empfin-dungen und Bedürfnisse des anderen richtig zu deuten und zu akzeptieren. Das Liebesleben in der Schwangerschaft kann so für Sie beide ein besonde-res und verbindendes Erlebnis sein.

> **ACHTUNG** Bei Neigung zu Fehlgeburten, drohender Frühge-burt und falscher Lage des Mutterkuchens, der sogenannten Pla-centa praevia, sollten Sie keinen Verkehr haben. Lassen Sie sich in einem solchen Fall gemeinsam mit Ihrem Partner von Ihrem Frau-enarzt oder Ihrer Hebamme beraten.

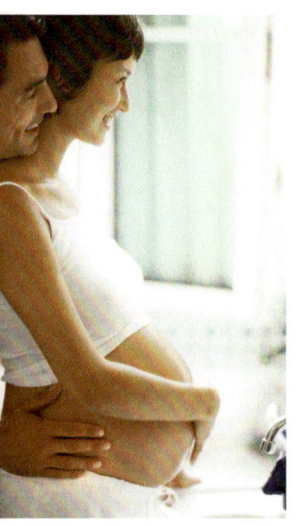

Genießen Sie die Nähe und Intimität mit Ih-rem Partner – vielleicht einfach nur, indem Sie zärtlich miteinander kuscheln.

Sport und Bewegung

Wenn keine medizinischen Gründe dagegensprechen, ist gegen wohl dosierten Sport mit Spaß und Babybauch nichts einzuwenden. Zwar ist die Schwangerschaft selbst bereits eine sportliche Herausforderung für Ihren Organismus, denn Herz-Kreislauf-System, Stoffwechsel, Atmung und viele Muskeln und Gelenke werden stark beansprucht. Doch ein gezieltes und angepasstes Fitnessprogramm verbessert die Blutzirkulation und die Sauerstoffversorgung Ihres Babys.

Moderate Bewegung fördert zudem die Entwicklung des Kindes im Mutterleib und lindert viele der typischen Schwangerschaftsbeschwerden wie Rückenschmerzen, Krampfadern oder Wassereinlagerungen. Außerdem steigt Ihr Energieniveau, das macht Sie ausgeglichener. Beim Sport stärken Sie auch viele der Muskeln, die Sie während der Wehen, der Geburt und später zur Rückbildung und beim Tragen des Babys benötigen.

Welche Sportarten?

Wenn Sie vor der Schwangerschaft ein Sportmuffel waren, lassen Sie es zu Beginn der Schwangerschaft etwas langsamer angehen. Gehen Sie nicht über Ihre Belastungsgrenze, denn wenn Sie Ihren Körper überhitzen, kann das dem Ungeborenen – besonders in den ersten Wochen – schaden. Machen Sie lieber ausgedehnte Spaziergänge in gemäßigtem Tempo, fahren Sie gemütlich einige Kilometer mit dem Rad, und gehen Sie in den ersten vier Monaten besser schwimmen als zum Fitnesskurs. Falls Sie vor dem Babybauch schon sportlich aktiv waren, können Sie viele Sportarten von Anfang an weiter ausüben.

Tabu sind allerdings:

- Hochleistungssport und sportliche Wettkämpfe, ebenso erschöpfende Ausdauersportarten
- Sportarten mit Wucht, Stoß, Schlag oder Gewalt

Vorsicht bei Bauchgymnastik

Achten Sie jetzt darauf, Ihre Bauchmuskeln nicht durch gerade Situps und ähnliche Übungen zu belasten. Ein geringes Auseinanderweichen des linken und rechten Bauchmuskels, die Rektusdiastase, gibt gegen Ende der Schwangerschaft Ihrem Baby normalerweise mehr Raum. Dabei bleibt allerdings die sehnige Verbindung zwischen den beiden Muskelanteilen bestehen. Werden die geraden Bauchmuskeln jedoch zu stark trainiert, wird die Verbindung überdehnt und kann auseinanderreißen.

- Schnelle Mannschaftssportarten wie Basket- oder Volleyball und alle anderen Sportarten, bei denen eine erhöhte Sturzgefahr besteht, wie Inline-Skaten oder Reiten. Dazu zählen auch die Wintersportarten wie Schlittschuhlaufen, Schlitten- und Skifahren.
- Es versteht sich von selbst, dass Tauchen, Gleitschirmfliegen, Klettern oder Bungee-Jumping jetzt gar nicht angesagt sind.

Uneingeschränkte Highlights für schwangere Sportskanonen:
- Radfahren, Schwimmen, Spazierengehen, Walken, Wandern, Golfen, Gymnastik und Tanzen.

Spezielle Sportarten

Fitnesstraining

Gerätetraining kommt nur für sporterfahrene Schwangere und auch nur bis zum siebten Monat infrage. Reduzieren Sie auf jeden Fall sowohl die Gewichte als auch Ihre Wiederholungen um die Hälfte. Im gemäßigten Schritt können Sie das Laufband nutzen und auf dem Fahrradergometer gemütlich vor sich hin radeln. Falsche Bewegungsabläufe und -techniken beim Fitnesstraining können großen Schaden anrichten. In einem guten Studio werden Sie deshalb auch als Schwangere individuell beraten. Vertrauen Sie den Profis und fragen Sie lieber einmal mehr nach. Trainieren Sie ein- bis zweimal, jedoch nicht häufiger als viermal in der Woche.

Das ist wichtig beim Training:
- Achten Sie auf Ihre Pulsfrequenz. Sie sollte während der Schwangerschaft 140 Schläge pro Minute nicht übersteigen und in dieser Höhe auch nicht länger als 20 Minuten anhalten. Bei einem zu hohen Puls kann sonst das Kind nicht genug mit Sauerstoff versorgt werden. Der Puls ist allerdings individuell unterschiedlich und abhängig vom jeweiligen Trainingszustand. Eine gute Kontrolle bietet der sogenannte Talk-Test: Wenn Sie sich auch unter Belastung noch leicht unterhalten können, ist Ihre Trainingsintensität genau richtig.
- Trinken Sie ausreichend, und tragen Sie atmungsaktive Sportbekleidung.
- Gehen Sie niemals völlig bis an Ihre Belastungsgrenze, denn dies kann im Einzelfall sogar Wehen auslösen oder bei Überhitzung dem Ungeborenen schaden.
- Gönnen Sie sich nach jeder Belastung eine ausreichend lange Regenerationsphase.
- Spüren Sie nach, welche und wie viel Bewegung Ihnen guttut. Auch wenn Sie sich heute topfit fühlen, wird es Tage geben, an denen Ihnen eher nach Faulenzen auf dem Sofa zumute ist. Hören Sie auf Ihre innere Stimme, sie ist Ihr bester Coach!

Tai-Chi, Qi-Gong und Yoga

Die beliebten Entspannungstechniken aus dem fernen Osten finden auch bei Schwangeren immer mehr Verbreitung. Sanfte Körper- und Atemübungen unterstützen die Entwicklung des Körperbewusstseins und stärken Atmung und Nervensystem. Da viele Bewegungen von der Körpermitte ausgehen, können Sie Ihre Aufmerksamkeit gut in den Beckenbereich und zum Kind hin lenken. Die fließenden Bewegungsabläufe im eigenen Atemrhythmus helfen Ihnen, Ihren Beckenboden besser wahrzunehmen und diese wichtige Muskulatur zu kräftigen. In den Kursen kommt es nicht darauf an, komplizierte Techniken zu erlernen. Es sind meist einfache Übungen, die den Körper sanft dehnen und aktivierend kräftigen.

Durch Entspannung und Meditation lösen sich zudem Anspannungen und Stresssymptome leichter, Sie lernen, herausfordernden Situationen gelassener und selbstbewusster zu begegnen – eine gute Vorbereitung für die Geburt und das Leben mit einem Kind.

Eine Tiefenentspannung schenkt Ihrem Körper und Geist Ruhe und kann zu jeder Zeit erlernt werden.

Orientalischer Tanz

Der orientalische Tanz ist ein Tanz aus dem Becken heraus – dem weiblichen Zentrum der Gefühle und Lebensfreude. Beim Bauchtanz trainieren Sie in fließenden und schwungvollen Bewegungen Ausdauer, Kraft, Koordination und Beweglichkeit. Ihre Muskulatur wird gekräftigt, gelockert und mobilisiert, die aufrechten Bewegungen schulen Ihre gesunde Haltung und verhindern Rückenbeschwerden. Das Tanzen fördert den Atemfluss und die Durchblutung der Beckenorgane und ist für Frauen mit unproblematischer Schwangerschaft bestens geeignet.

Reisen in der Schwangerschaft

Möchten Sie vor der Geburt noch einmal ganz bewusst ihre Zweisamkeit in einem Urlaub genießen? Wenn Sie reiselustig sind und sich fit fühlen, steht dem im Allgemeinen nichts entgegen – vorausgesetzt, Ihre Schwangerschaft verläuft komplikationslos.

Die günstigste Zeit für eine Reise liegt zwischen der 14. und 27. Schwangerschaftswoche. In den ersten zwölf Wochen ist das Risiko einer Fehlgeburt noch wesentlich höher als danach. Ärzte und Hebammen empfehlen deshalb, in dieser sensiblen Phase auf anstrengende Reisen zu verzichten. Ab dem zweiten Schwangerschaftsdrittel sind Müdigkeit, Übelkeit, Kreislaufprobleme vorbei, und sicher werden auch Sie sich rundum wohlfühlen – eine gute Zeit zum Kofferpacken!

Im letzten Schwangerschaftsdrittel sind weitere Reisen nur noch bedingt empfehlenswert. Zum einen schränkt der nun große Bauch Ihre Mobilität ein, zum anderen besteht immer auch die Möglichkeit einer (Früh-)Geburt am Urlaubsort oder unterwegs. Der Abschluss einer Auslandsreiseversicherung, die auch für außereuropäische Länder gültig ist und einen medizinischen Rückholdienst beinhaltet, ist auf jeden Fall sinnvoll.

ACHTUNG   Absolutes Reiseverbot gilt bei Mehrlingsschwangerschaften und Risiken wie einer drohenden Fehl- oder Frühgeburt (Blutungen, vorzeitige Verkürzung oder Öffnung des Gebärmutterhalses), Blutdruckkrisen, EPH-Gestose, Schwangerschaftsdiabetes, Blutarmut oder Komplikationen bei früheren Schwangerschaften.

Reiseziele

Falls Sie noch eine Fernreise unternehmen oder gar in ein touristisch wenig erschlossenes Land fahren möchten, sollten Sie bedenken: Die Infektionsmöglichkeiten dort sind groß, und vorbeugende Maßnahmen wie Malariaprophylaxe und spezielle Impfungen sind für Ihr Baby riskant beziehungsweise im ersten Schwangerschaftsdrittel sogar verboten. Keine Sorge, wenn Sie schon gebucht haben, bevor Sie von Ihrer Schwangerschaft wussten: Reiserücktrittsversicherungen, die sonst ausschließlich bei Krankheit, Unfall oder Jobwechsel zahlen, haften auch bei einer Schwangerschaft. Sie müssen dann allerdings Ihre Reise stornieren, sobald Ihre Schwangerschaft vom Arzt festgestellt wurde, und nicht Wochen später. Wenn Sie schon bei der Buchung wussten, dass Sie ein Baby erwarten, zahlt die Versicherung meist nicht.

TIPP   Im Ernstfall ist es nützlich, Begriffe wie »schwanger«, »Wehen«, »Hebamme«, »Arzt« oder »Krankenhaus« in der jeweiligen Landessprache zu beherrschen. Ein Wörterbuch in der Sprache des Urlaubslandes ist deshalb ein wichtiger Reisebegleiter.

Mit einem Urlaub in Europa sind Sie gut beraten: Keine lange Anreise, kein Jetlag, keine extreme Klimaveränderung, kein allzu großes Infektionsrisiko. Im Hochsommer sollten Sie allerdings auch südliche Ziele in Europa eher meiden. Am verträglichsten sind Ferienorte, an denen die Temperaturen 28 Grad nicht übersteigen.

Bei einem Urlaub in den Bergen verzichten Sie am besten auf Gipfelstürme. Durch die andere Gewichtsverteilung und die Verlagerung Ihres eigenen Schwerpunktes sind Sie als Schwangere schwindelanfälliger und sollten wegen der Sturzgefahr nicht auf schmalen Pfaden kraxeln. Vermeiden Sie große Höhenunterschiede (auch mit der Seilbahn), bei abnehmendem Luftdruck oberhalb 2000 Metern geraten Sie jetzt ohnehin leicht in Atemnot, was die Sauerstoffversorgung des Kindes beeinträchtigen würde.

Eine Kopfbedeckung und zuverlässiger Sonnenschutz mit erhöhtem Schutzfaktor ist in den Bergen ein Muss, denn Ihre Haut ist in der Schwangerschaft besonders lichtempfindlich.

Unterwegs mit Flugzeug, Bahn und Auto

Im Flugzeug

Bei einer normal verlaufenden Schwangerschaft sind Flugreisen prinzipiell kein Risiko. Das Fliegen bleibt auch in der Schwangerschaft die bequemste Fortbewegungsart und ist längeren Auto- oder Zugreisen sogar vorzuziehen, denn das Flugzeug ist das erschütterungsärmste Verkehrsmittel. Grundsätzlich benötigen Sie ab der 28. Schwangerschaftswoche bei vielen Airlines ein ärztliches Attest, dass keine »flugeinschränkenden Risiken« bestehen. Ab der 34. Schwangerschaftswoche werden Sie auf Langstrecken nicht mehr an Bord genommen, und ab der 36. Schwangerschaftswoche müssen Sie dann bei den meisten Fluglinien auch für Kurzstrecken am Boden bleiben.

Buchen Sie im Flieger den Sitz am Gang oder noch besser vor der Serviceeinheit, dann haben Sie mehr Platz für die Beine.

In der Bahn

Das Reisen mit der Bahn hat in der Schwangerschaft einige Vorteile: wenig Stress, ausreichend Platz und Bewegungsmöglichkeiten sowie eine geringe Unfallgefahr. Daher empfinden Schwangere Zugreisen oft wesentlich angenehmer als lange Autofahrten oder Flüge. Planen Sie bei Bahnreisen ausreichend lange Umsteigzeiten ein, damit Sie sich nicht hetzen müssen. Eine Reservierung sichert Ihnen einen guten Platz, und Ihr Gepäck können Sie mit dem Kurierservice bequem von Haus zu Haus transportieren lassen. Er gilt innerhalb Deutschlands und für Österreich, Frankreich, die Niederlande und Südtirol. Koffer und auch Sondergepäck wie Fahrräder oder Golfausrüstungen werden abgeholt und direkt ins Ferienquartier geliefert.

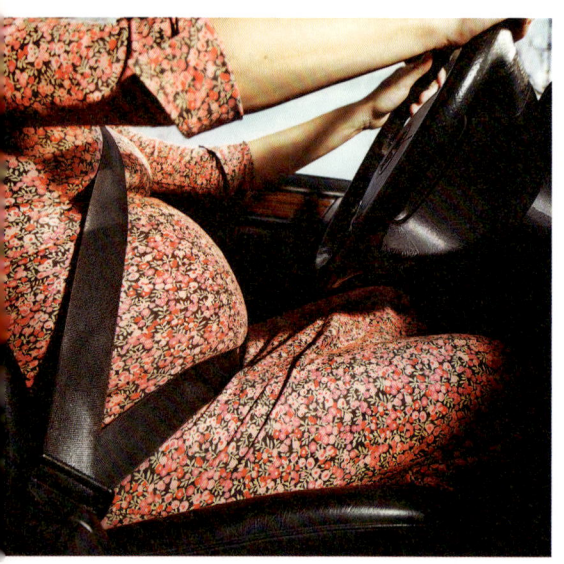

Anschnallpflicht besteht natürlich auch in der Schwangerschaft. Verläuft der Gurt tief unter dem Bauch, wird dieser bei einer Vollbremsung nicht verletzt.

Im Auto

Hier gilt vor allem: Bitte anschnallen – und zwar richtig: Der untere Teil des Sicherheitsgurts verläuft am Becken entlang und nicht quer über den Bauch. Damit der Gurt nicht verrutscht, wird im Handel ein Gurtadapter speziell für Schwangere angeboten. Er besteht aus einem flachen Kissen und einer daran befestigten Schlaufe, die den Beckengurt nach unten zieht.

So fahren Sie sicher:

- Stellen Sie die Rückenlehne möglichst steil, und positionieren Sie Ihre Kopfstütze mit der Oberkante auf Scheitelhöhe. So sind Sie und Ihr ungeborener kleiner Beifahrer bei einem Verkehrsunfall bestmöglich geschützt.
- Achten Sie auf einen ausreichend großen Abstand zum Front-Airbag: Schieben Sie den Sitz so weit zurück, dass mindestens 25 Zentimeter Platz für das Luftkissen bleibt, bis es auf den Babybauch trifft.
- Machen Sie alle ein bis zwei Stunden eine Pause, in der Sie sich bewegen und ausreichend trinken.

ACHTUNG   Falls Sie in einen Unfall verwickelt sind, auch wenn er scheinbar nur harmlos ist: Lassen Sie sich unbedingt untersuchen, damit eine vorzeitige Ablösung der Plazenta, die zu einer Fehl- oder Frühgeburt führen kann, erkannt werden könnte.

Ernährung auf Reisen

Gerade auf Reisen in fremde Länder bekommt man schnell mal einen Durchfall. Auslöser sind Bakterien, Viren oder Gifte von Einzellern. In der Schwangerschaft ist es wichtig, diese Infektionen zu vermeiden. Denn bei schwerem Durchfall oder heftigem Erbrechen verliert der Körper schnell sehr viel Flüssigkeit – er kann austrocknen, die Nieren werden in ihrer Funktion eingeschränkt, und das Baby und Sie sind gefährdet.

So beugen Sie vor:

- Trinken Sie kein Leitungswasser, sondern kochen Sie es vorher zehn Minuten ab. Am besten verwenden Sie generell (stilles) Mineralwasser – auch zum Zähneputzen! Auf Eiswürfel verzichten Sie besser komplett.

- Trinken Sie in warmen Ländern zwei bis fünf Liter Mineralwasser pro Tag, um einen Flüssigkeitsmangel zu vermeiden.
- Schälen Sie frisches Obst unbedingt, bevor Sie es essen. Die Globetrotter-weisheit: »Peel it, cook it, boil it or forget it!«(Schäle es, brate es, koche es oder vergiss es!) hat durchaus ihre Berechtigung.
- Greifen Sie statt zu Salat lieber zu gedünstetem Gemüse.
- Fisch und Fleisch essen Sie bitte keinesfalls roh oder nur medium, son-dern komplett durchgebraten, also well done.
- Auch der unbekümmerte Genuss leicht verderblicher Speisen wie Eis- und Cremedesserts oder Mayonnaise wartet besser erst wieder auf Sie, wenn Sie zu Hause sind.
- Packen Sie in Ihre Reiseapotheke wasserlösliche Elektrolyttabletten (Salz-ersatzlösungen), die Sie bei leichtem Durchfall im Urlaubsland in stillem Mineralwasser auflösen und zu sich nehmen.

Tipps für unbeschwertes Reisen

- Wählen Sie ein Reiseziel mit kurzer Anreise.
- Informieren Sie sich gründlich über die Gesundheitsversorgung am Reiseziel.
- Überprüfen Sie Ihren Versicherungsschutz. Klären Sie Fragen wie: Welche Kosten werden von der Versicherung bei Komplika-tionen übernommen? Wird ein Rettungsflug für Mutter und Kind bezahlt?
- Planen Sie viel Zeit für Ihre An- und Abreise ein, damit keine Hektik aufkommt.
- Nehmen Sie nur so viel Gepäck mit, wie Sie tragen können. Be-nutzen Sie Rollkoffer, und nehmen Sie am Bahnhof oder Flugha-fen einen Gepäckwagen.
- Denken Sie an Ihren Mutterpass!
- Machen Sie auf langen Reisen häufiger Pausen, und tragen Sie Kompressionsstrumpfhosen. Außerdem die Füße immer wieder kreisen lassen, Muskeln kurz anspannen, im Flugzeug, Bus oder Zug öfter auf und ab gehen.
- Reisen Sie lieber abends, denn im Dunkeln sehen Sie den Hori-zont nicht schaukeln. Das kann Reiseübelkeit verhindern.
- Wenn Sie Ihr Reiseziel erreicht haben, planen Sie unbedingt auch Ruhephasen in Ihren Tagesablauf mit ein.
- Gehen Sie nie allein auf Touren, auch wenn Sie sich fit und leis-tungsfähig fühlen, und nehmen Sie Ihr Mobiltelefon mit.

Hilfe bei Beschwerden

Beschwerden von A–Z

In keiner anderen Lebensphase finden solch enorme Aufbauprozesse statt wie in der Schwangerschaft. Ihr Körper läuft auf Hochtouren. In relativ kurzer Zeit schafft er das ideale Umfeld für Ihr Baby, sodass es sich in 40 Wochen von einem winzigen Keim zu einem lebensfähigen Kind entwickeln kann. Zunehmend stellen Sie nun Ihre Vitalkräfte seiner Entwicklung zur Verfügung; dadurch verändern sich viele Vorgänge in Ihrem Organismus. Manchmal hat das gewisse »Nebenwirkungen«: Symptome wie Müdigkeit, morgendliche Übelkeit, Schwindel oder Verdauungsprobleme sind Teil einer ganz normalen schwangerschaftsbedingten Umstellung und keineswegs Zeichen einer Krankheit.

Falls Sie während Ihrer Schwangerschaft von einer oder auch mehrerer dieser Unannehmlichkeiten betroffen sind – keine Sorge: Die meisten lassen sich gut mit nebenwirkungsarmen natürlichen Mitteln lindern. Medikamente sollten Sie nur nach Rücksprache mit Ihrem Arzt einnehmen.

Blasenentzündung

Schwangere Frauen neigen öfter zu Harnwegsinfekten, weil der pH-Wert der Scheide verändert und die Anzahl der für die Keimabwehr zuständigen Milchsäurebakterien vermindert ist. Durch die Schwangerschaftshormone ist außerdem der Muskeltonus herabgesetzt. Besonders die glatte Muskulatur im kleinen Becken ist weich und entspannt. Das ist notwendig, damit sich das Gewebe beim Wachsen und bei der Geburt des Kindes gut dehnen kann. Auch die Harnleiter sind weit gestellt, und der Urinfluss ist dadurch verlangsamt. Keime können sich deshalb leichter anheften und vermehren.

Sanfte Hilfen

- Zur Vorbeugung sollten Sie mindestens zwei Liter pro Tag trinken. Der Urin ist sonst zu stark konzentriert und kann Stoffe enthalten, welche die Blasenwand und die Harnröhre reizen.
- Zögern Sie Ihren Toilettengang nicht unnötig hinaus, und nehmen Sie sich Ihre kleine persönliche »P-Pause«. Eine unvollständige Blasenentleerung hinterlässt einen Rest Harn, in dem sich Bakterien vermehren können.
- Wechseln Sie Slipeinlagen jetzt besonders häufig, um Keimen ihren Nährboden zu entziehen.

Schwerwiegende Harnwegsentzündungen in der Schwangerschaft werden fast immer mit einem Antibiotikum aus der Gruppe der Penicilline oder Cephalosporine behandelt – beide Wirkstoffgruppen sind für das Kind unbedenklich.

Blutdruck, hoher (Hypertonie)

Häufig bleibt ein zu hoher Blutdruck in der Schwangerschaft zunächst einmal unbemerkt. Bei den Vorsorgeuntersuchungen wird Ihnen deshalb routinemäßig der Blutdruck gemessen. Ab einem Wert von mehr als 140/90 mmHG spricht man von einem erhöhten Blutdruck. Kontrollen und engmaschige Überwachung des Schwangerschaftsverlaufs sind dann ganz wichtig, um eine mögliche Praeklampsie (siehe Seite 77) zu verhindern.

Sanfte Hilfen

- Nehmen Sie sich viel Zeit für sich selbst, und reduzieren Sie soweit als möglich alles, was von außen auf Ihre Sinne einströmt. Gehen Sie der alltäglichen Flut von Bildern, Geräuschen und Gerüchen eine Zeit lang aus dem Weg.
- Ausreichender Schlaf mit einem ausgeglichenen Tag-Nacht-Rhythmus wirkt sehr unterstützend. Und mit ausreichend Bewegung an der frischen Luft bekommt auch Ihr Baby eine Extraportion Sauerstoff.
- Auch durch Ihre Ernährung können Sie einen zu hohen Blutdruck in der Schwangerschaft beeinflussen, indem Sie sich eiweißreich ernähren und Ihre Speisen zusätzlich salzen (ein bis zwei Teelöffel am Tag).

Blutdruck, niedriger (Hypotonie)

Wenn der Blutdruck über einen längeren Zeitraum hinweg unter 100/60 mmHG liegt, wird die Durchblutung der Plazenta beeinträchtigt. Im Ernst-

Vorsicht bei Medikamenten

Seien Sie bei der Medikamenteneinnahme während der gesamten Schwangerschaft vorsichtig. Da Schwangere aus ethischen Gründen nicht an Arzneimittelstudien teilnehmen dürfen, sind die meisten Medikamente nicht ausreichend auf schädigende Wirkung auf das ungeborene Leben geprüft.

Medikamente, bei denen die Schwangerschaft eine Gegenanzeige ist, sollten Sie gar nicht erst einnehmen oder nach Rücksprache mit Ihrem Arzt sofort absetzen. Sofern Sie nicht schwer krank sind, ist Ihr Kind am sichersten, wenn Sie in der Schwangerschaft gar keine Medikamente einnehmen.

Wenn Sie in der Frühschwangerschaft noch Amphetamine, Aufputsch- oder Betäubungsmittel, Opiate u.Ä. konsumiert haben, sprechen Sie mit Ihrem Arzt und Ihrer Hebamme.

fall kann das Kind zu wenig Sauerstoff bekommen, was das Risiko einer Fehl- oder Frühgeburt zur Folge hat. Außerdem könnten Sie während eines Schwindelanfalls oder Kreislaufkollapses stürzen. Tun Sie also unbedingt etwas gegen Ihren niedrigen Blutdruck.

Sanfte Hilfen
- Wenn Ihnen besonders nach dem Aufstehen schwindelig wird, schlafen Sie nachts mit leicht erhöhtem Oberkörper.
- Nehmen Sie sich morgens bewusst mehr Zeit für sich. Stehen Sie langsam (!) auf, frühstücken Sie eiweißreich, und gönnen Sie sich schon morgens ein großes Glas frisch gepressten Saft.
- Trinken Sie auch tagsüber reichlich und regelmäßig.
- Morgendliches Wechselduschen und leichte Bürstenmassagen bringen den Kreislauf auf Trab; hören Sie unbedingt mit der kühlen Temperatur auf.
- Regelmäßige Bewegung durch Ausdauersport wie Radfahren, Schwimmen, Walking oder leichte Gymnastik bringen zusätzlichen Schwung. Wichtig ist, dass Sie sich dabei wohlfühlen und sich nicht unter Leistungsdruck setzen. Nehmen Sie sich Zeit für sich und Ihr Wohlbefinden.
- Sollte Ihnen schwindelig werden, legen Sie sich sofort hin, und lagern Sie kurzfristig Ihre Beine hoch. Dadurch wird das Blut aus den Beinen wieder in die obere Körperhälfte transportiert und auch das Gehirn rasch wieder mit genügend Sauerstoff versorgt.

Brustspannen

Ihr Körper produziert jetzt mehr Östrogen und Progesteron. Dadurch bereitet sich die Brust aufs Stillen vor, das Brustdrüsengewebe wächst und verändert seine Struktur. Der Spannungsschmerz hält aber weder die ganze Schwangerschaft über an noch ist er immer gleich stark, denn die Veränderungen geschehen schrittweise und individuell.

Sanfte Hilfen
- Nehmen Sie ein wohltuendes Bad mit einem entspannenden Zusatz von Orangen- oder Rosenblüten-Essenz.
- Legen Sie warme Ölkompressen, zum Beispiel mit verdünntem Sandelholz-, Melissen- oder Lavendelöl, auf die schmerzende Brust, so lange, wie es Ihnen guttut.

Dehnungsschmerzen

Menstruationsartige Schmerzen oder ein Ziehen im Becken, in den Leisten oder im Rücken sind in der Frühschwangerschaft relativ häufig. Die Gebärmutter muss noch ihre richtige Position im Becken »finden« und wird dabei noch nicht von den Beckenknochen gestützt. Das ist erst circa ab dem zweiten Schwangerschaftsdrittel so. Außerdem ist sie jetzt viel stärker durchblutet und deshalb schwerer als sonst.

Der dadurch entstehende Zug an den Mutterbändern verursacht ziehende oder sogar krampfartige Schmerzen. Sie werden bei körperlicher Anstrengung, beim Umdrehen im Liegen und – nicht zu vergessen – bei sexueller Lust und nach dem Orgasmus oft erst einmal stärker.

Sanfte Hilfen

- Tragen Sie eine Zeit lang eine Bauchstütze (gibt es im Sanitätshaus). Das ist ein spezieller Slip, der sich dem wachsenden Bauch anpasst. Das Material ist am unteren Bauch, an den Seiten und am Rücken verstärkt gewebt und stützt und entlastet deshalb gut.
- Immer hilfreich: Wärme in jeglicher Form!

Durchfall

Solange Sie kein Fieber oder keine Schmerzen bei der Darmentleerung haben, Ihr Durchfall nicht blutig ist und Sie nicht matt und völlig kraftlos werden, brauchen Sie sich um Ihr Baby erst einmal nicht zu sorgen. Es wird noch immer gut versorgt. Wichtig ist allerdings, dass Sie nicht zu viel Flüssigkeit verlieren, denn dadurch sinkt Ihr Blutdruck – es kommt zu Kreislaufstörungen und Mattigkeit. Gleichzeitig fehlen Ihnen dann auch wichtige Mineral- und Nährstoffe.

Sanfte Hilfe

- Essen Sie zunächst etwas trockenen Zwieback oder ein paar Salzstangen, und trinken Sie viel Wasser oder Kräutertee. Eine Tasse warme Brühe wärmt von innen und tut richtig gut.
- Bauen Sie Ihre gestörte Darmflora langsam mit Magerquark, Naturjoghurt, zerdrückter Banane oder frisch geriebenen Äpfeln wieder auf.
- Getrocknete Heidelbeeren und einige Stückchen Bitterschokolade wirken »stopfend«. Im Ernstfall dürfen Sie auch Kohletabletten einnehmen.
- Verzichten Sie noch ein paar Tage auf eiweißreiche, fetthaltige, stark gesüßte oder schwer verdauliche Mahlzeiten.

In den letzten Schwangerschaftswochen ist Durchfall oft ein Anzeichen für den bevorstehenden Wehenbeginn.

ACHTUNG Gehen Sie bei Fieber, Schmerzen und bei häufigem Durchfall, der länger als einen Tag anhält, unbedingt zum Arzt, und lassen Sie die Ursache abklären.

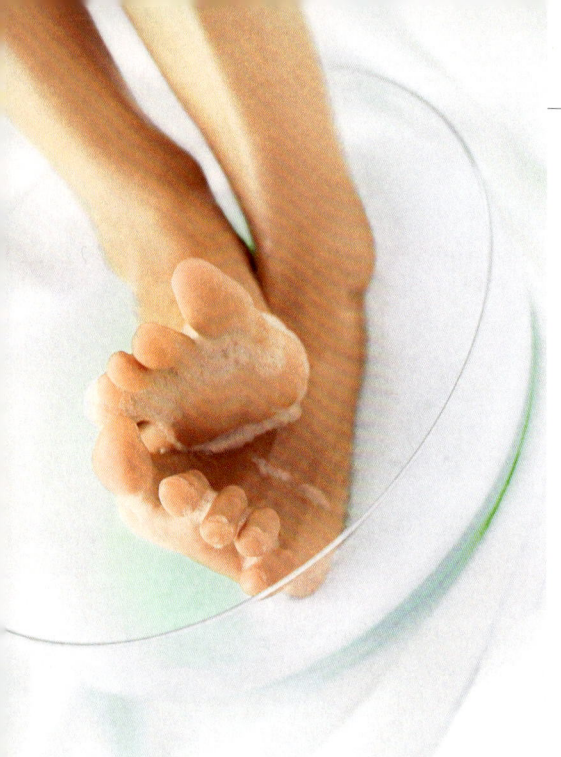

Erkältung

Husten, Schnupfen & Co. können Sie in der Schwangerschaft am besten mit bewährten Hausmitteln in die Flucht jagen.

Sanfte Hilfe

- Trinken Sie mindestens zwei Liter am Tag. Ideal sind Kräutertees und vitaminreiche Fruchtsäfte. Heißer Holundersaft, Hagebutten-, Fenchel- oder Lindenblütentee, Zitrone mit Honig und Salbeitee (nicht in der Stillzeit trinken, da er eine milchreduzierende Wirkung hat!) lindern Husten und Halsschmerzen.
- Inhalieren Sie bei verstopfter Nase und Schnupfen mit einer Salzlösung oder mit einem Aufguss von Kamillenblüten. Nasenspülungen mit isotonischer Kochsalzlösung oder Meerwasserspray sind sanfte Alternativen.

Ein ansteigendes Fußbad mit Salz, Kamille oder Lavendelzusatz hilft besonders bei den ersten Anzeichen einer Erkältung.

- Hängen Sie feuchte Tücher in Ihrem Schlafzimmer auf, das hilft bei trockenen Nasenschleimhäuten.
- Machen Sie ein warmes Fußbad, indem Sie eine Schüssel mit Wasser vorbereiten, das eine Temperatur von etwa 35 °C hat. Stellen Sie die Füße hinein, und steigern Sie die Temperatur unter langsamer Zugabe von warmem Wasser auf etwa 40 °C. Die medizinische Wirkung wird durch den Reiz der Wassertemperatur und verschiedene Zusätze wie Salz, Lavendel oder Kamille erreicht. Trocknen Sie nach rund 15 Minuten die Füße gründlich ab, und ziehen Sie warme Socken an.
- Schlafen Sie sich gesund – Schlaf ist noch immer die beste Medizin!
- Sobald es Ihnen wieder besser geht, mummeln Sie sich warm ein und machen Spaziergänge an der frischen Luft. Die mögen Erkältungsviren nämlich gar nicht.

TIPP Schleimlösend wirkt ein selbst gemachter Zwiebel- oder Rettich-Hustensaft. Reiben Sie dazu eine mittelgroße Zwiebel oder einen schwarzen Rettich und füllen Sie das Ganze zusammen mit der gleichen Menge Kandiszucker in ein sauberes Gefäß. Lassen Sie die Mischung acht bis zehn Stunden stehen, und pressen Sie dann den Saft durch ein Tuch. Den aufgefangenen Sirup stellen Sie am besten kühl. Nehmen Sie fünf- bis sechsmal täglich einen Teelöffel davon.

Fieber

Fieber zeigt im Prinzip einen nützlichen körpereigenen Heilungsvorgang an: Die erhöhte Körpertemperatur dient dazu, Bakterien, Viren und andere Keime abzutöten. Auch das alarmierte Immunsystem kann Krankheitserreger jetzt schnell bekämpfen.

Sanfte Hilfe

- Solange die Temperatur nicht über 38,5 °C ansteigt, helfen Wadenwickel mit Zitronenwasser und viel, viel trinken!
- Bei hohem Fieber allerdings ist das Risiko einer Fehlgeburt oder vorzeitiger Wehen erhöht. Deshalb sollten Sie bei Körpertemperaturen über 38,5 °C zum Arzt gehen und zu fiebersenkenden Medikamenten greifen. Arzneimittel mit dem Wirkstoff Paracetamol können Sie kurzfristig und normal dosiert für einige Tage einnehmen. Die Wirkung einer Dosis von 500 Milligramm Paracetamol hält circa sechs Stunden an. Sie dürfen innerhalb von 24 Stunden vier Einzeldosen einnehmen. Wenn möglich, vermeiden Sie aber eine häufigere Einnahme, besonders in der Spätschwangerschaft, weil dies eventuell Auswirkungen auf die Atemtätigkeit des Neugeborenen haben könnte.

Wenn der Anlass für Ihr Fiebern nicht ganz klar ist, sollten Sie sich mit Ihrem Frauenarzt in Verbindung setzen.

ACHTUNG Auch wenn Sie über einen längeren Zeitraum erhöhte Temperatur haben, gehen Sie bitte zum Arzt. Sollten Sie Fieber bekommen, nachdem die Fruchtblase bereits geplatzt ist, fahren Sie umgehend in die Klinik! Es könnte sich um eine Infektion der Fruchthöhle (Amnioninfektionssyndrom) handeln, und dies wäre für Sie und Ihr Kind sehr gefährlich.

Hämorrhoiden

Hämorrhoiden sind erweiterte und gestaute Venen im Bereich des Enddarmes. Da in der Schwangerschaft das Bindegewebe hormonell bedingt gelockert ist, treten sie relativ häufig auf. Das ist zwar unangenehm, doch in den meisten Fällen bilden sich Hämorrhoiden nach der Geburt von allein wieder zurück.

Sanfte Hilfe

- Ernähren Sie sich ballaststoffreich. Müsli, Obst, Vollkornbrot oder Weizenkleie sind ideal, um die Verdauung anzuregen.
- Trinken Sie stets ausreichend, mindestens zwei bis drei Liter täglich.

- Achten Sie darauf, dass Ihr Stuhlgang weich und regelmäßig bleibt, damit Sie nicht pressen müssen.
- Sitzbäder mit warmem Kamillentee, Lavendelöl oder einem Aufguss aus Hamamelis- oder Eichenrinde lindern den Juckreiz. Langes Sitzen oder Stehen sollten Sie vermeiden.
- Zusätzlich kann Ihnen Ihr Frauenarzt eine Salbe oder Analzäpfchen verschreiben, pflanzliche Hämorrhoidalmittel sind in der Schwangerschaft unbedenklich.

Hautjucken

Durch die gesteigerte Stoffwechseltätigkeit kommt es bei fast jeder fünften Frau in der Schwangerschaft zu juckenden Ausschlägen. Meistens beginnt der Juckreiz mit dem dritten Schwangerschaftsmonat und kann sich bis zur Geburt erheblich steigern. Durch die starke Dehnung ist die Haut besonders im Bereich des Bauches zusätzlich sehr beansprucht.

In seltenen Fällen kann der Juckreiz auch den gesamten Körper befallen und tritt dann besonders nachts auf.

Sanfte Hilfe

- Um den akuten Juckreiz zu lindern, bereiten Sie sich einen Tee aus Stiefmütterchenkraut (aus der Apotheke) zu. Tragen Sie den leicht abgekühlten Tee mit einem weichen Tuch oder Waschlappen direkt auf Ihre Haut auf und lassen ihn ohne Abtrocknen einziehen. Je nach Stärke des Juckreizes können Sie diese Waschungen mehrmals täglich wiederholen.
- Verzichten Sie auf ausgedehnte warme Vollbäder und alkalische Seifen. Ein kurzes Bad mit Zusätzen wie Meersalz, Molke oder Kleie tut der Haut jedoch ebenso gut wie rückfettende Ölbäder.
- Zur täglichen Hautpflege verwenden Sie besser reines Mandel-, Avocado- oder Olivenöl. Pflegemilch und -lotionen enthalten meistens Alkohol, der die Haut zusätzlich austrocknet.

ACHTUNG Färbt sich zusätzlich zu einem starken, anhaltenden Juckreiz Ihre Haut gelblich oder ist Ihnen häufig gleichzeitig übel, kann das auf eine Störung des Leberstoffwechsels hinweisen.

Karpaltunnelsyndrom

Ständiges Kribbeln in den Fingern, ein taubes Gefühl oder brennende Schmerzen in der betroffenen Hand deuten auf ein sogenanntes Karpaltunnelsyndrom hin. Durch vermehrte Wassereinlagerung wird der Druck im Gewebe erhöht, dadurch werden die empfindlichen Nervenkanäle »gequetscht«, und es kommt zu Empfindungsstörungen. Die Symptome sind zwar unangenehm, aber harmlos und verschwinden auch nach der Geburt in vielen Fällen von selbst wieder.

Sanfte Hilfe

- Ernähren Sie sich vorübergehend eiweißreich, salzen Sie zusätzlich und trinken Sie viel, um die Nierentätigkeit anzuregen.
- Wenn Sie starke Schmerzen haben, können Sie sich auf Rezept Ihres Arztes eine Schiene anpassen lassen, um die Hand vorübergehend ruhig zu stellen.

Kopfschmerzen

Durch die Hormonumstellung kann es vorkommen, dass Sie in der Frühschwangerschaft nun manchmal Kopfschmerzen haben. Ebenso oft aber sind Belastungen, Stress, eine verspannte Körperhaltung, Sauerstoffmangel, ein niedriger Blutzuckerspiegel, Erschöpfung oder Überanstrengung die Auslöser.

Sanfte Hilfe

- Trinken Sie ausreichend, am besten zwei bis drei Liter Wasser, ungesüßten Tee oder verdünnte Saftschorlen.
- Stellen Sie sich ein paar Minuten ans geöffnete Fenster oder gehen Sie ein wenig an der frischen Luft spazieren.
- Nehmen Sie ein warmes Fußbad. Da es den Stoffwechsel anregt, kann es – rechtzeitig angewandt – das Schlimmste oft noch verhindern.
- Wenn das nicht hilft, legen Sie sich in einen abgedunkelten, stillen Raum, und versuchen Sie, zu schlafen. Ein kühler oder warmer Waschlappen beruhigt und fördert den Schlaf.
- Auch Verspannungen im Schulter-Nacken-Bereich können Kopfschmerzen auslösen. Dann hilft vor allem Wärme in Form von Kirschkern- oder Dinkelspelzkissen, Wärmflasche oder Hotpack.
- Lassen Sie sich ein liebevolle Massage geben, das tut ebenfalls immer gut.
- Reiben Sie Stirn, Schläfen und Nacken mit verdünntem Pfefferminzöl ein, das wirkt kühlend und belebend. Wenden Sie das Öl nicht pur an, sondern geben Sie zwei Tropfen davon auf einen Esslöffel Oliven- oder Sonnenblumenöl. Achten Sie darauf, dass nichts in die Augen gelangt.
- Falls Sie häufiger unter Kopfschmerzen leiden, helfen Ihnen Entspannungsübungen, zum Beispiel aus dem autogenen Training, Yoga, Tai-Chi oder Qi-Gong.

Wichtig: Kommen Symptome wie Flimmern vor den Augen, Übelkeit und Schwindel dazu, müssen Sie zur Abklärung möglichst schnell zum Arzt, denn dies könnte auf eine Eklampsie (Seite 77) hinweisen.

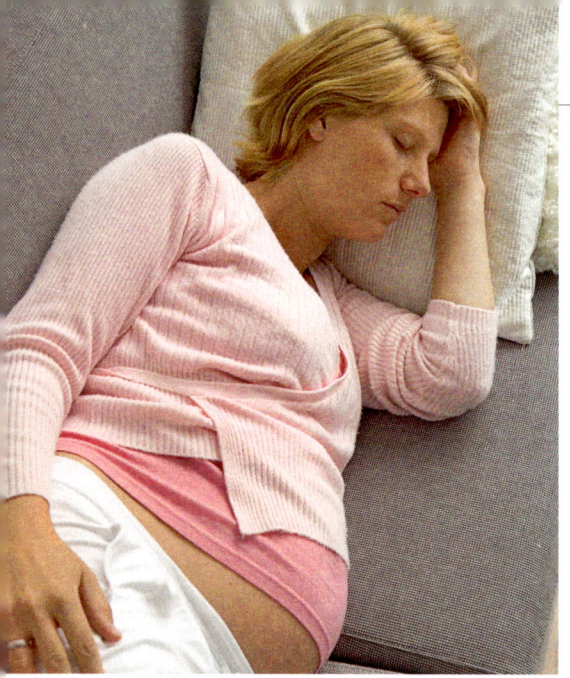

Müdigkeit

Ihr gesamter Organismus und Ihr Seelenleben vollbringen jetzt Höchstleistungen, die an Ihren Energiereserven zehren können. Fühlen Sie sich matt und abgeschlagen, gönnen Sie sich ruhig eine kleine »Auszeit«, ganz ohne schlechtes Gewissen. Sie sind nun in anderen Umständen und sollten sich nicht an Ihrem vor der Schwangerschaft üblichen Alltag messen. Gönnen Sie sich viel Ruhe. Geben Sie gerade während der ersten drei Monate Ihrem eventuell erhöhten Schlafbedürfnis nach. Keine Sorge, das ist nur eine vorübergehende Phase: Schon bald fühlen Sie sich wieder frisch und munter.

Sollte trotz sanfter Hilfsmaßnahmen Ihre Müdigkeit andauern, lassen Sie Ihre Eisenwerte kontrollieren, da auch ein Eisenmangel die Ursache sein kann.

Sanfte Hilfe

- Trinken Sie viel, mindesten zwei Liter am Tag – am besten Wasser.
- Unterstützen Sie Ihren Stoffwechsel mit regelmäßigen kleinen Snacks: Ein Stück frisches Obst oder Gemüse, ein paar Trockenfrüchte, Nüsse oder Mandeln, ein Müsliriegel geben Energie. Eine Tasse heiße Brühe bewahrt Sie vor dem Mittagstief.
- Vermeiden Sie alles, was schwer verdaulich, zu fett oder zu viel ist.
- Machen Sie zwischendurch Gymnastik bei geöffnetem Fenster: Füße im Fußgelenk beugen, strecken und kreisen; Hände zu Fäusten ballen und entspannen; Grimassen schneiden, Kiefer lockern und lachen; Schultern hochziehen und fallen lassen, kreisen ...

Nasenbluten

Wie alle Schleimhäute ist auch die Nasenschleimhaut jetzt stärker durchblutet. Durch die Hormonumstellung und das höhere Blutvolumen können die zarten Gefäße in der Nase leichter platzen und bluten.

Sanfte Hilfe

- Wenn es wieder einmal passiert, beugen Sie Ihren Kopf sofort nach vorn und lassen das Blut ablaufen. Sobald die Blutung etwas nachlässt, drücken Sie die Nasenflügel mit Daumen und Zeigefinger fest zusammen, bis sie ganz aufhört.
- Legen Sie einen kalten Waschlappen oder ein Coldpack in den Nacken oder auf Stirn und Nase. Dadurch verengen sich die Blutgefäße, und die Blutung kommt schneller zum Stillstand.

- Putzen Sie sich vorübergehend nicht die Nase. Durch den Druck beim Schnäuzen kann sich sonst der soeben entstandene Wundschorf lösen, und es könnte erneut bluten.

ACHTUNG Häufiges Nasenbluten kann auch durch erhöhten Blutdruck entstehen. Weisen Sie bei der nächsten Vorsorgeuntersuchung Ihre Hebamme oder Ihren Frauenarzt darauf hin.

Ödeme

Während der Schwangerschaft sind diese Wassereinlagerungen und die damit verbundenen phasenweisen Schwellungen von Fingern, Beinen und Füßen ganz normal und meist nicht bedenklich. Am ehesten merken Sie es vielleicht an Ihren Ringen, die plötzlich zu eng sitzen, oder daran, dass sich die Bündchen Ihrer Socken als Rillen am Bein abzeichnen.

Sanfte Hilfe

- Entlasten Sie, so oft es geht, Ihre Beine, indem Sie sie hochlagern. Das kann in einem bequemen Liegestuhl sein, im Bett mit hochgestelltem Lattenrost im Beinbereich, oder Sie legen sich auf den Boden und strecken Ihre Beine an der Wand hoch. Wichtig ist, dass die Beine höher liegen als Ihr Becken, damit der Rückfluss des Blutes und der gestauten Flüssigkeit optimal unterstützt wird.
- Bürstenmassagen und kalte Güsse fördern die Durchblutung, aktivieren den Kreislauf und spornen so die Eigentätigkeit des Körpers an.

Rückenschmerzen

Damit das Kind durch den engen Beckengürtel geboren werden kann, lockern Hormone die Gelenkverbindungen auf, sie werden vorübergehend instabiler. Das betrifft auch die Wirbelsäule. Wegen des größer werdenden Bauches nehmen viele Schwangere zudem eine ungesunde Körperhaltung ein und gehen ins Hohlkreuz. Auch das zunehmende Gewicht belastet die Rückenmuskulatur jetzt stärker. Bei schwachem Bindegewebe kommt es manchmal zu einer Blockade des Kreuzbeingelenks. Heftige Schmerzen treten dann auf, wenn das Kind auf den Ischiasnerv drückt.

Sanfte Hilfe

- Im Akutfall helfen kurzzeitige Bettruhe und Wärme am besten.
- Tragen Sie flaches, höchstens halbhohes Schuhwerk.

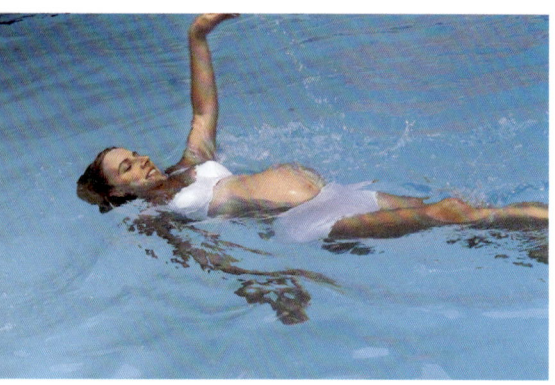

Besonders Rücken-schwimmen tut Ihnen bei Kreuzschmerzen gut. Durch den Auf-trieb im Wasser werden generell Ihre Gelenke und Muskeln entlastet.

- Schwimmen, vor allem Rückenschwimmen, ist jetzt die ideale Sportart, weil Sie durch die Entlastung der Muskeln im Wasser den Teufels-kreis von Schmerz – Verspannung – Schmerz unterbrechen können.
- Gezielte Gymnastik und eine aufrechte Hal-tung kräftigen die Muskulatur.
- Tragen oder heben Sie nichts Schweres, das ist schlecht für die Wirbelsäule. Außerdem span-nen Sie dabei die Bauchmuskulatur an, und der dabei entstehende erhöhte Druck im Bauch-raum trägt dazu bei, dass die geraden Bauch-muskeln zu sehr auseinanderweichen (siehe auch Kasten Seite 49). Darü-ber hinaus belasten Sie Ihren Beckenboden unnötig.

Schlafstörungen

Ab dem zweiten Schwangerschaftsdrittel haben viele Frauen einen schlech-ten Schlaf. Verantwortlich dafür ist jetzt vor allem das Stillhormon Prolak-tin. Es sorgt dafür, dass der Tiefschlaf abnimmt und Sie häufiger wach wer-den. Wahrscheinlich fällt Ihnen trotz allem das Aufstehen und das schnelle Wieder-Einschlafen zunehmend leichter – das stellt schon eine sanfte Vor-bereitung auf die Stillzeit dar.

Auch wird es jetzt immer schwieriger, die richtige Schlafposition zu finden, denn der Bauch scheint ständig im Weg zu sein. Und wenn Sie endlich ein-geschlafen sind, strampelt das Baby, oder Sie müssen wieder mal zur Toilet-te, haben Sodbrennen oder Wadenkrämpfe. Vielleicht träumen Sie nun auch besonders lebhaft oder haben vermehrt Albträume.

> **ACHTUNG**   Schlafmittel sind in der Schwangerschaft absolut tabu! Auch bei üblicher Dosierung gehen sie direkt in den kindli-chen Blutkreislauf über und belasten Ihr Ungeborenes.

Sanfte Hilfe

- Entspannungsübungen, ein warmes Lavendel- oder Rosenblütenbad vor dem Schlafengehen, ein Tee aus Melisse, Hopfen oder Baldrian helfen bei Schlaflosigkeit ebenso wie das berühmte Glas warme Milch mit Honig.
- Leichte Abendmahlzeiten und ein kleiner Spaziergang, der Ihren unge-stümen Nachwuchs in den Schlaf schaukelt, unterstützen ebenfalls einen ruhigen Nachtschlaf.

- Schaffen Sie sich optimale Schlafbedingungen, indem Sie Ihr Schlafzimmer gründlich lüften, sich zum Schlafen auf die linke Seite legen und das obere Bein mithilfe eines Stillkissens abstützen. Falls Sie eine harte Matratze haben, behelfen Sie sich mit einem weichen Unterbett oder einem kleinen Schaffell, das Sie im Bereich der Hüfte unterlegen.

Sodbrennen

Vor allem ab der zweiten Hälfte der Schwangerschaft nimmt hormonell bedingt der normale Spannungszustand des Magens leicht ab. Da auch der Magenpförtnermuskel etwas schlaffer wird, kann der Mageninhalt jetzt leichter in die Speiseröhre zurückfließen. Zusätzlich wird der Druck auf die inneren Organe durch die immer größer werdende Gebärmutter zunehmend stärker. Die Folge davon können Spannungs- oder Völlegefühl, Übelkeit, saures Aufstoßen, ein brennendes Gefühl hinter dem Brustbein bis in die Speiseröhre und Sodbrennen sein.

Sanfte Hilfe

- Meiden Sie sehr saure, fettige oder frittierte Speisen. Auch Süßigkeiten und Kaffee reizen den Magen.
- Essen Sie lieber öfter kleine Portionen statt wenige große. Kauen Sie lange und gründlich.
- Machen Sie nach dem Essen regelmäßig einen kleinen Spaziergang.
- Wenn Sie dennoch Sodbrennen haben, kauen Sie zwei bis drei Mandeln so lange, bis ein geschmackloser Brei entstanden ist. Dieser Brei bindet die Magensäure. Auch Heilerdekapseln zur innerlichen Einnahme (Apotheke oder Reformhaus) binden Säure.
- Werden Sie vor allem nachts von Sodbrennen geplagt, gilt: nach 18 Uhr nichts mehr essen und mit leicht erhöhtem Oberkörper schlafen. Um höher zu liegen, eignet sich hervorragend ein Stillkissen, das Sie noch gut gebrauchen können, wenn Ihr Kleines auf der Welt ist.

Symphysenschmerz (Schambein)

Wie alle Gelenkverbindungen kann auch die knorpelige Schambeinfuge jetzt gedehnt und gelockert werden. Dann haben Sie besonders starke Schmerzen beim Sitzen und Gehen.

Sanfte Hilfe

- Lassen Sie sich einen speziellen orthopädischen Stützgürtel in einem Sanitätshaus anpassen. So werden Ihr Rücken und Ihr Beckenboden entlastet sowie der Bauch gestützt, das lindert den Schmerz.

- Auch eine ausreichende Kalzium- und Vitamin-D-Zufuhr ist nun besonders wichtig, um das Gewebe zu kräftigen.
- Eine weitere Hilfe ist eine Salbe aus Arnika in Kombination mit Beinwell (Symphytum), die Sie in der Apotheke bekommen. Tragen Sie die Salbe regelmäßig an der schmerzenden Stelle auf.
- Setzen Sie sich, wenn möglich, nicht breitbeinig hin, und heben Sie keine schweren Gegenstände. Lassen Sie, auch wenn es schwerfällt, das größere Geschwisterkind vorübergehend »am Boden«.

Wenn Sie sehr starke Schmerzen haben, kann es eventuell nötig sein, ein Schmerzmittel einzunehmen, sprechen Sie mit Ihrem Arzt oder mit Ihrer Hebamme darüber.

Übelkeit und Erbrechen

Übelkeit ist für etwa 70 Prozent aller Frauen leider eine normale Begleiterscheinung in der Schwangerschaft. Kein Grund zur Besorgnis also, sondern eher ein Zeichen dafür, dass alles in Ordnung ist. Die Ursache ist wissenschaftlich noch nicht eindeutig geklärt. Vermutlich verursacht das über die Plazenta abgegebene Schwangerschaftshormon HCG die Symptome. Zwischen der achten und zehnten Woche der Schwangerschaft ist der HCG-Spiegel auf dem Höhepunkt und sinkt dann leicht ab. Das erklärt, warum die Übelkeit nach der zwölften Woche meist nachlässt.

Sanfte Hilfe

- Gehen Sie jetzt erst einmal alles ein bisschen ruhiger an als sonst, und lassen Sie sich verwöhnen.
- Trinken Sie, am besten noch im Bett, ein bis zwei Tassen mit Traubenzucker gesüßten Ingwertee (wenn Ihr Partner morgens keine Zeit hat, um ihn frisch zu kochen, bereiten Sie den Tee am Abend vorher zu und halten ihn in einer gut isolierten Thermoskanne warm).
- Stehen Sie langsam auf, und vermeiden Sie abrupte Bewegungen, denn bereits dies kann den Brechreiz auslösen.
- Essen Sie tagsüber häufiger kleine, frischkostreiche Mahlzeiten, und verzichten Sie auf Fettiges.
- Bei anhaltender Übelkeit helfen oftmals Bitterstoffe, wie aus Radicchio-, Ruccola- oder Löwenzahnsalat, Artischocken oder Pampelmusen.
- Auch eine Akupunkturbehandlung oder ein Akupressurarmband (Seaband) können Ihre Übelkeit lindern.

Ein kleiner Trost: Viele Frauen haben zu Beginn ihrer Schwangerschaft eine natürliche Abneigung gegen schnell verderbliche Lebensmittel wie Fleisch, Fisch, Geflügel, Eier und Milch, die Bakterien und andere krank machende

Keime enthalten könnten. In der Zeitspanne der Übelkeit liegt also auch eine schützende Weisheit der Natur: Sie dauert in etwa so lange an, bis alle Zellen des Embryos differenziert und seine Organe gebildet sind, nämlich 12 bis 13 Schwangerschaftswochen.

ACHTUNG Bei ständiger Übelkeit und häufigem, starkem Erbrechen suchen Sie unbedingt Ihren Gynäkologen auf. Ist Ihr Nährstoff-, Wasser- und Elektrolythaushalt gestört, kann das Sie und Ihr Kind gefährden. Wenn Sie gleichzeitig Gewicht verlieren oder wenn Sie gar keine Nahrung mehr bei sich behalten können, kann eine Infusionstherapie im Krankenhaus notwendig sein.

Verstopfung

In der Schwangerschaft ist die Spannung der Darmmuskulatur aufgrund der Hormonwirkung herabgesetzt. Dadurch wird der Darm oftmals etwas träge, er transportiert den Nahrungsbrei nicht mehr schnell genug und entzieht ihm das darin enthaltene Wasser. Die Folge: Der Stuhl wird hart, was dann wiederum die Darmentleerung schwierig macht.

Bewegen Sie sich, so oft es geht, an der frischen Luft. So halten Sie Ihre Verdauung in Schwung und stärken gleichzeitig Ihr Immunsystem.

Sanfte Hilfe
- Beobachten Sie Ihren Körper, setzen Sie ihn nicht »unter Druck«. Pressen Sie beim Stuhlgang nicht, denn das schadet Ihrem Beckenboden.
- Mischen Sie Weizenkleie, Leinsamen oder Flohsamenschalen unter Ihr Müsli, und regen Sie so die Darmtätigkeit an. Allerdings ist es wichtig, dass Sie gleichzeitig viel trinken.
- Essen Sie Vollkornprodukte, rohes Obst oder Gemüse, Sauerkraut oder Sauerkrautsaft, Joghurt, saure Sahne, Feigen, getrocknete Pflaumen oder Aprikosen und Rhabarber. Eine gute Wirkung lässt sich auch mit reifen, weichen Kiwis erzielen. Sie enthalten verdauungsfördernde Enzyme, die abführend wirken.
- Bewegen Sie sich regelmäßig. Schon ein täglicher Spaziergang von einer halben Stunde wird sich positiv auf Ihre Darmtätigkeit auswirken.

ACHTUNG Nehmen Sie keine Abführmittel auf eigene Veranlassung. Haben Sie Schmerzen beim Stuhlgang und können Sie Ihren Darm über längere Zeit nicht ohne Druck entleeren, sprechen Sie mit Ihrer Hebamme oder Ihrem Arzt.

Wadenkrämpfe

Wadenkrämpfe treten in der Schwangerschaft häufig auf und sind oft erstes Anzeichen eines Magnesiummangels. Meistens werden Sie nachts davon betroffen sein und schlecht Schlaf finden. Das ist zwar lästig, braucht Sie aber nicht zu beunruhigen: Ihr Bedarf an Magnesium ist jetzt leicht erhöht (siehe auch Seite 37).

Sanfte Hilfe

- Um vorzubeugen, essen Sie häufig Vollkornprodukte und viel grünes Gemüse, auch Milch und Milchprodukte sind geeignete Magnesiumlieferanten. Trinken Sie zusätzlich magnesiumhaltiges Mineralwasser.
- Bei einem akuten Wadenkrampf strecken Sie das betroffene Bein aus, ziehen Sie die Zehen nach oben und zum Körper hin, und stemmen Sie Ihre Fußsohlen fest gegen eine Wand oder das Fußende Ihres Bettes. Stehen Sie dann auf, und laufen Sie zwei Minuten auf den Fersen umher. Drücken Sie danach die ganze Fußsohle kräftig gegen den Boden, und beugen Sie dabei die Knie.

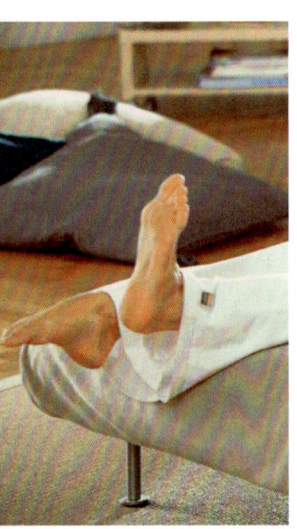

Die Arbeit der Beinmuskulatur, die sogenannte Venenpumpe, unterstützt die Blutzirkulation.

Künstliche Geburtseinleitung vermeiden

Magnesium hat eine entspannende Wirkung auf die glatte Muskulatur, deshalb wird es hoch dosiert auch zur Hemmung vorzeitiger Wehentätigkeit angewendet. Ab Ende der 38. Schwangerschaftswoche sollten Sie aber kein Magnesium mehr einnehmen, denn ab dann möchte sich die Gebärmutter mit ein paar »Übungswehen« auf die bevorstehende Geburt vorbereiten. Ist sie jedoch weiterhin »ruhiggestellt«, muss die Geburt oft künstlich eingeleitet werden.

Zahnfleischentzündung

Wenn Ihr Zahnfleisch geschwollen, gerötet oder bläulich verfärbt ist und Sie beim Zähneputzen Schmerzen haben, liegt wahrscheinlich eine Entzündung vor. Dadurch haben Sie ein erhöhtes Risiko, eine Frühgeburt oder ein untergewichtiges Kind zu bekommen. Denn durch die Zahnfleischentzündung gelangen schädliche Substanzen der Bakterien in die Blutbahn, die vorzeitige Wehen auslösen können. Gehen Sie in diesem Fall zum Zahnarzt. Er wird sich Ihr Zahnfleisch ansehen, vorhandene Zahnfleischtaschen reinigen und Ihnen ein desinfizierendes Mundspülmittel verschreiben. Falls es nötig wird, einen Zahn zu sanieren, dürfen Sie sich auch eine Betäubungsspritze mit einem in der Schwangerschaft zugelassenen Lokalanästhetikum geben lassen.

Schwanger mit Hindernissen

Komplikationen in der Schwangerschaft

Natürlich wünscht sich jedes Paar, dass die Schwangerschaft unkompliziert verläuft. Auch wenn dies bei einem Großteil aller Schwangerschaften der Fall ist, kann es dennoch manchmal zu Problemen, Krankheiten oder Risiken kommen. Wenn Sie unsicher sind, Zweifel oder Ängste haben, gehen Sie auch außerhalb der Vorsorgetermine zum Arzt oder zur Hebamme.

Blutungen

Je nachdem, zu welchem Zeitpunkt einer Schwangerschaft Blutungen auftreten, gibt es verschiedene mögliche Ursachen dafür. Auch die Stärke der Blutung variiert entsprechend.

ACHTUNG   Blutungen in der Schwangerschaft sollten Sie immer dann rasch abklären lassen, wenn Schmerzen im Unterbauch oder im unteren Rücken hinzukommen oder die Blutung nicht aufhört. Sind die Schmerzen sehr stark oder krampfartig oder ist der Blutverlust groß, lassen Sie sich sofort in eine Klinik bringen.

- Einnistungs- oder Nidationsblutung: Ungefähr neun bis zehn Tage nach der Zeugung bemerken manche Frauen eine sehr leichte, hellrote Blutung (weniger als periodenstark). Die befruchtete Eizelle nistet sich in der Gebärmutterwand ein, dabei tritt etwas Blut aus den Blutgefäßen des Uterus aus. Die Blutung hört jedoch nach spätestens 24 Stunden von allein auf.
- Schmierblutung in der Frühschwangerschaft: In der Frühschwangerschaft gibt es manchmal leichte Blutungen zu einem Zeitpunkt, an dem eigentlich die Regelblutung eingesetzt hätte. Ursache dafür ist ein leichter Mangel an Progesteron, denn das Gelbkörperhormon sorgt in der Schwangerschaft dafür, dass die Menstruation ausbleibt. Diese Schmierblutungen sind meist unbedenklich.
- Kontaktblutung: Die Gebärmutter wird in der Schwangerschaft besonders gut mit Blut versorgt. Manchmal wächst auch etwas Gewebe aus dem Gebärmutterhalskanal auf dem äußeren Muttermund weiter. Bei

Blutungen im letzten Schwangerschaftsdrittel sind fast immer Blutungen der Plazenta – siehe ab Seite 73.

Berührung, zum Beispiel durch die Untersuchung beim Frauenarzt oder bei der Hebamme oder während des Geschlechtsverkehrs, fängt es dann leicht an zu bluten. Das ist in der Regel jedoch völlig harmlos.

● Blutung mit Schmerzen: Kommt es im ersten Drittel der Schwangerschaft zu Blutungen, die eventuell sogar von Schmerzen im Unterbauch begleitet werden, besteht der Verdacht auf eine Schwangerschaft außerhalb der Gebärmutter (Extrauterin-Gravidität) oder eine Fehlgeburt.

Infektionen

Eine einfache Erkältung schadet Ihrem Kind sicherlich nicht, aber einige wenige Krankheiten können wirklich gefährlich werden, indem sie den Verlauf Ihrer Schwangerschaft komplizieren und zu teils erheblichen Schäden beim Baby führen. Einige Infektionen sind für das Kind sogar nach der Geburt noch bedrohlich.

Glücklicherweise sind die meisten Frauen immun gegen viele dieser Erkrankungen. Meiden Sie aber auf jeden Fall Menschen, die an einer Infektion leiden, und achten Sie unbedingt darauf, was Sie essen.

STORCH-Infektionen

Die gefährlichen Infektionen werden unter dem Begriff STORCH zusammengefasst:

S Syphilis

T Toxoplasmose

O Other Infections (andere Infektionen). Diese umfassen u.a. B-Streptokokken, Gonorrhoe, Chlamydien, Windpocken, Masern, Mumps, Tuberkulose

R Röteln

C Cytomegalie

H Herpes simplex, Hepatitis B und C, HIV, Humanes Papillomavirus

Vaginale Infekte

Vaginale Infekte werden in der Schwangerschaft aufgrund des reichlich vorhandenen Ausflusses (Fluor) von betroffenen Frauen nicht immer bemerkt. In Studien hat man jedoch nachgewiesen, dass vaginale Infekte in der Schwangerschaft die häufigste Ursache für vorzeitige Wehentätigkeit, einen vorzeitigen Blasensprung und eine Frühgeburt sind. Man weiß heute, dass die Milchsäurebakterien in der Scheide nur dann eine Schutzfunktion haben, wenn sie Wasserstoffperoxid produzieren. Fehlen diese Bakterien oder produzieren sie zu wenig Wasserstoffperoxid, können schädigende Keime nicht ausreichend abgewehrt werden. Lassen Sie einen speziellen Abstrich (Vaginalstatus) bei Ihrer Hebamme oder Ihrem Arzt durchführen. Dabei wird die Schutzflora Ihrer Scheidenschleimhaut überprüft und festgestellt, ob infektionsauslösende Keime in der Scheide vorhanden sind. Unbehandelt können diese während der Geburt eine Gefahr für das Kind darstellen.

Fehlgeburt

Die Fehlgeburt ist die häufigste Schwangerschaftskomplikation, das Risiko ist in den ersten zwölf Wochen am höchsten und sinkt mit fortschreitender Schwangerschaftsdauer.
Zu den wichtigsten Ursachen zählen:
- genetische Auffälligkeiten des Embryos
- Infektionen
- hormonelle Störungen oder Fehlbildungen der Gebärmutter beziehungsweise der Plazenta
- Blutgruppenunverträglichkeiten (siehe Seite 172).
Längst nicht immer gibt es frühe Anzeichen für eine Fehlgeburt, so wie sich auch die Ursache nicht immer eindeutig klären lässt.

ACHTUNG Wachsam sollten Sie sein, wenn Sie Anzeichen für Störungen der Scheidenflora oder Infektionen wie einen übel riechenden oder stark vermehrten Ausfluss, Juckreiz oder Brennen in der Scheide oder im äußeren Intimbereich haben. Auch stärkere menstruationsähnliche Beschwerden in Form von Rücken- und/oder Bauchschmerzen sowie ein Ziehen in den Leistenbeugen oder im Rücken und Schmierblutungen können erste Alarmzeichen sein.

Bei einem Verdacht wird Ihr Arzt den Wert des Schwangerschaftshormons HCG in Ihrem Blut bestimmen und mittels Ultraschall nachsehen, ob die Schwangerschaft intakt ist. Er kann dadurch auch Rückschlüsse auf eine Mehrlingsschwangerschaft, eine Schwangerschaft außerhalb der Gebärmutter oder eine Fehlgeburt ziehen.
Leichte Schmierblutungen, die in den ersten Wochen der Schwangerschaft auftreten, lassen sich mit reichlich Bettruhe normalerweise in den Griff bekommen. Ist eine Fehlgeburt jedoch nicht mehr aufzuhalten oder bereits passiert, bekommen Sie eine Kurznarkose, und die Gebärmutterhöhle wird ausgeschabt, damit Sie vor Infektionen geschützt sind. Diesen Eingriff nimmt Ihr Gynäkologe ambulant in der Praxis oder in der Klinik vor.

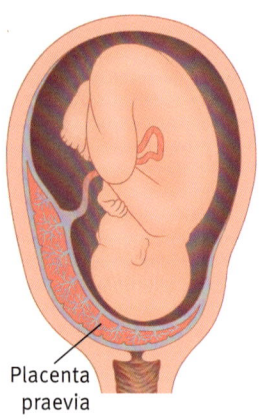

Placenta
praevia

*Wenn der Muttermund
vollständig von der Pla-
zenta verdeckt ist, ist
eine Vaginalgeburt
nicht möglich.*

Tief sitzende Plazenta (Placenta praevia)

Normalerweise nistet sich der Mutterkuchen im oberen Bereich der Gebärmutter ein, manchmal befindet er sich aber auch im unteren Segment. Der
untere Teil der Gebärmutter wird jedoch schon bei den leichtesten Wehen
und Wachstumsbewegungen gedehnt. Deshalb besteht die Gefahr, dass sich
die Plazenta teilweise oder sogar vollständig ablöst. Je tiefer die Plazenta
sitzt beziehungsweise je näher sie dabei an den Muttermund heranreicht,
umso größer wird die Gefahr, dass sie beim Wachsen den inneren Muttermund vollständig bedeckt. Dann wäre dem Kind nicht nur der normale Geburtsweg versperrt, sondern beim Öffnen des Muttermunds würde sich die
Plazenta auf jeden Fall ablösen. Im gelösten Bereich sind die Gefäßverbin-
dungen zwischen der Gebärmutterschleimhaut und dem Mutterkuchen un-
terbrochen, es kommt zu Blutungen (siehe unten).

ACHTUNG Wenn Ihr Arzt beim Ultraschall eine tief sitzende
Plazenta diagnostiziert hat, lassen Sie sich bei frischen, hellroten
Blutungen am besten sofort in eine Klinik bringen, denn dies könnte auf eine Plazentaablösung hinweisen und für Sie und Ihr Baby
lebensbedrohlich sein.

Bei beginnenden leichten Blutungen hilft es manchmal noch, Bettruhe ein-
zuhalten und die Gebärmutter mit wehenhemmenden Mitteln ruhig zu
stellen. Manche Schwangere mit tief sitzender oder ganz vorliegender Plazenta müssen wochenlang strenge Bettruhe einhalten, was zu einer echten
Geduldsprobe werden kann. Außerdem bekommen sie Medikamente, welche die Lungen des Ungeborenen rascher reifen lassen (siehe auch Seite 76).

Vorzeitige Plazentalösung (Abruptio placentae)

Eine vorzeitige Plazentalösung ist zum Glück sehr selten. Man unterscheidet
zwischen großflächigen oder randständigen Ablösungen des Mutterkuchens,
die für Mutter und Kind je nach Schwere der Blutung lebensgefährlich sein
können. Es gibt auch zentrale Ablösungen, bei denen der noch intakte Rand
des Mutterkuchens die Blutung abdichtet. Die Mutter verliert hierbei kein
oder nur wenig Blut über die Scheide, weil es sich hinter der abgelösten Plazenta ansammeln und zu einer Art Bluterguss umwandeln kann. Diese Form
der Plazentalösung lässt sich häufig noch mit strenger Bettruhe behandeln.
Löst sich allerdings mehr als ein Drittel der Plazentaoberfläche, wird die
Sauerstoffzufuhr so stark eingeschränkt, dass das Kind sogar sterben kann.
Ist die Schwangerschaft schon weit genug fortgeschritten, wird dann ein

Kaiserschnitt (siehe Seite 134) vorgenommen. Bei einer Plazentalösung, die mit einem Schock, starken inneren Blutungen oder gar Nierenversagen einhergeht, muss das Baby mit einem Notfallkaiserschnitt (siehe Seite 138) auf die Welt geholt werden.

Vorzeitige Wehen

Eigentlich bereitet sich der Körper erst kurz vor dem Termin mit Übungswehen auf die Geburt vor, manchmal beginnen sie aber auch schon wesentlich früher. Ob es sich um vorzeitige Wehen oder Übungswehen handelt, ist nicht einfach einzuschätzen, denn beide Wehenarten unterscheiden sich von Dauer und Intensität her so gut wie überhaupt nicht. Bei beiden Wehenarten wird Ihr Bauch unangenehm hart, oder Sie verspüren einen starken Druck nach »unten«. Das kann schmerzhaft sein, muss es aber nicht. Haben Sie

Gründe für vorzeitige Wehen

Die Ursachen für vorzeitige Wehen sind vielfältig und noch längst sind nicht alle bekannt oder erforscht:

- Infektionen im Genital- oder Harnwegsbereich
- Mehrlingsschwangerschaften
- Veränderungen und Erkrankungen der Gebärmutter wie gutartige Tumore (Myome) oder Fehlbildungen
- vorzeitige Eröffnung des Muttermunds bei gleichzeitiger Verkürzung des Gebärmutterhalses (Zervixinsuffizienz)
- Mangelversorgung des Kindes durch Plazentainsuffizienz
- chronische Erkrankungen der Mutter wie Diabetes, Asthma oder Nierenerkrankungen, Störungen des Hormonhaushalts
- schwangerschaftsbedingte Erkrankungen wie HELLP-Syndrom oder Präeklampsie (siehe ab Seite 77)
- Komplikationen vonseiten des Kindes wie Infektionen, Fehl- oder Missbildungen sowie Stoffwechselerkrankungen des Kindes
- gesundheitsschädigende Lebensgewohnheiten wie übermäßiger Nikotin-, Alkohol- oder Drogenkonsum
- vorausgegangene Fehlgeburt, Frühgeburt oder Schwangerschaftsabbrüche
- körperlicher und seelischer Stress
- Teenagerschwangerschaften
- vorzeitiger Blasensprung
- Störung des Stoffwechselhaushalts, zum Beispiel Magnesiummangel

also mehr als drei Wehen in einer halben Stunde, die circa eine Minute andauern, gehen Sie auf Nummer sicher und rufen Sie vorsorglich Ihren Arzt oder Ihre Hebamme an, da es sich um vorzeitige Wehen handeln könnte. Manchmal genügt bereits Ruhe in Kombination mit einem Magnesiumpräparat, um die Wehen im Zaum zu halten. Oft hilft es den betroffenen Frauen auch, wenn sie belastende Lebensumstände verändern und eine Zeit lang nicht arbeiten müssen.

Maßnahmen gegen eine Frühgeburt

Haben die Wehen den Gebärmutterhals jedoch bereits verkürzt oder den Muttermund geöffnet, droht eine Frühgeburt (siehe Seite 143), und Sie werden in die Klinik eingewiesen. Dort versucht man, die Wehen mit Medikamenten (Tokolyse) als Infusion oder per Tabletten zu hemmen, und Sie bekommen strenge Bettruhe verordnet. Da bei Frühgeborenen die Lunge noch unreif und für die eigenständige Atmung außerhalb des Mutterleibs nicht ausreichend vorbereitet ist, wird diese Reifung vor der 34. Schwangerschaftswoche mit Medikamenten wie Kortison beschleunigt. Geschieht dies nicht, müssen die Frühchen meist künstlich beatmet werden.

Beruhigt sich die Lage wieder, dürfen Sie nach Hause zurückkehren, müssen sich aber weiterhin schonen.

Nach der 34. Schwangerschaftswoche wird zumeist kein wehenhemmendes Medikament mehr eingesetzt. Die Geburt darf dann ihren Lauf nehmen.

Schwangerschaftsdiabetes

Der Schwangerschaftsdiabetes, auch Gestationsdiabetes genannt, ist eine bestimmte Form der Zuckerkrankheit, die erstmalig während der Schwangerschaft auftritt beziehungsweise erkannt wird. Nach der Geburt verschwindet sie in den meisten Fällen wieder, zurück bleibt jedoch ein erhöhtes Risiko, im späteren Lebensalter an einem Diabetes mellitus Typ II zu erkranken.

Ein Gestationsdiabetes zeigt sich meist erst an seinen Folgeerscheinungen, da er normalerweise keine Beschwerden macht. Bei den Vorsorgeuntersuchungen wird deshalb regelmäßig Ihr Urin auf Zucker untersucht. Zwar ist ein einzelnes erhöhtes Laborergebnis noch kein sicheres Anzeichen, der Zuckerspiegel kann auch einmal aufgrund der veränderten Hormonlage und Ihrer Ernährungsgewohnheiten erhöht sein. Doch bleibt auch der Blutzuckerspiegel erhöht, wird ein Zuckersuchtest (oraler Glukosetoleranztest) genauere Hinweise auf Ihre Stoffwechseltätigkeit geben, um einen Schwangerschaftsdiabetes sicher ausschließen zu können.

Die Wirkung auf das Baby

Für das ungeborene Kind ist ein Gestationsdiabetes gefährlich. Zum einen wird der Mutterkuchen nicht optimal durchblutet, zum anderen aber ist das

Kind auch unmittelbar von der Stoffwechselstörung betroffen. Es reagiert auf den hohen Blutzuckeranteil, den es über die Nabelschnur zugeführt bekommt, mit einer erhöhten Insulinproduktion und baut den Zucker als Fett in den eigenen Körper ein. Dadurch wird es dicker und größer (Makrosomie), als es dem Schwangerschaftsalter entspräche. Es kommt deshalb häufiger zu einem Kaiserschnitt oder einer Saugglockengeburt (siehe Seite 132). Gleichzeitig produziert das Baby mehr Urin, den es ins Fruchtwasser »ablässt« – die Fruchtwassermenge nimmt zu. Beides sind Risikofaktoren für eine Frühgeburt. Auch die Organe entwickeln sich oftmals nicht in normalem Tempo. Betroffene Kinder haben außerdem ein höheres Risiko, eine Neugeborenengelbsucht (siehe Seite 162) zu bekommen, da sie mit einem höheren Anteil an rotem Blutfarbstoff auf die Welt kommen, der in der Schwangerschaft die Sauerstoffversorgung gewährleistet hat.

Der zweistufige Diabetes-Test wird zur Zeit noch nicht von den Kassen übernommen.

Präeklampsie (= Gestose)

Die Präeklampsie ist eine schwangerschaftstypische Erkrankung, die meist erst in der zweiten Hälfte vorkommt; nur selten tritt sie vor der 20. Schwangerschaftswoche auf. Die Ursachen sind noch immer nicht ganz geklärt. Anzeichen sind

- ein erhöhter Blutdruck (Hypertonie),
- vermehrte Eiweißausscheidung im Urin (Proteinurie),
- Wassereinlagerungen (Ödeme).

Diese Anzeichen werden fast immer bei den Vorsorgeuntersuchungen erkannt. Bleiben die Symptome unbehandelt, oder treten sie gleichzeitig auf, kann dies zu einer lebensbedrohlichen Eklampsie mit Krämpfen, Bewusstlosigkeit und möglichem Organversagen der Mutter führen. Mutter und Kind sind dann in akuter Lebensgefahr!

Bei Diabetes besteht ein höheres Risiko für eine Präeklampsie, messen Sie daher regelmäßig mit einem Blutzuckermessgerät Ihre Werte.

3 bis 5 Prozent aller erstgebärenden Frauen sind von einer Präeklampsie betroffen, bei fast der Hälfte aller Frühgeburten ist sie die Ursache. Bei Frauen, die bereits geboren haben, besteht nur ein 0,5-prozentiges Risiko.

Gefährdet sind Sie, wenn Sie in einer vorherigen Schwangerschaft schon einmal an einer Präeklampsie gelitten haben oder die Krankheit bereits bei Ihrer Mutter oder Ihrer Schwester aufgetreten ist. Ein höheres Risiko besteht bei Mehrlingsschwangerschaften, bei Schwangeren über 40 und unter 20 Jahren, bei stark untergewichtigen Frauen und Frauen mit Vorerkrankungen wie Diabetes oder Nierenerkrankungen.

Möglichkeiten, um vorzubeugen

- Neben einer regelmäßigen, engmaschigen Überwachung und Medikation durch Ihren Frauenarzt müssen Sie sich unbedingt schonen und sich

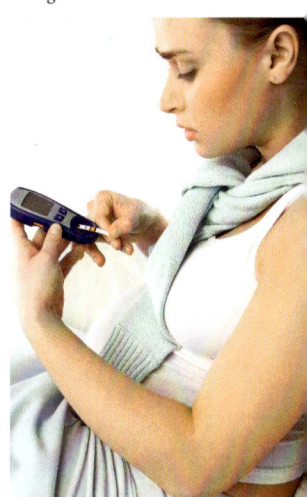

sehr viel Ruhe und Schlaf gönnen. Pflegen Sie jetzt Ihren eigenen Rhythmus. Schalten Sie auch im (Berufs-)Alltag unbedingt einen Gang zurück!

● Wenn Sie bereits Kinder haben, lassen Sie sich am besten von einer Haushaltshilfe unterstützen. Ihre Krankenkasse trägt in diesem Fall die Kosten und wird Ihnen auch bei der Suche behilflich sein. Sie benötigen lediglich eine Verordnung Ihres Arztes.

● Ernähren Sie sich jetzt eiweiß- und kalorienreich. Gute Eiweißlieferanten sind Hülsenfrüchte wie Linsen oder Kichererbsen, aber auch Getreide, mageres Fleisch, Kartoffeln und Tofu. Milch, Buttermilch, Joghurt, Magerquark und Schnittkäse weisen ebenfalls einen hohen Eiweißgehalt auf. Am besten kombinieren Sie die Nahrungsmittel miteinander, um das Eiweiß noch besser zu verwerten: Zusammenstellungen wie Kartoffeln mit Ei, Buchweizen mit Steinchampignons oder Weizen mit Dickmilch liefern beispielsweise viel hochwertiges Eiweiß (siehe auch Seite 31).

Früher wurde empfohlen, den Salzkonsum einzuschränken und entwässernde Reis-Obst-Tage einzulegen. Heute weiß man, dass dies das Risiko einer Präeklampsie erhöht.

● Salzen Sie Ihre Speisen zusätzlich. Oft entstehen frühzeitige Wassereinlagerungen nämlich durch einen Mangel an bestimmten Nährstoffen wie Eiweiß, Vitamine und normales Kochsalz (Natriumchlorid). Diese helfen normalerweise, die Flüssigkeit in den Blutgefäßen festzuhalten und dadurch die gesteigerte Blutmenge im Verlauf der Schwangerschaft zu erhalten. Haben Sie bereits Ödeme, steigern Sie Ihre Nährstoffaufnahme, damit der Organismus das gebundene Wasser mit dem Urin wieder ausscheiden kann. Die Symptome sollten innerhalb weniger Stunden deutlich nachlassen und nach einigen Tagen sogar verschwunden sein.

ACHTUNG Wenn folgende Warnzeichen (neben den bereits beschriebenen Symptomen) – auch vereinzelt – auftreten, sollten Sie möglichst rasch Ihren Frauenarzt aufsuchen oder in die Klinik fahren:
● Übelkeit/Erbrechen
● Schwindel
● Lichtempfindlichkeit
● Verwirrtheit, Schläfrigkeit oder Rastlosigkeit
● Kopfschmerzen
● Augenflimmern und Sehstörungen
● Zittern in Armen oder Beinen
● Druckempfindlichkeit unterhalb des rechten Rippenbogens
● Schwierigkeiten beim Wasserlassen
● Krampfanfälle (Eklampsie)
● Schmerzen im rechten Oberbauch (HELLP-Syndrom)

Stationäre Aufnahme

Nehmen Ihre Beschwerden nicht ab oder steigt der Bluthochdruck auf mehr als 150/95 mmHG an, müssen Sie zur Überwachung ins Krankenhaus, um eine Eklampsie zu verhindern.

Dort liegen Sie in einem abgedunkelten Zimmer, damit Sie von möglichst vielen Reizen abgeschirmt sind, und bekommen Blutdrucksenker und Beruhigungsmittel über eine Infusion. Ihre Urinwerte werden häufig kontrolliert und die Herztöne des Kindes regelmäßig mit dem CTG überprüft.

Wenn Sie am Termin oder mindestens in der 34. Schwangerschaftswoche sind, wird Ihr Arzt als Therapie eine Geburtseinleitung erwägen, um Ihr Kind und Sie vor weiteren Komplikationen zu schützen.

HELLP-Syndrom

Das HELLP-Syndrom ist eine besonders schwere Verlaufsform der Präeklampsie, bei der sich die Blutgerinnungswerte drastisch verschlechtern und bestimmte Leberwerte gefährlich ansteigen. Der Begriff HELLP setzt sich zusammen aus:

● H für hemolysis = Auflösung der roten Blutkörperchen
● EL für elevated liver enzymes = Erhöhung der Leberwerte
● LP für low platelet count = Verminderung der Blutplättchen

Die Erkrankung kann für Mutter und Kind lebensbedrohlich werden – die mütterliche Sterblichkeit liegt bei bis zu 3 Prozent, die kindliche bei circa 25 Prozent. Die meisten der betroffenen Frauen haben starke Schmerzen im rechten Oberbauch, die auch in Rücken und Schultern ausstrahlen können. Viele leiden zusätzlich unter Übelkeit und Erbrechen. Zeitgleich können – müssen aber nicht – alle Symptome einer Präeklampsie auftreten, wie Kopfschmerzen, Seh- und Hörstörungen, Schwellungen an Gliedmaßen und im Gesicht und eine plötzliche starke Gewichtszunahme.

Bei einem HELLP-Syndrom bekommen Sie neben Medikamenten, die den Blutdruck senken, auch Gerinnungshemmer wie Heparin, um eine Blutgerinnung innerhalb der Gefäße zu verhindern und damit Thrombosen zu vermeiden. In den meisten Fällen wird die Schwangerschaft rasch durch einen Kaiserschnitt beendet. In seltenen Fällen entsteht die Erkrankung auch erst im Frühwochenbett. Auch dann besteht aufgrund der möglichen Gerinnungsstörung Lebensgefahr für die Mutter.

Plazentainsuffizienz

Mit diesem Begriff bezeichnet man eine eingeschränkte Leistungsfähigkeit der Plazenta, die dazu führt, dass das ungeborene Baby nicht ausreichend versorgt wird. Man unterscheidet zwei Formen der Plazentainsuffizienz.

Chronische Plazentainsuffizienz

Durch einen anhaltenden Nährstoffmangel verringern sich das Wachstum des Kindes und die Menge des Fruchtwassers in der Schwangerschaft. Gründe dafür können sein:

- Schwangerschaftsdiabetes
- Präeklampsie
- Tabak-, Alkohol- oder Drogenmissbrauch während der Schwangerschaft
- Terminüberschreitung und Übertragung

Die Funktionsfähigkeit der Plazenta kann bislang leider nicht vorsorglich mit Medikamenten verbessert werden, man kann nur die erkannten Ursachen mit entsprechenden Arzneimitteln behandeln. Die Entwicklung des Kindes wird in regelmäßigen Abständen durch Ultraschalluntersuchungen und CTG-Kontrollen überprüft. Mit einem Doppler-Ultraschall kann der Arzt die Durchblutung des Mutterkuchens und der Nabelschnurgefäße kontrollieren. Auch an bestimmten Hormonwerten im mütterlichen Blut kann er erkennen, ob die Plazenta noch ausreichend funktioniert.

Bei einer Terminüberschreitung lässt sich mit einem sogenannten Wehenbelastungstest ebenfalls erkennen, ob das Kind unter einer Belastung noch ausreichend Sauerstoff bekommt. Ist die Plazenta bereits schlecht durchblutet, wird sie unter Wehen nur wenig Sauerstoff zum Kind transportieren können. Im CTG fällt dann die kindliche Herzfrequenz ab. Ist das Baby in Gefahr, wird die Schwangerschaft per Kaiserschnitt vorzeitig beendet.

Akute Plazentainsuffizienz

Sie tritt unvermittelt vor oder während der Geburt auf und zeigt sich durch akuten Sauerstoffmangel des Kindes sowie eine entsprechend beeinträchtigte Herztätigkeit des Ungeborenen.

Gründe können sein:

- vorzeitige Plazentalösung
- Blutungen der Gebärmutter
- Nabelschnurkomplikationen während der Geburt

Bei akutem Plazentaversagen kann die Sauerstoffunterversorgung zu einer bleibenden Schädigung bis hin zum Tod des Kindes führen. Abhängig vom Geburtsfortschritt und -verlauf wird die Geburt durch einen Kaiserschnitt, mit der Saugglocke oder der Geburtszange beschleunigt.

Beckenendlage

Zum Ende der Schwangerschaft liegen 3 bis 4 Prozent aller Kinder in Beckenendlage (BEL), das heißt, nicht der Kopf, sondern der Po oder Po und Füße sind die vorangehenden kindlichen Körperteile.

Zwar ist oft auch dann eine vaginale Geburt möglich, dennoch kommt durch einseitige Information und Verunsicherung für viele Eltern nur der Kaiserschnitt als Entbindungsform infrage. Diese anderen Möglichkeiten gibt es:

● **Das Kind zum Drehen veranlassen:** Sie selbst können Ihr Kind vielleicht noch dazu bringen, sich zu drehen, indem Sie sich zweimal täglich für zehn bis zwanzig Minuten in Knie-Ellenbogen-Lage begeben. Dabei stützen Sie sich, anders als beim Vierfüßlerstand, nicht nur auf Knie und Hände, sondern auf die kompletten Unterarme. Das geht gut auf einer bequemen Unterlage mit einem dicken Kissen unter dem Bauch. Diese Lage ist für das Kind sehr unbequem, es wird dadurch veranlasst, sich zu bewegen, um eine angenehmere Position zu finden – möglichst mit dem Kopf in Richtung Beckenausgang.

● **Äußere Wendung:** Vor der Behandlung, die in der Klinik von einem erfahrenen Geburtshelfer ab der 37. Schwangerschaftswoche durchgeführt wird, macht der Arzt einen Ultraschall, um zu sehen, wo genau die Plazenta liegt. Außerdem bekommen Sie ein wehenhemmendes Medikament, damit die Gebärmutter sich nicht zusammenzieht und so den Raum verkleinert, den das Kind zum Drehen benötigt. Der Gynäkologe fasst dann von außen mit der einen Hand den Po des Kindes und führt ihn nach oben. Mit der anderen Hand wird das Köpfchen rückwärts geführt. Diese Methode ist auf jeden Fall einen Versuch wert: Die Erfolgswahrscheinlichkeit liegt bei etwa 60 Prozent!

● **Moxibustion:** Das Heilverfahren der traditionellen chinesischen Medizin wirkt ebenfalls unterstützend. Dabei wird Ihre Hebamme eine »Heilpflanzenzigarre« aus Beifuß über einem bestimmten Akupunkturpunkt an Ihrem kleinen Zeh abbrennen. Das tut nicht weh, der Punkt wird nur erwärmt. Die Gebärmutter entspannt sich dadurch, und das Kind bewegt sich mehr. Immerhin lässt sich fast die Hälfte aller Kinder in Beckenendlage so zu einer Drehung bewegen.

Auch bei einer Beckenendlage ist der geplante Kaiserschnitt nur eine Option unter mehreren Entbindungsmöglichkeiten.

Kein Drehen und Wenden

Lässt sich Ihr Baby gar nicht zum »Salto« motivieren, gibt es meistens einen wichtigen medizinischen Grund dafür, warum es verkehrt herum liegt. So können Verwachsungen der Gebärmutter, Nabelschnurumschlingungen oder eine zu kurze Nabelschnur und Ähnliches eine rechtzeitige Wendung verhindern und eine vaginale Entbindung manchmal unmöglich machen. Doch längst nicht alle Beckenendlage-Kinder brauchen einen Kaiserschnitt.

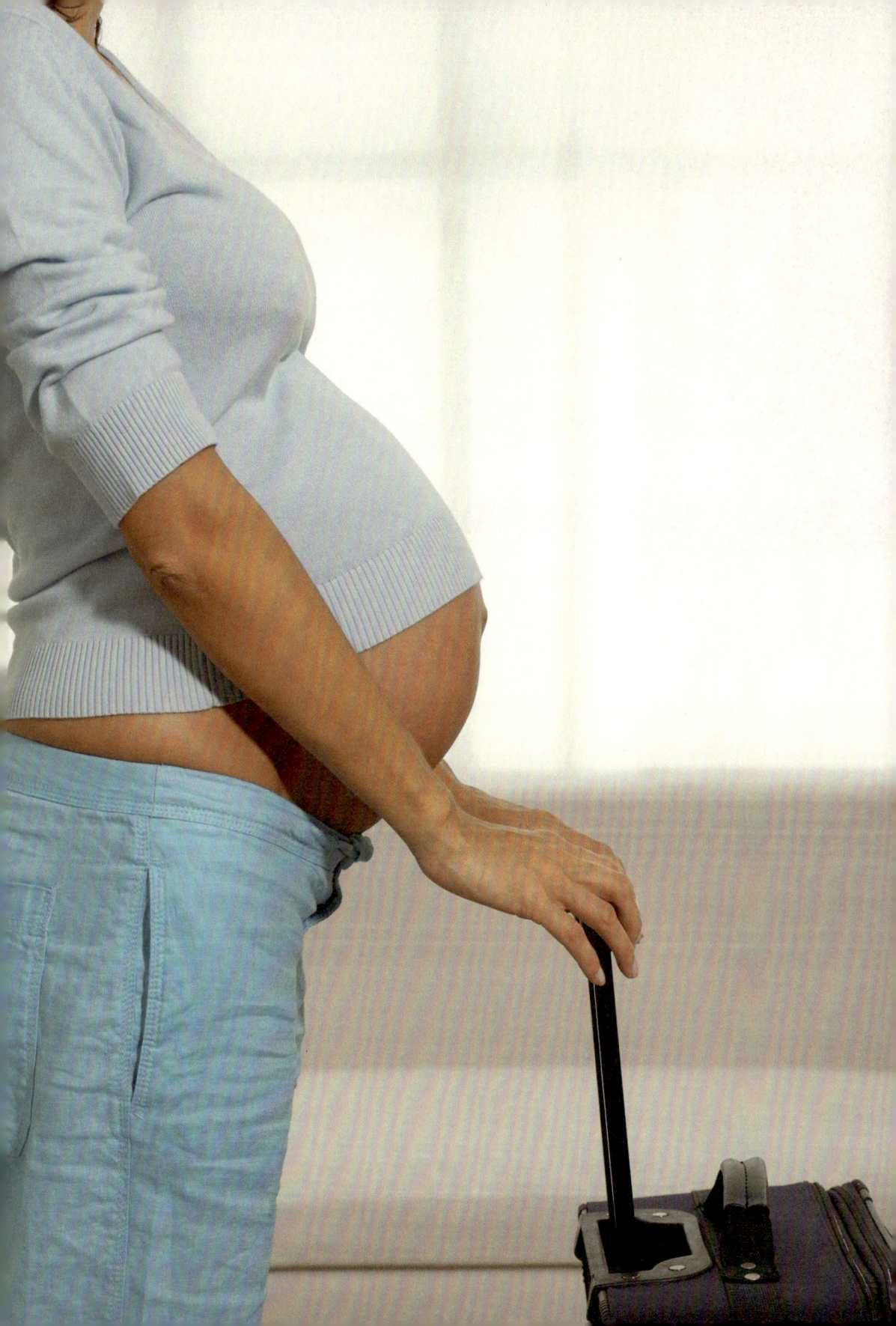

GUT VORBEREITET AUF DIE GEBURT

Ab dem zweiten Schwangerschaftsdrittel ist es sinnvoll, sich gezielt auf die Geburt vorzubereiten. Melden Sie sich möglichst ab der 20. Schwangerschaftswoche bei einer Hebamme, Geburtsvorbereiterin oder Physiotherapeutin an. Außerdem werden Sie sich wahrscheinlich schon Gedanken machen, an welchem Ort Ihr Kind zur Welt kommen soll, wie Sie sich am besten auf Ihr Leben mit dem Nachwuchs vorbereiten und welche Möglichkeiten es gibt, die Geburt selbst sanft anzustoßen, wenn das Baby auf sich warten lässt.

Aktiv und entspannt in anderen Umständen

Geburtsvorbereitungskurs

Zwar ist ein Geburtsvorbereitungskurs kein Muss, aber es wird Ihnen umso leichter fallen, sich ganz auf den natürlichen Vorgang der Geburt einzulassen, je besser Sie Ihren sich verändernden Körper kennen und je mehr Vertrauen Sie in Ihre eigenen Fähigkeiten und Kräfte entwickeln. Dazu dient ein solcher Kurs in erster Linie. Darüber hinaus ist es hilfreich, zu wissen, welche Atem- und Entspannungsübungen Ihnen guttun und wie Sie mit schwangerschafts- bedingten Veränderungen umgehen können. Sie können sich über verschie- dene Gebärpositionen, Geburtsorte, Babypflege und das Stillen informieren und sich mit anderen werdenden Müttern austauschen. In einem guten Vor- bereitungskurs gibt es auch immer ausreichend Zeit, um in einem geschütz- ten Rahmen Ängste, Probleme und persönliche Fragen anzusprechen.

Verschiedenste Angebote

Weitere Stunden oder Angebote müs- sen Sie, ebenso wie Partnergebühren, privat bezahlen.

Für hebammengeleitete Kurse übernimmt die gesetzliche Krankenkasse die Kosten für 14 Stunden à 60 Minuten. Es gibt spezielle Kurse für Paare, für Frauen, die schon geboren haben, und für Schwangere ohne Partner. Auch Kompaktkurse am Wochenende werden angeboten.

Müssen Sie zum Beispiel aufgrund einer drohenden Frühgeburt viel liegen, sollten Sie die Möglichkeit zum individuellen Unterricht durch eine Hebam- me nutzen. Sie kommt zu Ihnen nach Hause und wird Sie entsprechend Ihrer Situation auf die Geburt vorbereiten. Die Kosten dafür werden ebenfalls von der Krankenkasse übernommen, wenn Ihr Arzt Ihnen ein Rezept ausstellt. Auch Familienbildungsstätten, Frauengesundheitszentren und Kliniken bieten Vorbereitungskurse an. Achten Sie darauf, dass die Kurse nicht zu groß sind, damit sich eine vertraute Atmosphäre entwickeln kann und Sie sich trauen, auch über intime Dinge zu sprechen. Fragen Sie unbedingt nach der Qualifikation der Kursleiterin. Das gilt übrigens auch für Zusatz- angebote wie Yoga, Tai-Chi, Shiatsu, Aerobic, Bauchtanz etc.

Den Atem kennenlernen

Im Alltag nehmen wir unsere Atmung nur dann bewusst wahr, wenn sie aus dem Rhythmus gerät – wenn wir zum Beispiel außer Atem sind oder vor

Schreck die Luft anhalten. Über den Atem erfahren wir vieles über uns selbst, denn unsere Gedanken und Gefühle wirken unmittelbar auf ihn ein. Frauen neigen dazu, bei Stress eher flach zu atmen. Das kann zu Verspannungen der Bauch- und Brustmuskeln führen. In der Schwangerschaft ist es jedoch wichtig, dass Sie zu einer Atmung finden, die bis tief in den Bauch fließt. Dadurch werden Sie und Ihr Kind besser mit Sauerstoff versorgt, und Ihre Muskulatur bleibt weich.

Während der Geburt wird Ihre Hebamme Sie unterstützend begleiten und Ihnen, wenn es notwendig ist, hilfreiche Atemanleitungen geben.

Wenn bei der Geburt die Wehen kräftiger und schmerzvoller werden und das Dehnungsgefühl im Beckenboden zunimmt, ist es gar nicht so einfach, tief in den Bauch zu atmen. Der Sinn von Atemübungen vor der Geburt liegt also darin, sich den Vorgang der lockeren Bauchatmung zunächst bewusst zu machen und durch wiederholtes Üben so weit zu festigen, dass er auch unter der Anstrengung der Geburt noch funktioniert.

In den meisten Geburtsvorbereitungskursen werden deshalb die Wahrnehmung Ihres Atems und Ihr Atemfluss geschult. Singen, tönen, seufzen, stöhnen, gähnen, pfeifen, lachen – all das harmonisiert und reguliert das Atemgeschehen auf natürliche Art und Weise.

Umgang mit Angstgefühlen

Die Angst vor Schmerzen ist völlig normal, es wäre eher ungewöhnlich, wenn Sie sie nicht hätten. Sprechen Sie Ihre Sorgen ruhig im Geburtsvorbereitungskurs an. Ihre Hebamme erklärt Ihnen sicher, dass die Wehen und der damit verbundene Schmerz Sie keinesfalls überrollen werden. Zu Beginn fühlen sie sich eher an wie starke Menstruationsschmerzen. Mit Voranschreiten der Geburt steigert sich der Schmerz natürlich, jedoch so, dass Sie sich darauf einstellen können. Die in Wellen verlaufenden Eröffnungswehen bauen sich langsam auf, steigern sich zum Höhepunkt und ebben langsam wieder ab. Je nach Fortschritt der Geburt haben Sie dazwischen kleinere oder größere Pausen, in denen Sie sich erholen können und schmerzfrei sind. Körpereigene, opiatähnliche Hormone lindern den Schmerz zusätzlich.

Oft setzen sich werdende Mütter erst im Geburtsvorbereitungskurs mit dem Geburtsgeschehen auseinander, dabei können auch Zweifel und Ängste auftauchen.

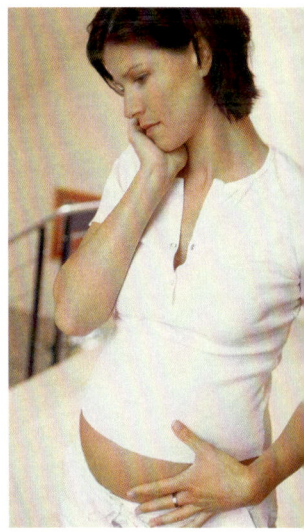

Eine gute Geburtsvorbereitung verhindert, dass der Wehenschmerz durch Ihre Ängste noch größer wird und Sie in den Teufelskreis von Schmerz und Verspannung geraten. Denn wer gelernt hat, sich zu entspannen und auf seine Atmung zu konzentrieren, hat zwar immer noch große Schmerzen, kann aber besser damit umgehen und fühlt sich nicht ausgeliefert.

Die schmerzfreie Geburt ist ein Mythos und der Geburtsschmerz ein unumgängliches Ereignis. Er wird eine der stärksten körperlichen Erfahrungen sein, die Sie in Ihrem Leben machen werden, doch Sie werden aus diesem Erlebnis in Ihrer Persönlichkeit gestärkt hervorgehen. Das Glücksgefühl nach der Geburt wird Sie zudem allen Schmerz vergessen lassen.

Angst vor der neuen Situation

Immer weniger Frauen können sich heute noch auf die Unterstützung einer Großfamilie verlassen. Manche stellen fest, dass sie unbestimmte Ängste vor dem Neuen und Unbekannten haben, zum Beispiel mit dem Kind nicht zurechtzukommen, keine Muttergefühle entwickeln zu können, überfordert zu sein. Es hilft, den eigenen Ängsten ins Auge zu blicken. Der unbezwingbare »Mount Everest« schmilzt dann so manches Mal zum »Matterhorn« – zu einer großen Herausforderung, die jedoch zu bewältigen ist. Suchen Sie das Gespräch mit Ihrer Hebamme, und seien Sie sich bewusst, dass Sie auch nach der Geburt nicht allein dastehen, sondern weiter verständnisvoll und kompetent von einer erfahrenen Fachfrau begleitet werden.

Der werdende Vater

Viele werdende Väter belächeln die Kurse zur Geburtsvorbereitung als »Hechelkurse«. Das ist schade und liegt häufig daran, dass sie zu wenig über deren Inhalte wissen. Oft wird gegen Ende des Kurses ein Partnerabend angeboten – nutzen Sie diese Gelegenheit, um sich zu informieren und vielleicht mit anderen werdenden Vätern auszutauschen.

Gebärpositionen

Im Kurs werden Ihnen von der Kursleiterin verschiedene Gebärpositionen gezeigt, die Sie schon mal vorab ausprobieren können. So finden Sie heraus, welche Ihnen angenehm sind. Das kann sich während der Geburt unter kräftigen Wehen allerdings noch einmal ändern und ganz anders darstellen als bei den »Trockenübungen«.

Ganz gleich, wie Sie sich entscheiden oder wie oft Sie die Position im Verlauf der Geburt wechseln, Ihre Füße beziehungsweise Unterschenkel sollten festen Halt auf dem jeweiligen Untergrund haben und Ihr Atem frei und ungehindert fließen können. Nutzen Sie auch Angebote wie zum Beispiel den Gebärhocker, und wechseln Sie Ihre Lage und Haltung je nachdem, wie es Ihnen gerade guttut.

Aufrechte Gebärpositionen

Zu den aufrechten (vertikalen) Gebärhaltungen zählen Geburten im Stehen, Hocken, Knien und Sitzen. Gemeinsam ist diesen Positionen, dass Sie dazu den Halt und die Stütze eines Partners benötigen. Er wird meist hinter Ihnen stehen oder sitzen und Sie stützen, indem er mit beiden Armen unter

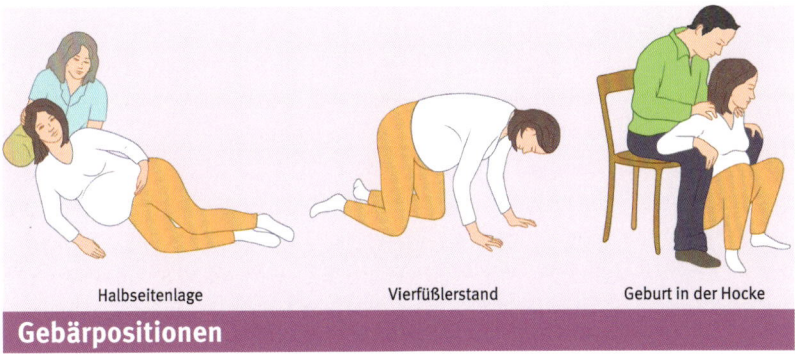

Halbseitenlage   Vierfüßlerstand   Geburt in der Hocke

Gebärpositionen

Ihren Achseln nach vorne greift und Ihnen die Möglichkeit gibt, sich zurückzulehnen. Es gibt im Stehen folgende Hilfsmöglichkeit:

- **Gebärseil:** Beim aufrechten Stehen werden die Beinmuskeln stark beansprucht und ermüden daher schnell. Zur Entlastung können Sie sich während der Wehen aber an einem »Gebärseil« festhalten – einem fest gewebten, langen Tuch, das an einem Haken an der Decke befestigt ist. Das »Seil« können Sie als Schlaufe unter Ihren Achseln hindurchführen, sich richtig hineinhängen und tragen lassen. So können Sie sich frei bewegen. Geburtshelfer und Begleitperson können Sie dabei von allen Seiten unterstützen.

Vorteile der aufrechten Gebärpositionen

- Ihr Atem kann ungehindert im eigenen Rhythmus fließen.
- Der Druck, den Gebärmutter und Kind auf die großen Blutgefäße im Becken ausüben, ist viel geringer als in der Waagerechten, die Gebärmutter und die Plazenta werden besser durchblutet, so bekommt Ihr Kind mehr Sauerstoff.
- Sie können Ihr Becken bewegen und kreisen lassen, dadurch kann sich das kindliche Köpfchen leichter den richtigen Weg bahnen.
- Der Beckenausgang ist im Stehen größer, es ist mehr Platz für das Köpfchen. In den Wehenpausen rutscht es deshalb nicht so schnell wieder zurück.
- In aufrechter Position nutzen Sie die Schwerkraft besser, Sie können auch aktiver mitarbeiten. Eröffnungs- und Endphase sind daher meist kürzer als in liegender Position.
- Bei aufrechten Gebärhaltungen gibt es seltener Geburtsverletzungen. Scheide und Damm werden mehr geschont, weil die Schwerkraft die Geburt so besser unterstützt.

Bei der Geburt in der Hocke können Sie entweder auf dem Boden oder auf dem Bett hocken. Zwei Helfer, zu beiden Seiten neben Ihnen, können Sie abstützen und festhalten. Hier bieten sich folgende Hilfsmittel an:

- **Pezziball:** Dieser zwischen 45 und 75 cm große Kunststoffball wird normalerweise für gymnastische Übungen verwendet. Sie kennen ihn wahrscheinlich bereits aus dem Geburtsvorbereitungskurs. Während der Geburt können Sie sich im halben Vierfüßlerstand darauf ausruhen, im Sitzen darauf wippen oder Ihr Becken kreisen lassen und sich mithilfe des Balls selbst den Rücken massieren. Sie können sich aber auch mit gespreizten Beinen daraufsetzen und sich von Ihrem Partner von hinten stützen lassen.

Die Wahl der Gebärhaltung hängt letztlich davon ab, in welcher Körperstellung Sie Ihre Kräfte am besten mobilisieren können.

- **Gebärstuhl:** Dieses Hilfsmittel sieht aus wie eine Verbindung von gynäkologischem Untersuchungsstuhl und Liege mit verstellbarem Rückenteil.
- **Gebärhocker:** Der Stuhl ohne Lehne hat eine Aussparung in der Mitte. Viele Frauen empfinden das Sitzen oder Hocken während der Wehen als angenehm, weil sie aktiver sein können, die Geburtswege sich besser weiten und die Wehen effektiver sind. Treten Komplikationen auf, müssen Sie allerdings auf ein Gebärbett wechseln, damit Sie medizinisch versorgt werden können.
- **Roma-Rad:** Diese besondere Art von Gebärstuhl sieht aus wie eine Mischung aus Wiege und Hollywoodschaukel. Zwei geschwungene Radkonstruktionen tragen einen an Seilen befestigten sesselähnlichen Hocker, der Ihnen ein Gefühl der Schwerelosigkeit vermittelt. Während der Wehen können Sie darin wippen, schaukeln, pendeln – oder was immer Sie entspannt. Nicht jede Klinik verfügt über diesen Gebärstuhl, erkundigen Sie sich vorher danach.

Nicht aufrechte Gebärpositionen

Dazu zählen die Rückenlage (auch als schräge Rückenlage mit höher gestelltem Kopfteil möglich), die Seiten- und die Halbseitenlage, der Vierfüßlerstand und die Knie-Ellbogen-Lage.

Vorteile der waagerechten Positionen

- Gute Entspannungsmöglichkeiten in den Wehenpausen.
- Für Arzt und Hebamme ist der Damm gut sicht- und erreichbar.
- Um die Endphase im Ernstfall zu beschleunigen, kann der Geburtshelfer mit dem Kristeller-Handgriff nachhelfen (siehe Kasten Seite 133).
- Im Vierfüßlerstand (oder in der Knie-Ellbogen-Lage) ist das Becken gut beweglich und der Beckenausgang leicht vergrößert.

Wassergeburt

Mehr als ein Drittel aller werdenden Mütter wollen ihr Baby in der Wanne bekommen. Viele Kliniken werben mit diesem Angebot und präsentieren ihre Gebärwannen bei den Informationsabenden. Tatsächlich aber schwimmt nur eines von 20 Kindern auf die Welt, denn für die Geburtshelfer ist die gebeugte Haltung am Wannenrand sehr anstrengend. Fragen Sie beim Infoabend deshalb nach der Zahl der tatsächlich in der Wanne geborenen Kinder. Die angenehme Temperatur von 37° C in der Gebärwanne fördert Ihre Durchblutung und verbessert damit den Stoffwechsel in vielen Gewebebereichen. Das warme Wasser ent-

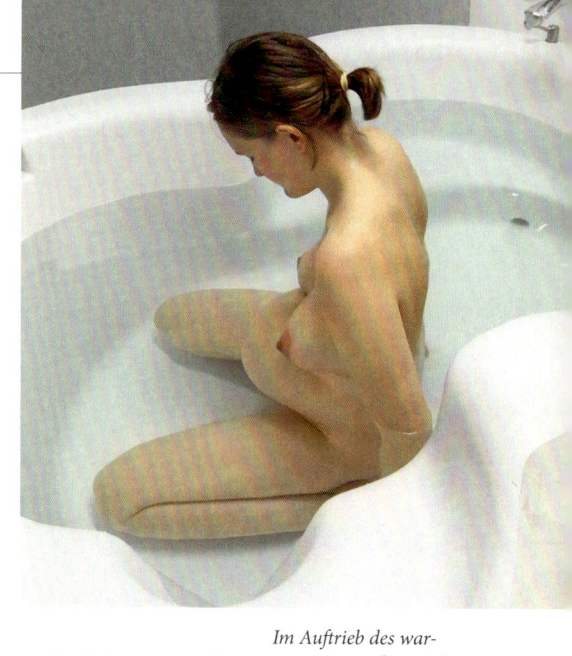

Im Auftrieb des warmen Wassers lässt sich der Wehenschmerz gut verarbeiten.

krampft Ihre überanstrengte Muskulatur, wodurch auch die Schmerzen sinken und Sie besser entspannen können. Gut durchblutete, leicht bewegliche Muskulatur schmerzt weniger. Das Gewebe lässt sich besser dehnen, ohne Verletzungen zu erleiden. Deshalb kann bei Wassergeburten häufiger auf einen Dammschnitt verzichtet werden. Die Geburt dauert auch bei großen Kindern oft weniger lange, weil die Beckenbodenmuskulatur elastischer ist und den dehnenden Kräften des Kindes weniger Widerstand bietet. Eine Wassergeburt ist auch nicht gefährlich für Ihr Baby, denn Neugeborene verfügen noch über eine natürliche Schutzfunktion, den sogenannten Diving- oder Tauch-Reflex. Dieser verhindert, dass sie nach der Geburt Wasser in die Lungen einatmen. Der Atemreflex wird erst ausgelöst, wenn das Baby an die Wasseroberfläche und damit zum ersten Mal mit Luft in Berührung kommt. Bei hygienisch einwandfreiem Zustand der Gebärwanne gibt es normalerweise auch kein Infektionsrisiko für das Baby.

Nicht möglich ist eine Wassergeburt bei:

- Risikoschwangerschaften
- Frühgeburten (vor der 37. Schwangerschaftswoche)
- auffälligem CTG
- Mehrlingsschwangerschaften
- Beckenendlagen
- Viruserkrankungen der Mutter wie HIV oder Hepatitis
- bei vorzeitigem Blasensprung
- grünem Fruchtwasser
- Periduralanästhesie

Wo entbinden? Babys Geburtsort

Wo soll unser Baby zur Welt kommen? Diese Frage stellt sich allen werdenden Eltern schon frühzeitig. Um den optimalen Geburtsort zu finden, sollten Sie möglichst viele und unterschiedliche Informationsangebote nutzen. Ein guter Beginn der Entscheidungsfindung ist ein Gespräch mit Ihrer Hebamme oder Ihrem Frauenarzt. Beide können Ihnen erste Einschätzungen zu Kliniken und Geburtshäusern in der Umgebung geben.

Geburtshäuser und Hebammenpraxen bieten im Vorfeld eine ausführliche und vor allem individuelle Beratung an. Geburtskliniken ermöglichen zumeist kostenlose Informationen und Besichtigungen der Entbindungsmöglichkeiten. Doch auch Geburtsklinik ist nicht gleich Geburtsklinik, die Unterschiede sind immens: Es gibt riesige Unikliniken, Perinatalzentren, städtische und Kreiskrankenhäuser, mit Belegsystem oder ohne, anthroposophische, konfessionelle und private Häuser und, und, und. Um eine individuelle Entscheidung treffen zu können, sollten Sie sich deshalb erst einmal überlegen, was Ihnen selbst wichtig ist.

Klinikgeburt

In den Industrieländern kommen heute 98 Prozent aller Kinder in Kliniken zur Welt. In den meisten Krankenhäusern finden sich mittlerweile moderne und gut ausgestattete geburtshilfliche Abteilungen, die verschiedenste Geburtsarten in freundlicher Atmosphäre anbieten.

Wenn Sie also generell ein großes Sicherheitsbedürfnis haben oder sich bereits in der Schwangerschaft höhere Risiken abzeichnen, sind Sie in einem technisch und personell gut ausgestatteten Perinatalzentrum oder einer Universitätsklinik mit angeschlossener Intensivabteilung für Neugeborene am richtigen Platz. Auch bei einer Mehrlingsschwangerschaft oder wenn es in Ihrer medizinischen Vorgeschichte eines der folgenden Probleme gab, sind Sie zur Geburt dort sicher aufgehoben:

- mehr als ein vorausgegangener Kaiserschnitt
- Gebärmutterkomplikationen, zum Beispiel vorausgegangene Operationen oder Fehlbildungen wie ein doppelter Uterus
- hoher Blutverlust

- therapiebedürftiger Diabetes
- Gestose, Präeklampsie, HELLP-Syndrom
- Bluthochdruck
- Plazentainsuffizienz und entsprechende Mangelversorgung des Kindes
- vorzeitige Plazentalösung
- Blutgerinnungsstörung, Thrombose, schwere Blutarmut.

Doch in über 95 Prozent aller Fälle verläuft die Schwangerschaft völlig normal, und Sie können zur Geburt in jedes Krankenhaus mit einer geburtshilflichen Abteilung gehen. Die meisten Eltern entscheiden sich aus praktischen Gründen für ein Haus in der Nähe ihres Wohnortes.

Wichtig ist, dass Sie mit einem guten Gefühl dorthin gehen und Vertrauen zum Personal entwickeln können. Im Geburtsvorbereitungskurs wird häufig bereits über Erfahrungen mit den umliegenden Kliniken gesprochen. An den mittlerweile gängigen Informationsabenden können Sie sich zusätzlich Ihr eigenes Bild machen. Dabei kommt es weniger darauf an, dass der Kreißsaal mit schickem Inventar durchgestylt ist. Auch spricht ein Angebot aller gerade im Trend liegenden alternativ-medizinischen Therapiemaßnahmen zwar für ein gutes Klinikmarketing, aber nicht unbedingt für die Qualität der praktizierten Geburtshilfe.

Entscheidend ist im Wesentlichen, dass sich die Einstellung und das Handeln des geburtshilflichen Teams mit Ihren Vorstellungen und Bedürfnissen decken. Dabei spielen Respekt, Zuwendung und gegenseitige Achtung eine größere Rolle als beispielsweise die Einrichtung.

Achten Sie bei der Wahl des Geburtsorts darauf, dass man Ihnen unvoreingenommen begegnet und Ihnen ausreichend Zeit und einen beschützenden Raum bietet.

Entscheidungshilfe

Diese Fragen können Ihnen bei der Entscheidungsfindung helfen:
- Wie ist die Atmosphäre in der Klinik? Welche Haltung hat das Personal?
- Wie viele gebärende Frauen werden gleichzeitig von einer Hebamme betreut?
- Können Sie Ihre betreuende Hebamme mitbringen?
- Gibt es einen Raum, in dem Sie sich während der Wehen frei bewegen können?
- Bleibt Ihre Intimität gewahrt? Wie viele Menschen sind bei der Geburt vonseiten der Klinik anwesend?
- Werden aufrechte und alternative (hockend, im Vierfüßlerstand, am Seil) Gebärhaltungen unterstützt?
- Gibt es eine ausreichend große Gebärwanne, und wie viele Babys werden tatsächlich im Wasser geboren?
- Ist eine Periduralanästhesie möglich? Wie viele Frauen bekommen tatsächlich eine PDA gelegt?

- Wie häufig werden Schmerzmittel eingesetzt?
- Wie sind die Statistiken bei Damm- und Kaiserschnitten?
- Wie groß ist die Anzahl der Geburtseinleitungen?
- Besteht die Möglichkeit zu einem 24-Stunden-Rooming-in oder zum Familienwochenbett?
- Kann Ihr Partner auch nach einem Kaiserschnitt über Nacht bleiben?
- Wie wird das Stillen gefördert? Wird auf das »Zufüttern« verzichtet?
- Gibt es eine Stillberaterin?
- Gibt es geregelte Besuchszeiten?

Stationär oder ambulant?

Um diese Frage zu beantworten, hören Sie am besten genau in sich hinein und überlegen sich, was Ihnen persönlich guttut.

Das spricht für die stationäre Geburt:

- Wenn Sie sehr auf medizinische Versorgung vertrauen und Wert darauf legen, dass jederzeit Fachpersonal erreichbar ist und Sie rundum versorgt und entlastet werden.
- Wenn Sie bereits Kinder haben und in den ersten Stunden und Tagen möglichst uneingeschränkt Zeit mit Ihrem Neugeborenen verbringen wollen, um es kennenzulernen. Oft trügt jedoch der Schein, und Mutter und Kind werden durch Arzt-, Pflege- und Hebammenvisiten, die Besucherströme der Zimmernachbarin, Lärm auf dem Flur etc. in der Klinik mehr gestört als zu Hause.

Das spricht für die ambulante Geburt:

Auch wenn Sie alleinstehend sind, können Sie ambulant entbinden. Wichtig ist aber, dass Sie Freunde oder Verwandte haben, die Sie versorgen und für Sie da sind.

- Wenn die Anwesenheit von Partner und Kind/Kindern und das frühe, ungestörte Zusammenwachsen der neuen Familie so wesentlich für Sie sind, dass Sie möglichst viel Zeit zu Hause verbringen möchten.
- Wenn Sie die Krankenhausatmosphäre und Routinemaßnahmen als unangenehm und einschränkend empfinden und sich in Ihren eigenen vier Wänden am wohlsten fühlen.
- Wenn Sie zu Hause von Ihrem Partner, Freunden, Eltern unterstützt und versorgt werden.

Nachsorge bei ambulanter Geburt

Nach einer ambulanten Geburt können Sie in der Regel mit Ihrem Kind nach zwei bis sechs Stunden nach Hause gehen. Voraussetzung dafür ist, dass Sie eine Nachsorge-Hebamme haben, die Sie beide mindestens zehn Tage lang betreut. Wenn Sie am Vormittag aus der Klinik entlassen werden, kann Ihre Hebamme Sie noch am gleichen Tag zum ersten Mal besuchen. Sie wird auch alle für die Pflege im Wochenbett notwendigen Materialien mitbringen.

Die Nachsorge-Hebamme

Prinzipiell haben Sie, genauso wie bei der Wahl Ihres Arztes, freie Hebammenwahl. Am besten ist es natürlich, wenn Sie die Hebamme, die Sie in der Schwangerschaft und bei der Geburt begleitet, anschließend zu Hause weiter betreut. Das ist allerdings nur möglich, wenn Ihre Hebamme freiberuflich oder als Beleghebamme arbeitet. Letztere haben einen Vertrag mit einer oder mehreren Kliniken und können »ihre« Frauen dort betreuen. Verantwortungsbewusste Hebammen übernehmen allerdings nur eine begrenzte Anzahl von Betreuungen, deshalb sollten Sie sich so früh wie möglich eine Hebamme zur Nachsorge suchen.

Hebammengeleiteter Kreißsaal

In einem hebammengeleiteten Kreißsaal überwachen und leiten ausschließlich Hebammen in eigener Verantwortung alle natürlich verlaufenden Geburten in der Klinik. In Deutschland gibt es derzeit vierzehn dieser besonderen geburtshilflichen Einrichtungen (Stand Dezember 2011). In Schweden, Norwegen, Dänemark, England, der Schweiz und in Österreich hat sich dieses Modell bereits seit etwa zehn Jahren etabliert. Wegen der hervorragenden Ergebnisse und der großen Zufriedenheit der Familien werden die Projekte sogar von den dortigen Gesundheitsbehörden unterstützt. Wissenschaftliche Studien belegen nämlich, dass gesunde Frauen in einem hebammengeleiteten Kreißsaal genauso sicher gebären wie in den üblichen Klinikkreißsälen. Einzige Voraussetzung für diese Form der Geburt: Sie haben einen unauffälligen Schwangerschaftsverlauf und den Wunsch nach einer selbstbestimmten, natürlichen Geburt.

Im hebammengeleiteten Kreißsaal werden Sie in einer kontinuierlichen 1:1-Betreuung begleitet, das heißt, Sie müssen sich »Ihre« Hebamme nicht mit anderen werdenden Eltern teilen. Sie wird Sie nach Ihren eigenen Wünschen und Vorstellungen fragen und sich an Ihren Bedürfnissen orientieren. Um den gesunden, normalen Geburtsverlauf zu unterstützen und nicht zu stören, ist man beim Einsatz medizinischer Eingriffe zurückhaltend. Sie werden vorrangig mit natürlichen Hilfsmitteln und Methoden bestärkt, die Geburtsarbeit nach Ihren eigenen Möglichkeiten selbstständig zu meistern. So können Sie Ihr Kind in ungestörter Atmosphäre, außerhalb der Klinikroutine zur Welt bringen.

Im Hebammenkreißsaal gibt es weit weniger Damm- und Kaiserschnitte, Zangengeburten, künstliche Geburtseinleitungen. Und auch der Einsatz von Schmerzmitteln ist geringer.

Sicher – auch bei Problemen
Falls während der Geburt im hebammengeleiteten Kreißsaal doch einmal medizinische Maßnahmen erforderlich werden, gibt es festgelegte Kriterien, wann der zur Verfügung stehende Arzt hinzugezogen wird. Dann kann die Geburt Ihres Kindes ohne Wechsel der Räumlichkeiten und der Hebamme jederzeit unter ärztlicher Leitung weitergehen.

Geburtshaus

Auch in den zumeist von Hebammen geleiteten Geburtshäusern betrachtet man Schwangerschaft, Geburt, Wochenbett und Stillzeit als natürliche, gesunde Vorgänge und unterstützt das aktive, selbstbestimmte Gebären. Dadurch lernen werdende Eltern, an persönliche Fähigkeiten, Kenntnisse und Kräfte anzuknüpfen und selbstbewusst mit den eigenen Bedürfnissen und Entscheidungen umzugehen – wichtige Voraussetzungen für das weitere Leben mit einem Kind. Geburtshaushebammen betreuen Frauen, die diese Form der Begleitung wünschen, meistens schon in der Schwangerschaft. Sie kennen, ebenso wie Hausgeburtshebammen, die Grenzen der außerklinischen Geburtshilfe und wissen genau, welche Verantwortung sie haben. Ob Sie Ihr Kind also in einem Geburtshaus bekommen können, klären Sie am besten mit dem dortigen Team ab. Es gibt Risiken, die das ausschließen:

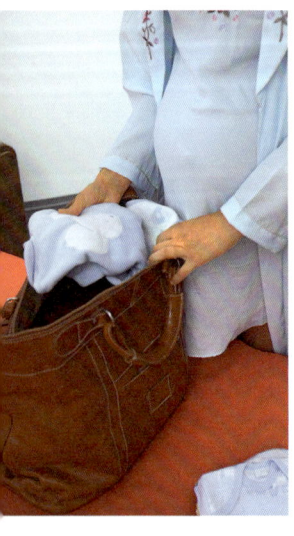

Packen Sie Ihre Tasche rechtzeitig und denken Sie daran, Ihren Mutterpass und die Versichertenkarte Ihrer Krankenkasse mitzunehmen!

- Beckenendlage
- Mehrlingsschwangerschaft
- Stoffwechselerkrankungen der Mutter
- Frühgeburten oder kindliche Mangelversorgung durch eine unzureichende Plazentafunktion

Sollte es bei der Geburt unvorhergesehene Komplikationen geben, werden Sie in der Regel in ein Krankenhaus verlegt. Viele Kliniken ermöglichen auch dann die weitere Geburtsbegleitung durch Ihre Geburtshaushebamme.

So packen Sie die »Geburtstasche«

Damit Sie für den großen Tag gut vorbereitet sind, packen Sie Ihre persönlichen Utensilien am besten bereits zwei Monate vor dem Geburtstermin in eine Tasche und halten diese ab jetzt griffbereit. Auch wenn Sie eine Hausgeburt oder eine ambulante Geburt planen, sollten Sie für einen eventuellen Klinikaufenthalt vorbereitet sein.

Checkliste Geburtstasche

Für die Mutter

- mehrere Nachthemden, Schlafanzüge oder geknöpfte Hemden, die sich zum Stillen vorn weit genug öffnen lassen
- nicht zu knappe, kochfeste Baumwollslips
- BHs, ein bis zwei Nummern größer als bisher
- Stilleinlagen aus Baumwolle, Wolle/Seide, Seide
- warme, möglichst rutschfeste Socken, auch im Sommer!
- Hausschuhe, in die Sie leicht hineinschlüpfen können
- Bademantel
- bequeme Kleidung für den Weg nach Hause, Größe entsprechend 5./6. Schwangerschaftsmonat
- dicke, saugfähige Binden oder Flockenwindeln
- Kontaktlinsenträgerinnen: Brille nicht vergessen
- Lippenpflegestift
- Toilettenartikel
- Fön
- Personalausweis
- Mutterpass
- Chipkarte der Krankenkasse
- Bücher, Musik, persönliche Kleinigkeiten, z. B. kleines Kissen
- evtl. eigenes Stillkissen
- Mobiltelefon oder Telefonkarte und Adressbuch
- Kleingeld, z. B. für Getränke- oder Snackautomaten
- Stift und Papier, evtl. Tagebuch
- Foto- oder Videokamera (beim Neugeborenen bitte keinen Blitz benutzen)

Für das Baby

- Unterwäsche, Hemdchen, Strampelanzug, warme Söckchen
- Jacke und Mütze für den Heimweg
- beim Abholen: rückwärtsgerichtete Babyliegeschale fürs Auto

Und das braucht der Partner

- bequeme Kleidung (am besten im Zwiebelschalenprinzip, denn ganz sicher wird es Ihnen nicht nur warm ums Herz …)
- bequeme Schuhe
- Lesestoff
- Proviant

Fahren Sie zuvor am besten die Strecke zum Kranken- oder Geburtshaus mit dem Auto ab, und/oder speichern Sie die Adresse als Favoriten in Ihr Navigationsgerät ein.

Hausgeburt

Grundsätzlich ist eine Geburt ein natürlicher Vorgang, der keiner besonderen medizinischen Eingriffe bedarf. Früher war es selbstverständlich, sein Kind zu Hause zu gebären, heutzutage wird es jedoch in unserer Gesellschaft meist als weltfremd empfunden, und die Eltern, die eine Hausgeburt planen, werden regelrecht angefeindet. Unter Umständen müssen sie sich anhören, wie unverantwortlich sie handeln, und das in Zeiten hoher medizinischer Versorgungsstandards.

Lassen Sie sich davon nicht verunsichern: Wenn Sie und Ihr Partner sich einig sind, spricht bei einer problemlos verlaufenden Schwangerschaft nichts gegen eine Hausgeburt. Denn zahlreiche nationale und internationale Studien belegen seit Langem deren Sicherheit.

Die Hausgeburtshebamme

Haben Sie sich dafür entschieden, sollten Sie sich baldmöglichst mit einer Hausgeburtshebamme in Verbindung setzen. Leider ist das, je nach Wohnort, nicht immer ganz einfach. Es gibt bundesweit nur noch sehr wenige Hausgeburtshebammen, und diese sind häufig ausgebucht. Weil sie sich ihrer Verantwortung bewusst sind, nehmen sie nämlich nur eine bestimmte Anzahl von Betreuungen an, um die Versorgung und die Bereitschaftsdienste gewährleisten zu können.

Ihre Hebamme wird mit Ihnen über alle notwendigen medizinischen und organisatorischen Voraussetzungen sprechen und Ihnen auch die Risiken und Gründe nennen, bei denen eine Hausgeburt nicht infrage kommt. Solch ein Grund ist zum Beispiel:

- eine Mehrlingsschwangerschaft
- eine bestimmte Erkrankung wie Gestose oder Schwangerschaftsdiabetes
- Beckenendlage
- Blutungen in der Spätschwangerschaft

Ob die Möglichkeit einer Hausgeburt für Sie in Betracht kommt, liegt vor allem im Ermessen Ihrer Hebamme, die für ihre Entscheidung die Verantwortung trägt.

Überlegen Sie gemeinsam mit Ihrer Hebamme, welcher Raum in Ihrer Wohnung am besten zur Geburt geeignet ist. Das muss nicht zwangsweise das Schlafzimmer sein.

Kissen, Schaumstoffelemente, Bettlaken, die an Balken oder Haken geknotet werden können, sind sinnvolle Hilfsmittel, um Sie während der Geburt zu entlasten. Auch ein Gebärhocker ist eine Anschaffung, die sich bei einer Hausgeburt lohnen kann.

Komplikationen und Risiken bei der Hausgeburt

Durch die enge Begleitung und den regelmäßigen Kontakt zur Hebamme entsteht in der Hausgeburtshilfe oft ein sehr vertrauensvolles Verhältnis. Nähe und Verständnis wirken sich positiv auf den Geburtsverlauf aus, die Wahrscheinlichkeit für Komplikationen während der Geburt wird dadurch verringert. Solange die Geburt normal verläuft, ist die Anwesenheit eines Arztes nicht notwendig und auch nicht gesetzlich vorgeschrieben. Zudem gibt es kaum noch niedergelassene Frauenärzte, die bereitwillig ihren Praxisbetrieb verlassen, um zu einer Hausgeburt zu kommen. In den letzten Jahren ist es deshalb unter Hebammen üblich geworden, statt eines Arztes eine zweite Kollegin hinzuzuziehen.

Doch auch wenn die komplette Schwangerschaft ohne Komplikationen verlaufen ist, kann es bei der Geburt trotzdem zu Grenzsituationen oder Zwischenfällen kommen. Um die Gesundheit von Mutter und Kind nicht zu gefährden, muss die Geburt dann manchmal in einer Klinik zu Ende gebracht werden. Gründe für eine Verlegung in die Klinik sind beispielsweise:

- Geburtsstillstand über einen längeren Zeitraum hinweg
- Verdacht auf Infektion der Geburtswege, Fieber
- Erschöpfung der Mutter
- schlechte Herztöne des Kindes
- Verdacht auf vorzeitige Plazentalösung
- unvollständige Plazenta

TIPP   Die Kosten für eine Hausgeburt und die anschließende Betreuung im Wochenbett werden von der Krankenkasse übernommen. Die Kosten für die Rufbereitschaft Ihrer Hebamme, die zumeist in den fünf Wochen rund um Ihren Geburtstermin über 24 Stunden täglich besteht, werden von den gesetzlichen Kassen leider nur sehr selten erstattet.

Dennoch sollten Sie verhandeln: Schließlich kostet die Hausgeburt Ihre Kasse nur einen Bruchteil der Klinikentbindung. Private Versicherungen bezahlen für Hausgeburten deshalb manchmal sogar eine Prämie. Fragen Sie also nach.

Erhebungen, welche die Gesellschaft für Qualität in der außerklinischen Geburtshilfe (QUAG) jährlich in Deutschland durchführt, zeigen, in einem Vergleich von Nichtrisikoschwangeren, dass außerklinische Geburten genauso sicher sind wie Klinikgeburten. Nur 12 bis 15 Prozent aller Hausgeburten enden mit einem kontrollierten Transport ins Krankenhaus.

Checkliste Hausgeburt

Organisatorisches

- Wenn die Geburt nachts losgeht, sollte Ihr Hauseingang von außen beleuchtet sein.
- Das Geburtszimmer sollte zu jeder Tages- und Nachtzeit beheizbar sein. Wird die Heizung nachts zentral abgesenkt, brauchen Sie eine zusätzliche Wärmequelle.
- Wenn Sie Rhesus-negativ sind, benötigen Sie ab Beginn der Hebammen-Rufbereitschaft ein Rezept für die Anti-D-Prophylaxe.
- Legen Sie fest, was nach der Geburt mit der Plazenta geschehen soll.
- Sorgen Sie für die Betreuung von Geschwisterkindern.

Materialien

- Wasserfeste Unterlagen, um Bett oder Polster zu schützen. Gut geeignet ist ein großes Wachstuch oder eine feste Plastikplane.
- Badetücher, Handtücher, Bettlaken
- Zellstofftücher, Zellstoffunterlagen (Unterseite mit Plastik beschichtet)
- Eiswürfel und Kühlelemente
- eventuell ein großer Gymnastikball
- eine verstellbare Lampe, die den Dammbereich ausleuchten kann, zum Beispiel eine Schreibtisch- oder Stirnlampe
- Müllbeutel zum Entsorgen des benutzten Materials
- Schüssel für die Plazenta
- Zellstoffeinlagen, Flockenwindeln und Binden für den Wochenfluss
- Wärmelampe über dem Wickeltisch

Geschwisterkinder bei der Hausgeburt

Die Anwesenheit von Geschwisterkindern bei einer Geburt ist eine sehr persönliche und individuelle Entscheidung, die Sie am besten ebenfalls gemeinsam mit Ihrer Hausgeburtshebamme abwägen sollten.

Das Wichtigste ist, dass vertraute Menschen im Haus sind, die sich bei der Geburt ausschließlich um Ihre Kinder kümmern und die ein Gespür dafür haben, wie diese sich fühlen. Ältere Kinder müssen sich jederzeit frei entscheiden können, ob sie bleiben wollen oder nicht. Wenn ein Kind lieber gehen möchte, sollte ein Erwachsener anwesend sein, der es begleiten kann.

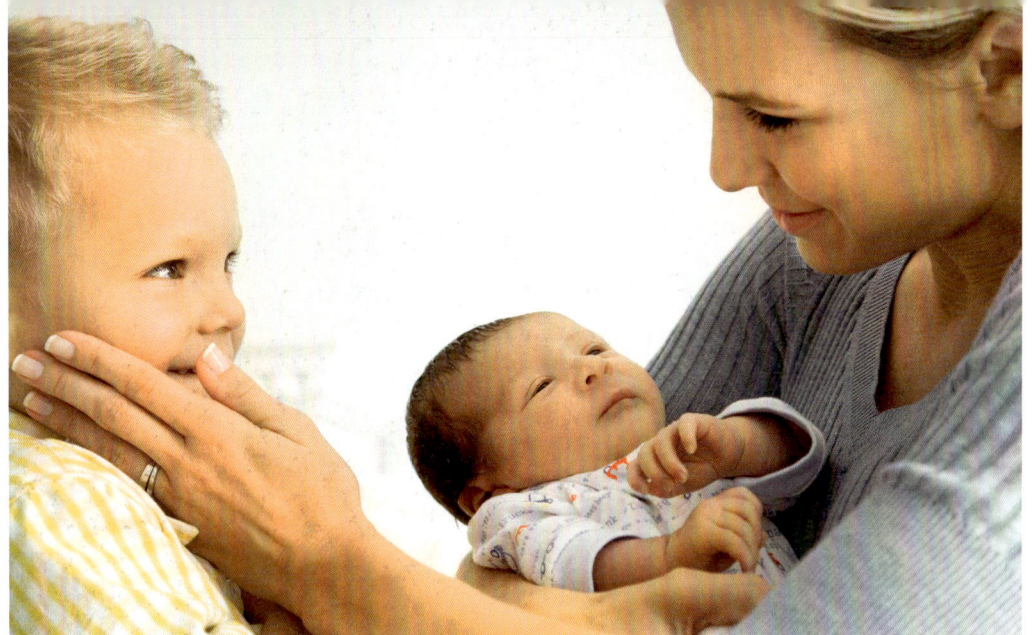

Hilfe für die erste Zeit

Suchen Sie sich eine Mütterpflegerin. Sie sind meistens selbst Mutter und werden durch Hebammen ausgebildet. Ihr Wissen und Können setzen sie dort ein, wo die Tätigkeit der Hebamme nach der Geburt aus zeitlichen und organisatorischen Gründen endet: bei der täglichen Babypflege, der Organisation des Familienalltags mit seinen vielfältigen Aufgaben wie Haushalt, Betreuung der Geschwisterkinder, Bewältigung von Stress und vieles mehr. Informationen darüber, wo Sie eine solche »Perle« finden, gibt es beim Verein für Mütter und Familienpflege (siehe Anhang Seite 186).

Wie erfolgt die Erstuntersuchung?

Die sogenannte U 1 nach der Geburt dient dazu, die Reife des Neugeborenen zu bestimmen und Erkrankungen und Fehlentwicklungen so früh wie möglich zu erkennen. Dadurch können therapeutische Maßnahmen rechtzeitig eingeleitet werden. Bei einer Hausgeburt oder Geburt im Geburtshaus übernimmt diese Erstuntersuchung fast immer die Hebamme. Sie weiß, worauf Sie achten muss, und wird, wenn nötig, einen Kinderarzt hinzuziehen (siehe ab Seite 146).

TIPP Am besten fixieren Sie sich nicht zu sehr auf eine einzige Variante, Ihr Kind zur Welt zu bringen. Bleiben Sie grundsätzlich offen für weitere Möglichkeiten, dann können Sie sich und Ihrem Partner eine Enttäuschung ersparen, wenn sich bei der Planung doch noch etwas ändern muss.

Vorbereitung auf das Leben mit dem Baby

Säuglingspflegekurs

Wissen Sie, was Pucken, Luren, ein Tummy-Tub oder die Finkelsteinregel sind? Falls ja, haben Sie bestimmt bereits Nachwuchs. Falls nein, ist dies auch kein Problem, denn dann wird Ihnen das spezielle Wissen um Wickelmethoden (Pucken) und -tücher (Luren), spezielle Badegefäße und den Nahrungsbedarf von Flaschenkindern nach der Finkelsteinregel in einem Säuglingspflegekurs vermittelt.

Ein solcher Kurs wendet sich vor allem an Eltern, die ihr erstes Kind erwarten und bislang noch keine Erfahrung im Umgang mit Neugeborenen sammeln konnten. Neben Themen wie Wickeln, Baden und Anziehen werden auch Tipps zum Stillen, zur Säuglingsernährung und zum Umgang mit alltäglichen Wehwehchen vermittelt. Tipps für die Erstausstattung, die Anschaffungen des ersten Jahres und zur Handhabung von Tragetüchern runden das Angebot eines guten Kurses ab. Säuglingspflegekurse werden von Hebammen, Elternschulen, Zentren für Geburtsvorbereitung, Familienbildungsstätten oder Kliniken angeboten.

Grundausstattung für Ihr Baby
Babykleidung

- sechs kleine Bodys, Größe 56 bis 62, mit seitlichen Druckknöpfen; alternativ: mit großem Kopfausschnitt. Je nach Jahreszeit mit langen und/oder kurzen Ärmeln, im Winter Wolle/Seide- oder Frotteebodys mit langen Ärmeln
- sechs Oberteile mit langen Ärmeln, Größe 56 bis 68
- sechs Strampler oder Hosen, Größe 56 bis 68
- vier Strumpfhosen oder Leggings mit Füßchen
- zwei Mützchen aus Wolle, Seide oder Baumwolle in Größe 62 und 68
- drei Paar dicke Söckchen oder zwei Paar Babystrickschuhe, drei Paar dünne Babysöckchen
- vier Frotteehöschen
- sechs Lätzchen oder Mullwindeln, wenn das Baby spuckt

Wickeln und Pflegen

- Einmal- oder Stoffwindeln
- Windeleimer mit Deckel
- Wickelkommode oder Wickelaufsatz für die Badewanne
- Wickeltisch-Heizstrahler
- gepolsterte und abwaschbare Wickelauflage
- eine kleine Waschschüssel
- zwei Moltontücher
- Feuchttücher/Zellstofftücher
- Babybadewanne/Badeeimer, Badethermometer
- sechs Waschlappen
- zwei Kapuzenbadetücher
- Babyöl, Wundcreme
- Babynagelschere
- Babybürste

Babys Schlaf

- drei bis vier einteilige Schlafanzüge
- Stubenwagen oder Wiege für die ersten drei Monate oder ein Kinderbett
- wasserdichter Matratzenschoner oder Betteinlage
- eine leichte Bettdecke für den Kinderwagen
- zwei größenverstellbare Schlafsäcke, je nach Jahreszeit mit und ohne Ärmel
- eine Wolldecke

Mit Baby unterwegs

- Tragetuch
- eine Mütze (Material je nach Jahreszeit) sowie Jacke oder Overall und Handschuhe für den Winter
- Kinderwagen
- Babyliegeschale fürs Auto
- Reisebett

Nützliches

- zehn Mullwindeln als Unterlage für den Kopf und als Spucktuch
- Wärmflasche
- Babyphone
- digitales Babyfieberthermometer

Vorbereitung aufs Stillen

Am besten bereiten Sie sich auf das Stillen vor, indem Sie und Ihr Partner sich bereits jetzt ausführlich informieren und sich jemanden suchen, der Sie in Ihrem Vorhaben unterstützt. Das kann eine Freundin sein, die selbst gestillt hat, oder eine Hebamme oder Stillberaterin, der Sie Fragen stellen können und die Sie bei auftretenden Problemen unterstützt. Zu einer guten Stillvorbereitung gehört auch die Organisation für die Zeit nach der Geburt. Verteilen und delegieren Sie schon jetzt Hausarbeiten, und begrenzen Sie Ihre Besucherzahlen. Denn Stillen bedeutet vor allem, sich in Ruhe und ohne Ablenkung oder gar Verpflichtungen den Bedürfnissen Ihres Babys widmen zu können. Und auch Ihre eigenen Bedürfnisse sollten Sie auf keinen Fall vernachlässigen!

Bestimmt gibt es auch eine Stillgruppe in Ihrer Nähe, dort können Sie schon während der Schwangerschaft Kontakte knüpfen und sich informieren.

Grundausstattung für Stillen und Flaschennahrung
- vier Still-BHs zum Wechseln
- Stilleinlagen, Einweg oder waschbar aus Seide/Seidengemisch
- Stillkissen
- Hand-Milchpumpe

oder
- sechs Milchfläschchen aus Glas oder Plastik
- Milchsauger aus Silikon oder Latex in Größe 1
- Baby-Anfangsnahrung (Pre-Nahrung)
- Flaschenbürste
- Sterilisator oder Vaporisator
- Babykostwärmer für Flasche/Gläschen

Die Brust verändert sich

Bereits in der Schwangerschaft wird der Busen voller, Brustwarze und Warzenhof werden größer und dunkler.

Sie können Ihre Brustwarzen nicht speziell auf die vermehrte Beanspruchung durch das Saugen Ihres Babys vorbereiten, doch das ist auch gar nicht nötig. Lassen Sie einfach ab und zu Ihren BH weg, denn die leichte Reibung am Gewebe ist ein sanftes Training der Widerstandskraft. Lassen Sie, wann immer es möglich ist, Luft und Licht an Ihre Brüste, auch das »härtet« Ihre Brust ab. Viele der gut gemeinten Ratschläge wie rubbeln, zwirbeln, eine Zahnbürstenmassage, mit Zitronensaft, Essig oder Schnaps beträufeln und Ähnliches sind sogar eher schädlich, weil sie zum Beispiel die Schutzschicht der Haut zerstören oder im Extremfall sogar vorzeitige Wehen auslösen können.

Babys Namen finden

Zu den schönsten Dingen in der Schwangerschaft gehört die Suche nach dem passenden Vornamen für Ihr Baby. Soll er die Familientradition wahren, ungewöhnlich oder eher gängig sein? Soll er melodisch klingen, kurz und knapp ausfallen oder eine bestimmte Bedeutung haben?

Um Ideen zu sammeln, können Sie in zahlreichen Büchern die Hitlisten der beliebtesten Namen mit Herkunfts- und Bedeutungserläuterungen durchschmökern. Auch im Internet bietet eine Vielzahl von Portalen die Qual der Wahl – Sie müssen sich »nur« noch entscheiden.

Doch gleich, wo Sie fündig werden und welchen Namen Sie wählen, behalten Sie im Hinterkopf, dass Ihr Kind sein ganzes Leben lang so heißen wird. Achten Sie also darauf, dass der Name später auch zu Ihrem erwachsenen Kind passt, nicht zu exotisch-kompliziert ist und dass Vor- und Nachname stimmig klingen: »Kevin Pfefferlein« wäre zum Beispiel keine ideale Wahl. Sprechen Sie beide Namen öfter nacheinander aus, und schreiben Sie sie auch einmal auf. Ideal ist es für Ihr Kind, zwei Vornamen zu haben, dann kann es sich später für einen Rufnamen entscheiden. Noch ein Tipp: Geben Sie Ihren Favoriten auf keinen Fall zu schnell und auch nicht jedem bekannt – er wird sonst mit Sicherheit rasch zerpflückt und zerredet!

Erstellen Sie eine Liste mit Ihren Wunschnamen, und lassen Sie diese einige Zeit liegen. Sie werden feststellen, dass einige Namen Ihnen schon bald nicht mehr gefallen werden.

Gesetzliche Vorgaben bei der Namenwahl

Prinzipiell dürfen Sie natürlich den Namen wählen, der Ihnen für Ihr Kind am besten gefällt. Es gibt in Deutschland jedoch folgende rechtliche Einschränkungen, damit das Persönlichkeitsrecht des Kindes nicht verletzt wird:

- Das Geschlecht des Kindes muss aus dem Vornamen klar erkennbar sein. Ansonsten benötigt das Kind einen zweiten eindeutigen Namen.
- Der Vorname muss eindeutig als solcher zu erkennen sein, Familien-, Marken- oder Ortsnamen sind verboten.
- Namenskurzformen als Vornamen sind erlaubt, Kosenamen hingegen nicht.
- Lächerliche, beleidigende oder Babynamen mit negativer Assoziation sind nicht zulässig.
- Die Anzahl an Vornamen ist auf fünf begrenzt.
- Die Schreibweise eines Namens orientiert sich an der deutschen Sprache. Ein Name aus einem anderen Kulturkreis muss mit den entsprechenden Akzenten und Sonderzeichen versehen werden.

Die Geburt sanft anstoßen

Es gibt tatsächlich einige natürliche Maßnahmen, mit denen Wehen sanft angestoßen werden können. Die meisten bewirken, dass die Organe im Becken stärker durchblutet werden, was wiederum den Stoffwechsel aktiviert. Manche Methoden stimulieren die Ausschüttung von Wehenhormonen, andere erhöhen den Spannungszustand der Muskulatur. Letzten Endes sind Lockversuche aber erst dann effektiv, wenn Ihr Kind wirklich geboren werden möchte.

Die verschiedenen Möglichkeiten

Bewegung und körperliche Aktivität

Bewegung kann Wehen in Gang bringen oder schwache Kontraktionen verstärken. Ausgedehnte Spaziergänge sollten Sie nicht mehr allein unternehmen, falls es unterwegs plötzlich losgeht.

Bauchmassage

Auch eine sanfte Einreibung des Bauchs mit einer Ölmischung ist einen Versuch wert. Geben Sie in zehn Milliliter hochwertiges Mandelöl je zwei Tropfen naturreines Zimt-, Ingwer-, Nelken- und Eisenkrautöl. Befeuchten Sie Ihren Bauch zuvor mit warmem Wasser, dann wird das Öl schneller aufgenommen. Innerhalb von zwei Tagen sollten Sie den Erfolg spüren.

Ein warmes Bad ist immer angenehm, umso besser, wenn es dann auch noch die Geburt in Gang bringt.

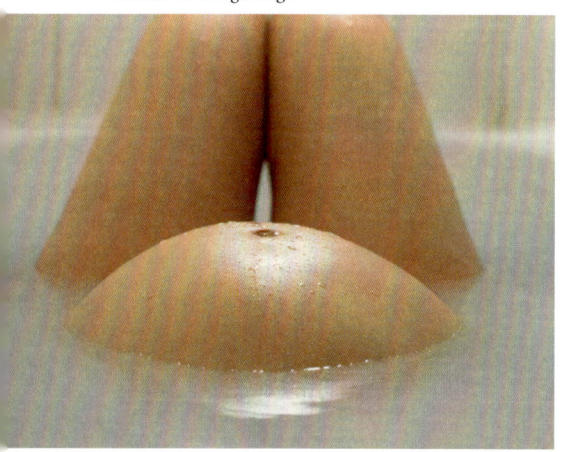

Heiß baden

Der Klassiker unter den Babylockmitteln! Gut tun Zusätze von Lavendel oder Rose. Baden Sie aber nicht zu heiß, das belastet den Kreislauf unnötig.

»Wehentee«

Eine Gewürzteemischung aus einer Stange Zimt, zehn Nelken, einer kleinen Ingwerwurzel und einem Esslöffel Verbenenkraut auf einen Liter Wasser kann die Gebärmutter zur Wehentätigkeit anregen. Kochen Sie die Mischung sprudelnd auf, lassen Sie sie zehn Minuten lang ziehen, und füllen Sie den abgeseihten Tee dann in eine Thermoskanne. Trinken Sie ihn warm den ganzen Tag über – eigentlich sollte daraufhin innerhalb von ein bis zwei Tagen die gewünschte Wirkung eintreten.

Sex

Mit dieser liebevollen Methode können Sie Ihr Kind auf dem gleichen Weg verabschieden, auf dem es gezeugt wurde. Beim Orgasmus zieht sich die Gebärmutter rhythmisch zusammen, manchmal reicht dies bereits, um die Wehentätigkeit anzuregen. Außerdem enthält die Samenflüssigkeit in konzentrierter Form Gewebshormone, sogenannte Prostaglandine. Diese wirken wehenanregend, wenn das Sperma nach dem Geschlechtsverkehr noch eine Weile in der Scheide bleibt.

Brustwarzenstimulation

Die sanfte Stimulation regt die natürliche Produktion des Wehenhormons Oxytozin an und hilft so, das Baby auf die Welt zu locken. Massieren Sie eine Minute lang kräftig die Brustwarzen, dann stimulieren Sie sie nach einer Pause von zwei bis drei Minuten erneut. Werden dadurch innerhalb einer halben Stunde Wehen ausgelöst, ist die Gebärmutter geburtsbereit.

Nur unter Aufsicht anwenden

Rizinusöl: Das Öl kann sehr starke Wehen auslösen. Es enthält Rizinolsäure, die nach der Einnahme im Dünndarm freigesetzt wird und eine abführende Wirkung hat. Durch die plötzlichen, heftigen Muskelkrämpfe des Darmes wird dem Organismus signalisiert, dass sich die Lebensbedingungen für das Kind verschlechtern. Darauf reagiert die Gebärmutter mit Wehen, die allerdings nur dann eine Öffnung des Muttermunds bewirken, wenn ohnehin eine Geburtsbereitschaft besteht. Rizinusöl darf nie ohne kompetente Geburtsbegleitung angewendet werden, weil man nicht weiß, wie das Kind auf diesen Stress reagiert.

Nelkenöl-Tampon: Dabei wird ein in verdünntes Nelkenöl getränkter Tampon in die Scheide eingeführt, um den Muttermund geburtsbereit werden zu lassen. Laut einer aktuellen Studie brauchte mehr als die Hälfte der Frauen, bei denen die Geburt aus medizinischen Gründen eingeleitet werden musste, nur einen Nelken-Tampon, keine weiteren Medikamente. Wenden Sie diese Methode jedoch nur auf Empfehlung Ihrer Hebamme oder Ihres Arztes an, da die Wirkung zwar sehr gut, aber nicht vorhersehbar ist.

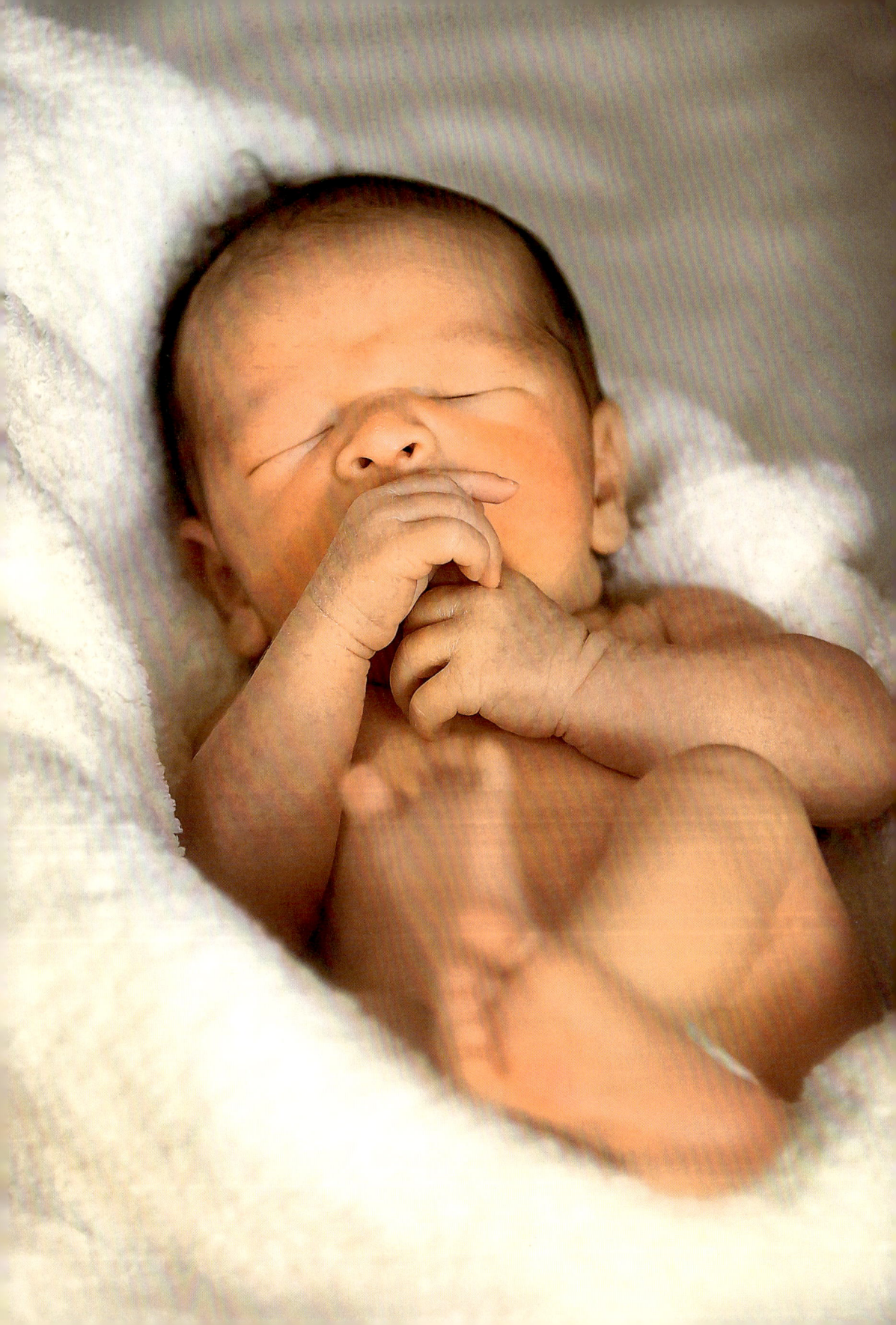

DIE GEBURT

Ihr Kind ist neun Monate gut beschützt in Ihnen herange-
reift und gewachsen. In den letzten Wochen machen Sie
sich vermutlich Gedanken, woran Sie erkennen, dass die
Geburt beginnt, damit Sie zeitig genug in die Klinik auf-
brechen oder Ihre Hebamme benachrichtigen können. Besonders beim ersten Kind sind die Unsicherheiten groß.
Doch lassen Sie sich möglichst offen auf dieses einzigar-
tige Erlebnis ein, und suchen Sie sich liebevolle Begleiter.

Die natürliche Geburt

Erste Anzeichen

Je näher der Geburtstermin rückt, umso größer wird wahrscheinlich Ihre Ungeduld, besonders wenn der Termin schon überschritten ist, ohne dass sich etwas tut. Lassen Sie sich in diesem Fall nicht durch die permanenten Nachfragen Ihrer Mitmenschen nervös machen. Der Geburtstermin ist ein geschätztes Datum, an dem lediglich 4 Prozent aller Kinder zur Welt kommen. Ihr Baby weiß ganz genau, wann seine Zeit gekommen ist.

Vorboten

Ein unsicherer, aber häufiger Vorbote der baldigen Geburt ist der unbezähmbare Drang, das »Nest« noch in Ordnung zu bringen. Dieses Bedürfnis haben die meisten Frauen einige Tage, bevor ihr Kind zur Welt kommt. Falls es Ihnen genauso geht, übertreiben Sie es nicht, und sparen Sie Ihre Kräfte für die Geburt und die Zeit danach auf. Es ist wenig sinnvoll, wenn Sie all Ihre Energie für den Hausputz verbrauchen und dann bei der Geburt so erschöpft sind, dass Sie keine Reserven mehr haben.

Auch zunehmende Rückenschmerzen oder leichter Durchfall deuten kurz vor dem errechneten Termin darauf hin, dass es bald losgeht.

Es kann sein, dass Ihr Kind sich jetzt nicht mehr so viel bewegt und Sie seine Bewegungen als schmerzhaft empfinden. Das liegt daran, dass das Fruchtwasser weniger wird und Ihr Baby, das ja nun schon »groß« ist, kaum mehr Platz hat, um frei in der Fruchtblase zu schweben.

Ein paar Wochen vor der Geburt »übt« die Gebärmutter schon für die Geburt. Die Vorwehen können sich bereits etwas unangenehm anfühlen.

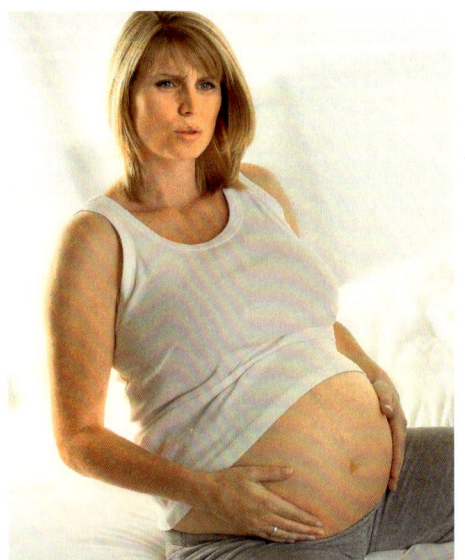

Vorwehen

Die meisten Schwangeren merken schon in den letzten Wochen vor der Entbindung, dass sich ihre Gebärmutter auf die Geburt vorbereitet und sich gelegentlich zusammenzieht. Diese Vorwehen sind ein Zeichen für eine zunehmende Arbeitsbereitschaft der Gebärmutter. Sie sind in ihren Abständen, der Dauer und Stärke noch sehr unrhythmisch und haben noch keine muttermundsöffnende Wirkung (siehe auch Seite 104). Meistens lassen sie sich auch noch gut durch entspannende Maßnahmen beeinflussen.

Eröffnungswehen

Die eigentliche Geburt wird durch die Eröffnungswehen eingeleitet, die den Muttermund langsam auf die notwendige Weite von etwa zehn Zentimetern dehnen. Diese Wehen kehren in regelmäßigen, aber kürzer werdenden Abständen wieder und nehmen dabei an Stärke zu. Der Übergang von Vor- zu Eröffnungswehen kann sich allerdings auch schon mal einige Tage hinziehen. Viele Frauen haben dann Sorge, ihre Vorwehen nicht von »echten« Wehen unterscheiden zu können und zu früh in die Klinik zu fahren. Der viel zitierte »falsche Alarm« kommt tatsächlich sehr häufig vor, und es ist überhaupt nicht peinlich, wenn auch Sie noch einmal nach Hause geschickt werden. Jede Frau hat eine andere Wahrnehmung und ein anderes Schmerzempfinden. Aufregung, Unsicherheit oder die Sorge um das Kind können dazu führen, dass auch eine regelmäßige Wehentätigkeit fürs Erste wieder aufhört oder sich ganz beruhigt, sobald Sie die Klinik oder das Geburtshaus betreten haben. Wenn Sie sich dort trotzdem sicherer fühlen oder Ihre innere Stimme Ihnen sagt, dass es besser ist, wenn Sie bleiben, sprechen Sie mit der Hebamme darüber. Sie können die Signale Ihres Körpers und Ihrer Seele schließlich besser deuten als irgendein anderer Mensch!

TIPP   Nehmen Sie ein warmes, entspannendes Bad, und versuchen Sie, etwas zu ruhen. Entweder hören Ihre Wehen auf, dann sind es Vorwehen, oder sie werden regelmäßiger und schmerzhafter, dann haben Sie durch das Baden Ihre Eröffnungswehen unterstützt.

Zeichnen

Wenn sich der Schleimpfropf auflöst, der den Gebärmutterhalskanal in der Schwangerschaft schützend verschließt, ist das ein erstes Anzeichen für den bevorstehenden Geburtsbeginn. Die Menge des Blutes, das diesen Schleim durchzieht, variiert von Frau zu Frau: Sind es bei der einen nur ein paar blutige Fäden, hat die nächste eine fast schon periodenstarke, »schleimige« Blutung. Das Blut stammt aus kleinen Blutgefäßen, die einreißen, wenn sich durch die langsame Öffnung der Gebärmutter der untere Anteil der Fruchtblase vom sogenannten inneren Muttermund löst. Dieses »Zeichnen« kann auch schon ein paar Tage vor dem eigentlichen Geburtsbeginn auftreten. Es ist auf jeden Fall ein Hinweis darauf, dass Sie und Ihr Kind nun geburtsbereit sind.

Blasensprung

Ein spontaner Blasensprung geschieht in der Regel irgendwann nach Eintritt der Geburtswehen und ist ein sicheres Anzeichen dafür, dass die Geburt begonnen hat. Dabei können Sie mit einem Mal bis zu einem Liter Fruchtwasser im Schwall verlieren. Manchmal aber reißt die Fruchtblase an einer höher liegenden Stelle nur leicht ein, und es tröpfelt immer wieder Flüssigkeit nach. Dann spricht man von einem hohen Blasensprung.

Es ist deshalb oft nicht so einfach, selbst festzustellen, ob die Fruchtblase tatsächlich gesprungen ist oder ob Sie lediglich ein bisschen Urin, Ausfluss oder Schleim verloren haben.

Fruchtwasser ist geruch- und eher farblos bis leicht milchig. Von Urin ist es daran zu unterscheiden, dass Sie es nicht einhalten können. Wenn Sie unsicher sind, legen Sie eine große Binde in Ihren Slip, und prüfen Sie nach ein bis zwei Stunden, ob sie durchfeuchtet ist. Ist dies der Fall, ist die Fruchtblase höchstwahrscheinlich gesprungen. Eine Geruchsprobe gibt Ihnen zusätzliche Sicherheit: Fruchtwasser riecht gar nicht oder ganz leicht süßlich, während Urin in dieser Menge einen charakteristischen Geruch hat. Im Zweifelsfall kann Ihre Hebamme oder der Gynäkologe die Flüssigkeiten mithilfe eines Indikatorpapiers deutlich unterscheiden.

Wenn Sie glauben, dass Ihre Fruchtblase gesprungen ist, rufen Sie am besten gleich in der Klinik oder bei Ihrer Hebamme an und vereinbaren einen Untersuchungstermin.

Vorzeitiger Blasensprung

Etwa 10 bis 15 Prozent aller Frauen haben um den Geburtstermin herum einen sogenannten vorzeitigen Blasensprung: Die Fruchtblase platzt bereits, bevor die Geburtswehen eingesetzt haben. Folgen danach nicht von selbst Wehen, wird die Geburt je nach Klinik nach 6 bis 48 Stunden eingeleitet, denn die offene Fruchtblase schützt das Kind nicht mehr vor aufsteigenden Keimen, es besteht die Gefahr einer Infektion. Notieren Sie unbedingt den Zeitpunkt des Blasensprungs, und achten Sie auf die Farbe des Fruchtwassers: Wenn es grünlich verfärbt ist, hat Ihr Baby bereits Stress gehabt und Mekonium (erster Stuhlgang) aus dem Darm abgesetzt, das sich im Fruchtwasser gelöst hat.

Maßnahmen bei grünem Fruchtwasser

Lassen Sie so rasch wie möglich die Herztöne Ihres Kindes kontrollieren, um sicher zu sein, dass seine Sauerstoffversorgung nicht beeinträchtigt ist. Wenn Sie eine außerklinische Geburt im Geburtshaus oder zu Hause geplant haben, wird Ihre Hebamme Sie beim Abgang von grünem Fruchtwasser in die Klinik verlegen. Dort wird man in regelmäßigen Abständen Ihr Blut auf Infektionsanzeichen untersuchen, Ihre Temperatur messen und Ihnen in den meisten Fällen vorbeugend ein Antibiotikum über eine Infusion verabreichen.

ACHTUNG Vor der abgeschlossenen 37. Schwangerschaftswoche bedeutet ein Blasensprung, dass die Gefahr einer Fehl- oder Frühgeburt besteht, und ist somit ein medizinischer Notfall.
Wenn Sie am Termin sind und von der letzten Vorsorgeuntersuchung her sicher wissen, dass das Köpfchen Ihres Kindes bereits fest im Becken sitzt, müssen Sie sich beim Blasensprung keine Sorgen machen. Ist das Köpfchen aber noch nicht fest ins Becken eingetreten und dichtet deshalb noch nicht vollständig ab, besteht die Gefahr, dass die Nabelschnur zwischen Kopf und Beckenwand beziehungsweise Muttermund rutscht. Wird sie durch den zunehmenden Druck abgeklemmt, droht Ihrem Kind ein akuter Sauerstoffmangel mit schwerwiegenden Folgen. Lassen Sie sich in beiden Fällen unverzüglich mit dem Krankenwagen liegend in eine Klinik transportieren, egal ob Sie Wehen haben oder nicht. Sollten Sie allein zu Hause sein, bewegen Sie sich auf allen vieren zum Telefon. Laufen Sie auf gar keinen Fall mehr herum!

Die Wehen setzen ein

Als wirklicher Geburtsbeginn gilt der Zeitpunkt, an dem regelmäßige Wehen einsetzen. Anfänglich spüren Sie vielleicht nur ein Ziehen in der Leistengegend oder haben starke Rückenschmerzen, die durch den Zug auf die Haltebänder der Gebärmutter entstehen. Einige Zeit später zieht sich der große Gebärmuttermuskel rhythmisch zusammen. Sie spüren eine Spannung, die langsam ansteigt, sich zu einem Höhepunkt steigert und dann ebenso langsam wieder abfällt. Sie und Ihr Partner können nun gut tasten, wie fest und hart Ihr Bauch bei jeder Wehe wird. Zwischen den einzelnen

Wehen gibt es im Normalfall immer eine Pause, in der Sie sich wieder etwas erholen können, bis sich die nächste Wehe ankündigt. Zu Beginn betragen die Abstände zwischen den einzelnen Kontraktionen meist noch 20 bis 30 Minuten, und die Wehen halten zwischen 30 und 45 Sekunden an.

Gründe, sofort in die Klinik zu fahren:
- vaginale Blutungen (auch leichte Schmierblutungen)
- plötzliche Schmerzen zusätzlich zu den Wehen
- Abgang von grünem Fruchtwasser
- Fieber oder erhöhte Körpertemperatur
- starke Kopfschmerzen, Augenflimmern
- Übelkeit, Schwindelanfälle

Dabei können Sie noch Ihren gewohnten Tätigkeiten nachgehen, ohne dass die Wehen Sie sehr beeinträchtigen. Im Verlauf der Eröffnungsphase werden die Abstände kürzer, und die Dauer steigert sich, sodass Sie bald anfangen werden, die Wehen zu veratmen. Wenn Ihre Kontraktionen über einen Zeitraum von einer halben Stunde alle drei bis fünf Minuten regelmäßig kommen und schon so kräftig sind, dass Sie sich während einer Wehe nicht mehr unterhalten oder andere Dinge nebenbei machen können, ist es an der Zeit, in die Klinik zu fahren. Falls Sie bereits ein Kind geboren haben, machen Sie sich besser schon auf den Weg, sobald Ihre Wehen alle zehn Minuten kommen, da es beim zweiten Mal meist schneller geht (siehe Seite 114). Auch wenn Ihre Klinik weiter entfernt liegt, sollten Sie etwas früher losfahren und lieber dort noch ein wenig spazieren gehen.

Ankunft am Geburtsort

Bei der Ankunft in der Klinik oder im Geburtshaus werden Sie von der Hebamme empfangen, die zunächst feststellen wird, wie weit die Geburt bereits fortgeschritten ist. Dazu ertastet sie von außen mit ihren Händen die Lage des Kindes und prüft durch eine Untersuchung durch die Scheide, wie weit sich der Muttermund schon geöffnet hat. Die kindlichen Herztöne und die Wehentätigkeit werden mit dem CTG aufgezeichnet und beurteilt. Manchmal macht ein Arzt auch noch einen Ultraschall. Wundern Sie sich nicht, wenn bei all diesen Maßnahmen Ihre bislang kräftigen und regelmäßigen Wehen plötzlich nachlassen. Geben Sie Ihrem Körper und Ihrer Seele Zeit, sich auf die neue Situation einzustellen. Dann finden Sie bald zu Ihrem Rhythmus zurück.

In der Anfangsphase

Wahrscheinlich wird Ihnen von der Hebamme ein Einlauf angeboten. Diese Vorstellung mag Ihnen vielleicht etwas unangenehm sein. Doch so brauchen Sie sich keine Sorgen zu machen, dass es während der Geburt beim Pressen zum Stuhlgang kommt. Durch die verstärkte Darmtätigkeit wird die Gebärmutter außerdem zu Wehen angeregt. Sie können sich beim Einlauf von der Hebamme helfen lassen oder ihn sich selbst auf der Toilette verabreichen. Dazu bringen Sie mit einem Einmalklistier etwa 100 Milliliter Flüssigkeit in Ihren Enddarm ein und halten diese an, bis Sie zur Toilette müssen und der Darm sich entleert.

Um die Wehen regelmäßig und kräftig werden zu lassen, helfen ein Spaziergang durch den Garten, Treppensteigen, ein heißes Bad und Massagen. Ihre Hebamme wird Sie nun häufiger untersuchen, um den Geburtsverlauf beurteilen zu können, und auch öfter ein CTG schreiben, um zu sehen, wie es Ihrem Kind geht.

Geburtsphasen

Eröffnungsphase

Diese Phase dauert so lange, bis der Muttermund bis zur Größe des kindlichen Köpfchens gedehnt ist. Unter den einsetzenden Eröffnungswehen verkürzt sich zunächst der Gebärmutterhals, bis er ganz verschwunden ist. Dann werden die Wehen immer stärker und länger, die Pausen dazwischen kürzer.

Gegen Ende der Eröffnungsphase kommen die Wehen alle zwei bis drei Minuten und dauern etwa eine Minute an. Das Gewebe im unteren Bereich der Gebärmutter wird dadurch dünner und der obere Anteil fester und dicker. So kann der Uterus später genügend Kraft entwickeln, das Kind bei der Geburt nach unten zu schieben. Mit jeder einzelnen Wehe geht die Geburt nun ein kleines Stück voran: Das Köpfchen des Kindes tritt allmählich in den knöchernen Beckenring ein. Es drückt von innen auf den Muttermund, der sich langsam bis auf etwa zehn Zentimeter öffnet.

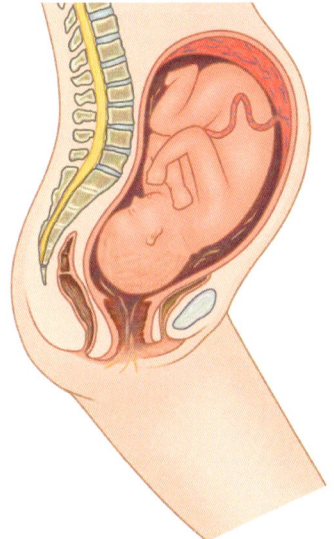

Der Muttermund öffnet sich immer weiter und die Fruchtblase springt.

In guten Händen

In regelmäßigen Abständen werden auch die Herztöne Ihres Kindes und die Weite des Muttermunds kontrolliert. Bei den Untersuchungen durch die Scheide tastet die Hebamme,

- wie weit der Muttermund bereits geöffnet ist,
- ob er fest oder weich ist,
- ob die Fruchtblase noch intakt oder schon gesprungen ist,
- wie weit sich das Köpfchen im Becken bereits vorwärtsgeschoben hat,
- ob es sich den Geburtswegen entsprechend richtig dreht.

Ist die Fruchtblase nicht schon vor Geburtsbeginn gesprungen, passiert dies meist irgendwann während der Eröffnungsphase. Wenn der Fortschritt der Geburt ins Stocken gerät, wird die Fruchtblase auch manchmal vom Arzt oder von der Hebamme geöffnet. Nach dem Blasensprung drückt das Köpfchen unmittelbar und ohne den Puffer der Fruchtblase von innen auf den Muttermund. Das führt meist zu kräftigeren Wehen.

Um die Eihaut anzuritzen, gibt es ein spezielles Instrument oder einen besonderen Handschuh, der einen kleinen Plastikwiderhaken auf dem Zeigefinger hat.

Das können Sie selbst tun

Die Phase der Eröffnung dauert erfahrungsgemäß am längsten, beim ersten Kind sind es durchschnittlich 12 bis 14 Stunden, beim zweiten sechs bis acht Stunden. Eine positive Einstellung zu der Arbeit, die Ihr Kind und Ihr Körper nun leisten, macht es Ihnen leichter, den Wehenschmerz zu akzeptieren. Sie können Ihre Wehen selbst gut unterstützen, indem Sie möglichst aufrechte Positionen wählen und sich sowohl während der Wehen als auch in den Pausen dazwischen viel bewegen. Gehen Sie dabei aber nicht über Ihre Grenzen, Verschnaufpausen sind zwischendurch wichtig, damit Sie auch den Rest der Geburt kraftvoll aktiv sein können. Auch Ihr Partner oder Ihre Begleitperson kann Ihnen Beistand geben und mit Ihnen atmen, Sie massieren, halten oder stützen und Sie motivieren.

ACHTUNG Atmen Sie bewusst durch die Nase ein und durch den Mund aus, damit Ihr Mund nicht trocken wird. Halten Sie auf keinen Fall die Luft an.

Während der langen Zeit der Eröffnungsphase werden Sie sehr viel Energie benötigen. Manche Frauen müssen sich übergeben, weil die starken Kontraktionen auch das Nervensystem des Magens reizen können. Deshalb ist es sinnvoll, vor und während der Geburt nichts schwer Verdauliches zu essen. Am besten sind kleine Snacks wie Müsliriegel, Toast, Traubenzucker, Suppen, Joghurt, Bananen und Fruchtsäfte, weil sie den Magen nicht belasten und kurzfristig viel Energie liefern. Achten Sie auch darauf, während der Geburt noch ausreichend zu trinken, stündlich etwa ein großes Glas Wasser, Saftschorle oder Tee.

Übergangsphase

Der Muttermund ist nun vollständig eröffnet, aber das kindliche Köpfchen muss noch hindurchtreten und etwas tiefer ins Becken rutschen. Die Wehen sind sehr heftig, meistens nicht ganz regelmäßig und werden oft als besonders schmerzhaft erlebt. Es kann sogar sein, dass Sie schon einen Drang zum Mitschieben verspüren, diesem Drang aber nach Rat Ihrer Hebamme noch nicht nachgeben sollen. In dieser Phase ist die Unterstützung Ihrer Hebamme und Ihres Partners oder Ihrer Begleitperson sehr wichtig. Viele Frauen haben jetzt das Gefühl, die Geburt nicht zu überstehen, keine Kraft mehr zu haben oder sogar sterben zu wollen. Manche werden auch wütend und schimpfen wie ein Rohrspatz.

In der einen oder anderen Form wird es Ihnen wahrscheinlich ähnlich ergehen. Dieses Außersichsein hat weniger damit zu tun, dass Sie den Schmerz nicht ertragen können, als vielmehr mit der seelischen Veränderung. Sie spüren nämlich tief in Ihrem Inneren sehr deutlich, dass Sie nun Abschied von Ihrer bisherigen Lebensweise nehmen müssen. Es erwartet Sie eine völlig unbekannte Situation, aus der es kein Zurück gibt. Vielleicht sind Sie in diesem Moment so von Zweifeln und Unsicherheit beherrscht, dass Sie gar nicht mehr wissen, was Sie wollen.

Vergeuden Sie nicht Ihre Kraft, indem Sie versuchen, sich zu kontrollieren. Lassen Sie stattdessen Ihren Gefühlen freien Lauf. Ihre Geburtsbegleiter sollen sich auf Sie und Ihre Bedürfnisse einstellen, nicht umgekehrt. Konzentrieren Sie sich auf Ihre Atmung, tönen Sie lang gezogene »Aaaahs« und »Oooohs«, um Ihre Muskulatur zu entspannen, und versuchen Sie, sich ganz zu öffnen (siehe Seite 85). Haben Sie Vertrauen in Ihre Fähigkeit, Ihr Kind aus eigener Kraft zu gebären. Die Übergangsphase dauert zum Glück meistens nicht sehr lange, und dann finden Sie durch die aktive Geburtsarbeit wieder zu sich selbst zurück.

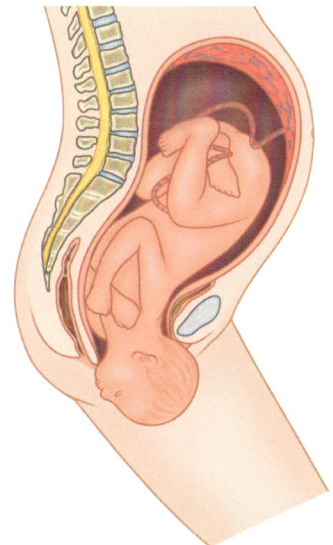

In der Endphase ebnet der relativ harte Kopf den Geburtsweg für den restlichen Körper.

Endphase

Ihr Baby ist nun auf dem Beckenboden angekommen, und Sie spüren in jeder Wehe den intensiven und nicht mehr aufzuhaltenden Drang, es durch Ihre Scheide hinauszuschieben. Ihre Hebamme wird Sie dabei anleiten und Ihnen eventuell auch sagen, wie Sie atmen sollen. Es ist wichtig, dass Sie gut mit ihr zusammenarbeiten und nicht einfach kräftig drauflospressen, auch wenn es sehr erleichternd wäre. Wenn Sie sanft schieben, kann sie nämlich das stark gedehnte Dammgewebe besser vor dem Einreißen schützen und so auch einen möglichen Dammschnitt abwenden. Ihre Hebamme reguliert das Tempo, mit dem das kindliche Köpfchen über den Damm geboren wird. Im Zusammenspiel ihrer Hände kann sie je nach Notwendigkeit die Geburt des Köpfchens nun verlangsamen oder beschleunigen. Dazu muss sie Babys Stirn so lange mit den Fingern der linken Hand zurückhalten, bis der Hinterkopf sich unter dem Schambein abstemmen kann. Die rechte Hand wird stark gespreizt am Damm angelegt. Weil das Gewebe schon sehr gedehnt und deshalb nur noch ganz dünn ist, lassen sich die kleinen Höcker auf der Stirn des Kindes gut fühlen. Wird das Dammgewebe blass, ist es nicht mehr gut durchblutet, das heißt, es kann einreißen. Je nach

Der werdende Vater bei der Geburt

Lassen Sie sich ganz auf die Bedürfnisse Ihrer Partnerin ein, vermitteln Sie ihr Ruhe und Sicherheit. So können Sie ihr die enorme Anstrengung der Geburt etwas erleichtern und sich darum kümmern, dass sie sich so wohl fühlt wie möglich.

Zeigen Sie mit tröstenden und ermutigenden Worten Verständnis und Einfühlungsvermögen. Auch eine Massage oder eine liebevolle Berührung im richtigen Moment tut gut. Manchmal ist es allerdings eher sinnvoll, still zu sein und sich völlig zurückzunehmen. Rechnen Sie damit, dass Sie der werdenden Mutter aus heiterem Himmel gar nichts mehr recht machen können oder sie plötzlich sogar völlig außer sich gerät. Das ist ab einem bestimmten Zeitpunkt der Geburt völlig normal, Sie brauchen sich dann nicht hilflos oder gar abgelehnt zu fühlen. Geben Sie die Verantwortung ruhig an die Hebamme ab und vertrauen Sie auf die Kraft Ihrer Partnerin.

Bei Unklarheiten oder gar Spannungen zwischen der Gebärenden und dem geburtshilflichen Team sollten Sie versuchen, ruhig und auf der Sachebene zu vermitteln. Lassen Sie sich genau erklären, worum es geht, und machen Sie nicht durch überbordende Emotionen zusätzlichen Druck: Für das Team ist das Geburtsgeschehen Alltag, für Sie und Ihre Partnerin dagegen eine Ausnahmesituation. Es ist nicht Ihre Angelegenheit, die Geschehnisse im Kreißsaal zu kontrollieren.

Weder Sie noch Ihre Partnerin wissen vorher, wie Sie sich bei der Geburt Ihres Kindes fühlen werden. Es kann im Geburtsverlauf jederzeit vorkommen, dass Sie sich von den Ereignissen überfordert fühlen oder eine kurze Pause vor der Tür benötigen. Achten Sie auch auf sich und Ihre eigenen Bedürfnisse.

Einstellung des geburtshilflichen Teams wird dann ein Dammschnitt gemacht, oder man akzeptiert einen Dammriss (siehe Seite 131). Legt Ihre Hebamme mit starkem, heißem Kaffee getränkte Binden als Kompresse auf den Damm, wird das Gewebe besser durchblutet. Mit diesem alten Trick lässt sich die Gefahr eines Dammrisses minimieren.

Wenn der Kopf geboren ist, dauert es noch einen kleinen Augenblick, dann folgen die Schultern. Das können Sie deutlich spüren, bevor Rumpf und Beine, oft noch mit einem Schwapp Fruchtwasser, ganz leicht aus Ihnen herausgleiten. Ihr Kind ist geboren! Trotzdem ist die Geburt noch nicht ganz vorbei.

Nachgeburtsphase

Kurz nach der Geburt des Kindes und der Abnabelung zieht sich die Gebärmutter noch einmal zusammen, und die Nachgeburt mit den Resten der Fruchtblase löst sich ungefähr nach 10 bis 30 Minuten von der Innenwand der Gebärmutter. Durch die Nachgeburtswehen rutscht sie dann in die Scheide, und Sie müssen noch einmal ein wenig mitschieben, bis auch die Plazenta geboren ist. Erschrecken Sie nicht, wenn Sie dann kurzfristig etwas mehr Blut verlieren, die sogenannte Lösungsblutung ist nichts Außergewöhnliches. Die Nachwehen sorgen anschließend dafür, dass sich die Gefäße in der Gebärmutter wieder verengen und die Blutung zum Stillstand kommt. In manchen Kliniken bekommen Sie unmittelbar nach der Geburt noch ein Wehenmittel gespritzt, das diesen Vorgang unterstützt, und die Plazenta wird durch einen Zug an der Nabelschnur, die sogenannte Cordtraction, gelöst.

Wenn auch die Plazenta geboren ist, haben Sie es fürs Erste geschafft – Sie drei haben wirklich ganze Arbeit geleistet!

Die Hebamme überprüft anschließend, ob der Mutterkuchen und die Eihäute vollständig sind, das heißt, ob sich keine Reste mehr in der Gebärmutter befinden, die zu Blutungen und Entzündungen führen könnten. Sie schaut auch nach eventuellen Geburtsverletzungen an Scheide, Damm und Schamlippen, und diese werden gegebenenfalls versorgt. Damit ist die Geburt beendet. Zur Kontrolle bleiben Sie und Ihr Kind noch zwei Stunden in der Obhut der Hebamme (siehe Seite 149). Löst sich die Plazenta nicht oder nur unvollständig, muss sie unter Narkose geholt werden. In der Klinik wird aus dem Nabelschnurrest am Mutterkuchen etwas Blut abgenommen, um die Sauerstoffversorgung des Kindes zum Zeitpunkt der Geburt zu dokumentieren.

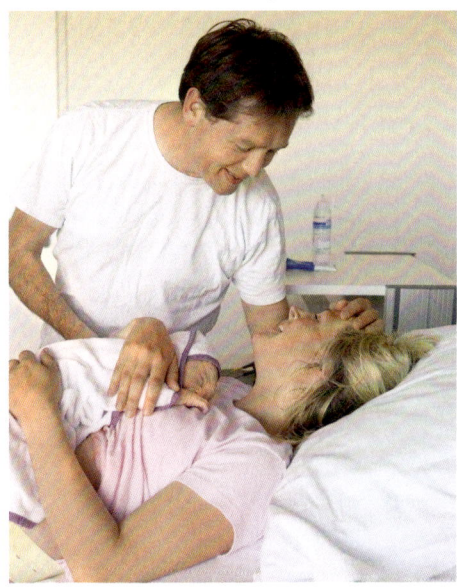

Ein paar Tricks

Wenn die Plazenta sich nicht löst, hilft oftmals Folgendes:

- Gehen Sie in die Hocke und husten Sie ein paar Mal mit offenem Mund.
- Entleeren Sie Ihre Harnblase.
- Lassen Sie Ihr Kind an der Brust saugen.
- Bitten Sie um ein Coldpack auf den Bauch.

Auch homöopathische Mittel und die Akupunktur eines bestimmten Punktes am Bauch helfen bei Lösungsschwierigkeiten.

Nabelschnurblut

Viele Eltern möchten heute Nabelschnurblut ihres Babys einfrieren lassen, denn es enthält Stammzellen, die besonders bei der Therapie von Krebserkrankungen wie der Leukämie eine große Rolle spielen. Stammzellen sind Vorläufer spezialisierter Zellen und können sich entweder zu beliebigen Zellen oder nur zu bestimmten Zelltypen entwickeln. Im Nabelschnurblut kommen zahlreiche Stamm- und Vorläuferzellen vor, die unter anderem Blut und Knochenmark neu bilden können. Von manchen Anbietern wird die Einlagerung von Nabelschnurblut deshalb als eine Art »Lebensversicherung« verkauft.

Bei der individuellen Einlagerung bei privaten Blutbankbetreibern tragen Sie als werdende Eltern die nicht unerheblichen Kosten vollständig selbst. Doch das Einfrieren von Nabelschnur-Stammzellen ist eine rein spekulative Investition. Bei allen Krebskrankheiten, die man heute in Deutschland mit Nabelschnurblut behandeln kann, wird ausschließlich fremdes Blut eingesetzt. Die Behandlung mit dem eigenen Blut birgt nämlich Risiken, die von kommerziellen Anbietern gern verschwiegen werden: Es trägt den Defekt oftmals bereits in sich. Das Blut fremder Spender hingegen greift noch vorhandene Krebszellen an. Eine Transplantation eigener Stammzellen ist deshalb nur für Krankheiten sinnvoll, deren Ursache nicht in einer genetischen Veranlagung liegt. Entsteht eine Krebserkrankung aufgrund äußerer Einflüsse, wie beispielsweise einer ungesunden Lebensweise bei Darmkrebs oder langjähriger ungeschützter Sonneneinstrahlung bei Hautkrebs, kann eine Behandlung mit eigenen Stammzellen sinnvoll sein.

Wenn Sie Babys Nabelschnurblut dennoch spenden möchten, sollten Sie dies am besten bei einer öffentlichen Blutbank tun. Es ist dann für eine Anwendung bei fremden Empfängern gedacht, und Ihnen entstehen dafür keine Kosten. Die dort gelagerten Stammzellen werden an Patienten abgegeben, die unverschuldet krank geworden sind und keine für eine Spende geeigneten Familienangehörigen haben.

Ob das gefrorene Stammzellenmaterial nach Jahrzehnten noch brauchbar ist, ist nicht sicher.

Schmerzen lindern

Einstellung zum Geburtsschmerz

Der Geburtsschmerz ist kein »normaler« Schmerz, wie Sie ihn beispielsweise aushalten müssen, wenn Sie krank oder verletzt sind (siehe auch Seite 85). Der Wehenschmerz ist ein eher »positiver« Schmerz: Er bringt Sie mit jeder einzelnen Kontraktion der Geburt Ihres Kindes ein Stückchen näher. Auch wenn dies leichter gesagt als getan ist: Entscheidend ist, dass Sie sich innerlich nicht gegen die Wehen stemmen. Nehmen Sie jede neue Kontraktion in dem Bewusstsein an, wieder ein Stück des gemeinsamen Weges mit Ihrem Kind zu gehen. Versuchen Sie, daran zu denken, dass Sie jetzt, in diesem Augenblick nur mit dieser einen Wehe zurechtkommen müssen und dass diese eine Wehe gerade eine immense Arbeit für Sie beide leistet. Vielleicht hilft es Ihnen auch, zu wissen: Ihr Kind erfährt bei der Geburt seine wichtigsten und stärksten Anregungen über die Haut. Die kräftigen, geburtswirksamen Wehen über viele Stunden regen zum Beispiel nachweislich die Funktion seines Immunsystems an. Auf dem Weg durch den engen Geburtskanal wird durch den starken Druck zudem noch vorhandenes Fruchtwasser aus seinen Atmungsorganen herausgepresst. Dadurch kann sich seine Lunge beim ersten Atemzug besser entfalten – Grundbedingung für das selbstständige Atmen eines Neugeborenen.

So wird Ihr ungeborenes Kind bereits im Mutterleib optimal auf die lebensnotwendige Umstellung seiner wichtigsten Körperfunktionen wie Atmung, Wärmeregulation und Verdauung vorbereitet.

Hilfe bei Schmerzen

Jede Frau empfindet den Geburtsschmerz anders. Niemand kann Ihre Schmerzen objektiv beurteilen, nur Sie selbst haben eine verlässliche Einschätzung. Wie viel Schmerzen Sie ertragen können oder wollen, sollten Sie für sich entscheiden (siehe Seite 85). Bestimmt beruhigt es Sie, zu wissen, dass es bei Bedarf möglich ist, starke Geburtsschmerzen wirksam zu lindern. Oft sind es jedoch zunächst andere Dinge als Medikamente, die Ihnen helfen, Ihre Wehen gut zu verarbeiten. Sehr wichtig ist vor allem eine zugewandte und respektvolle Unterstützung durch Ihre Hebamme, den Arzt, Ihren Partner oder Ihre Begleitperson. Doch auch Sie selbst können einiges für sich tun. Schmerzlindernd wirken vor allem Ihre eigene Einstellung zum Geburtsverlauf und Ihre Möglichkeiten, den Verlauf aktiv mitzugestalten.

So wird es leichter

- Wählen Sie am besten aufrechte Positionen, und bewegen Sie sich möglichst viel.
- Machen Sie sich bewusst, dass der Geburtsschmerz Sie Ihrem Kind Schritt für Schritt näherbringt, und wehren Sie sich nicht dagegen. Versuchen Sie, jede Wehe zu »begrüßen«. Ihr Organismus unterstützt Sie dabei mit der Bildung eines körpereigenen Schmerzmittels, den Endorphinen.
- Konzentrieren Sie sich auf Ihren Atem, und lassen Sie sich von Ihren Geburtsbegleitern dabei unterstützen. Tönen Sie beim Ausatmen die Vokale A oder O, oder stöhnen Sie laut.
- Wenn Ihnen danach ist, bitten Sie Ihren Partner um eine sanfte Massage oder darum, einfach gehalten zu werden.
- Nehmen Sie ein warmes Bad, oder lassen Sie sich eine Wärmflasche geben. Achten Sie darauf, dass Ihnen nicht kalt wird und besonders Ihre Füße warm sind.
- Ab der 20. Schwangerschaftswoche sinkt Ihre individuelle Schmerzempfindlichkeit durch körpereigene Hormone, die ähnlich wie Beruhigungsmittel wirken. Vertrauen Sie darauf, dass Sie auch unter Schmerzen die große Herausforderung der Geburt aus eigenen Kräften gut meistern werden.

Sanfte Hilfen

In der Geburtsbegleitung werden auch alternative Methoden zur Schmerzlinderung angeboten. Selbst wenn die Wirkung der meisten Verfahren wissenschaftlich selten belegt ist, können sie Ihnen aller Erfahrung nach helfen, sich zu entspannen und den Schmerz besser zu tolerieren.

Homöopathie

Nicht nur die subjektive Stärke des Schmerzempfindens ist wichtig für die Mittelwahl, sondern auch die Art und der Bereich der Schmerzen.

Ein homöopathisches Akutmittel kann, wenn es richtig gewählt ist, den übermäßigen Schmerz sehr gut lindern. Es gibt inzwischen zahlreiche Hebammen, die eine qualifizierte homöopathische Ausbildung und viel Erfahrung haben. Damit Ihre Hebamme das richtige Mittel finden kann, ist es wichtig, dass Sie Ihre Schmerzen möglichst genau beschreiben. Die unterschiedlichen homöopathischen Arzneimittel sind nämlich jeweils bei unterschiedlichen Arten von Schmerz wirksam.

Akupunktur

Eine Akupunkturbehandlung, welche die Schmerzen lindert, wird in der Eröffnungsphase bei den ersten stärkeren Beschwerden eingesetzt. Die Hebamme tastet im Bereich der infrage kommenden Akupunkturpunkte so lange, bis Sie ihr sagen, dass Sie einen leichten Druck verspüren. Dann sticht sie die Nadel an diesem Punkt zügig und ohne Drehung etwa einen halben Zentimeter tief in die Haut ein. Den Einstich werden Sie kaum spüren, denn die aus flexiblem Stahl gefertigte Akupunkturnadel ist nur 0,3 mm dick.

Danach wird die Nadel ein wenig gedreht, bis Sie ein Gefühl von Wärme, Kribbeln, Druck, Taubheit oder wie von einem kleinen, harmlosen Stromschlag verspüren. Das Empfinden ist von Frau zu Frau verschieden. Eventuell wird zusätzlich eine Nadel auf einen bestimmten Punkt Ihres Kopfes gesetzt, der bei Angst hilft und beruhigend wirkt.

Aromatherapie

Eine Aromatherapie mit ätherischen Ölen kann ebenfalls hilfreich sein, um den Geburtsschmerz abzuschwächen. Dabei werden generell zwei Wirkweisen unterschieden: Zum einen werden die Essenzen über die Haut und die Schleimhäute aufgenommen, da sie fettlöslich sind. Über das Blut gelangen sie ins Gewebe und zu den Organen. So beeinflussen die Inhaltsstoffe der ätherischen Öle den gesamten Organismus. Zum anderen wirken die Duftstoffe der Öle über den Geruchssinn unmittelbar auf die Seele, weil Gerüche und Gefühle im selben Teil unseres Gehirns verarbeitet werden. Aromaöle werden in Duftlampen, als Badezusätze und für Einreibungen verwendet. Manche Öle wirken entspannend und krampflösend, andere anregend und wehenfördernd, sodass die Aromatherapie eine gute Methode zur Geburtserleichterung darstellt.

Beruhigend wirken Öle von Basilikum, Geranie, Melisse, Lavendel, Neroli und Rose. Bei Erschöpfung helfen Bergamotte, Jasmin, Sandelholz, Weihrauch, Zimt und Rosmarin.

Bachblüten

Die sanfte Pflanzentherapie des englischen Arztes Dr. Edward Bach kann Ihnen den Geburtsschmerz zwar nicht unmittelbar nehmen, hilft Ihnen aber dabei, diesen besser zu verarbeiten. Es gibt 38 unterschiedliche Bachblütenzubereitungen, die verschiedensten Gemütszuständen entsprechen und von denen – je nach Einschätzung Ihrer Hebamme – bis zu sechs miteinander kombiniert werden können. Für Ausnahmezustände gibt es ein spezielles Kombinationsmittel aus fünf Blütenkonzentraten, die Rescue-Tropfen.

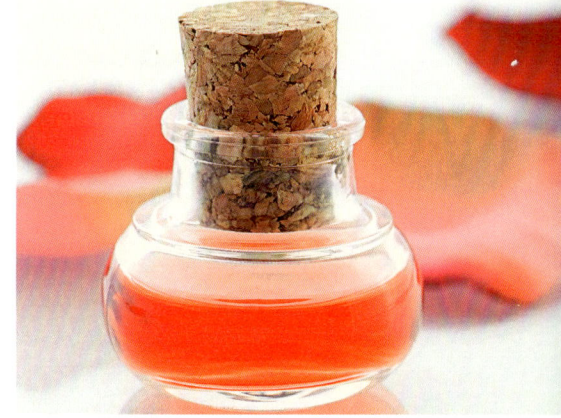

Hypnose

Mithilfe der Hypnose wird ein hypnotischer Trancezustand herbeiführt. Bereits seit Langem ist bekannt, dass im Zustand der Trance eindrucksvolle Veränderungen im Organismus auftreten: Die Muskulatur entspannt sich, die Herzfrequenz und der Blutdruck sinken, die Atmung wird regelmäßiger, und der Stresshormonspiegel fällt ab. All diese Faktoren wirken sich günstig auf den Geburtsverlauf aus, weshalb Sie mithilfe der Hypnose die Angst-Verspannungs-Schmerz-Spirale durchbrechen können.

Massage

Massagen lindern Schmerzen auf natürliche Weise, und sie wirken stimmungsaufhellend. Durch die stimulierende Berührung gibt der Organismus Endorphine ab. Diese Neurohormone docken im Gehirn an die gleichen Rezeptoren an wie Opiate, was berauschende und euphorische Glücksgefühle auslösen kann. Vielleicht kennen Sie diesen Effekt, der als »runners high« oder »zweiter Wind« bekannt ist, schon vom Sport und haben bereits erlebt, dass Sie nach intensiver Belastung noch einmal Kraft verspüren. Während der Geburt kann Ihnen die Berührung Kraft für die Wehen geben und helfen, wenn Sie müde oder erschöpft sind.

Allerdings kommt es auch auf die Qualität der Berührung an: Nicht immer werden sanfte Massagen während der Wehen als angenehm empfunden. Während der Wehe sollte es eher eine kräftigere, flächige Berührung sein, in der Wehenpause genießen Sie wahrscheinlich lieber ein sanftes Ausstreichen. Nicht alle Frauen mögen eine Massage während der Geburt. Manchen ist es sehr unangenehm, während der Wehen angefasst zu werden. Die Wehen sind so stark, dass jede weitere körperliche Empfindung mehr ist, als sie ertragen könnten. Manchmal ist bereits das bloße Auflegen der warmen Hand zu viel. Da Sie im Vornherein nicht wissen können, wie Sie reagieren werden, wenn es so weit ist, bereiten Sie Ihren Partner besser schon rechtzeitig darauf vor, dass Sie ihn vielleicht auch zurückweisen werden, damit er sich nicht unnötig verletzt fühlt.

Die Rückenmassage

Besonders anfänglich spüren viele Frauen die Wehen sehr stark im unteren Rücken, sodass eine Rückenmassage sehr wohltuend sein kann. Ihr Partner sollte zunächst mit seiner flachen rechten Hand an Ihrer Wirbelsäule entlang (nicht auf der Wirbelsäule!) auf der rechten Körperhälfte von der Schulter zum Po streichen. Danach streicht er mit der linken Hand auf der linken Seite nach unten. Dabei sollte eine gleichmäßige, rhythmische Bewegung entstehen, die Sie auch gut mit Ihrem Atemrhythmus koordinieren können. Eine Hand bleibt dabei immer an Ihrem Rücken, damit Sie gut im Kontakt sind. Die gleichmäßigen, langsamen Bewegungen wirken sehr beruhigend. Ihr Partner sollte mit der ganzen Handfläche massieren und nicht nur mit der Handwurzel. Viele Frauen brauchen einen flächigen Druck, gerade im Lendenwirbelbereich oder auf dem Kreuzbein.

Schreitet die Geburt voran, kann Ihr Partner das Kreuzbein (den Teil der Wirbelsäule direkt über dem Po) mit den Handballen massieren. Dazu wird er etwas Kraft brauchen und stärker drücken müssen. Alternativ kann er auch mit dem Daumen die beiden Grübchen am unteren Rücken massieren. Sagen Sie ihm, was Ihnen wann und wie guttut.

TENS

Für die transkutane elektrische Nervenstimulation, das heißt die Übertragung sanfter elektrischer Reize durch die Haut, verwendet Ihre Hebamme ein kleines batteriebetriebenes Gerät und vier Elektroden, die auf die Haut aufgeklebt werden. Das Gerät sendet geringe elektrische Impulse aus, die Sie als leichtes Kribbeln wahrnehmen können. Diese Stromimpulse überdecken die Schmerzsignale des Körpers und regen die Ausschüttung körpereigener schmerzstillender Substanzen wie zum Beispiel Endorphine an. Die Wirkweise ist ähnlich wie bei der Akupunktur.

Das Gerät selbst ist einfach zu bedienen, und die Stromstärke so gering, dass sie auch für Ihr Baby völlig ungefährlich ist. Stärke und Häufigkeit der Impulse können Sie je nach Schmerzempfinden individuell steuern. Die Schmerzen gehen damit zwar nicht völlig zurück, lassen sich aber besser ertragen, auch weil Sie das Gefühl haben, sie kontrollieren zu können.

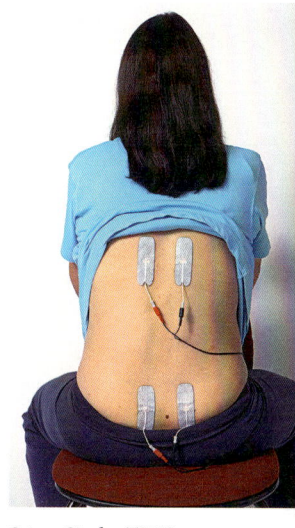

Setzen Sie das TENS-Gerät am besten gleich zu Beginn der Wehen ein: Ihr Körper benötigt circa eine Stunde, um Endorphine freisetzen zu können.

Medikamentöse Verfahren

Spasmolytika

Zu Beginn der Eröffnungsphase werden zur Schmerzlinderung häufig entkrampfende Mittel, sogenannte Spasmolytika, verabreicht. Sie entspannen den Muttermund und haben in der Regel keine Nebenwirkungen für das Kind. Das dafür häufig angewendete Mittel Buthylscopolamin (Buscopan®) bekommen Sie als Zäpfchen oder Spritze verabreicht.

Spasmolytika werden besonders bei lang andauernden Geburtsverläufen eingesetzt, um die Muskulatur des Muttermundes zu entspannen. Sie machen Ihr Mitarbeiten in der Wehe noch gut möglich und beeinflussen Ihr Wahrnehmungsvermögen nicht.

Opiate

Bei stärkeren Schmerzen werden häufig Opiate durch eine Injektion in den Muskel verabreicht. Diese starken Schmerzmittel dämpfen in der Regel aber weniger Ihre Schmerzempfindung als Ihr Bewusstsein. Die meisten Frauen reagieren auf diese Mittel mit Schwindel, Müdigkeit oder Kreislaufproblemen und müssen daher für die Einwirkzeit des Medikaments liegen bleiben. Vor allem das Opiat Phetidin (Dolantin®) macht auch das Kind schläfrig und kann seine spontane Atmung nach der Geburt beeinträchtigen. Daher muss es sorgfältig dosiert und zum richtigen Zeitpunkt eingesetzt werden.

Lachgas

Lachgas (Distickstoffmonoxid) wird Ihnen während der Endphase über eine Atemmaske verabreicht. Allerdings wird es wegen der damit verbundenen Nebenwirkungen wie Schwindel, Benommenheit und Übelkeit nur noch sehr selten verwendet. Auch Lachgas beeinträchtigt kurzzeitig Ihr Bewusstsein und geht auf das Kind über. Zur Narkoseeinleitung kommt Lachgas jedoch weiterhin, meist im Gemisch mit Sauerstoff, zum Einsatz.

Lokal wirkende Schmerzlinderung

Periduralanästhesie (PDA)

Durch die lokale Anwendung eines Betäubungsmittels schaltet eine Periduralanästhesie (PDA) den Geburtsschmerz vorübergehend aus. Idealerweise wird sie gesetzt, wenn der Muttermund in der Eröffnungsphase erst zwei bis drei Zentimeter eröffnet ist. Die PDA darf in Deutschland nur von einem Narkosearzt durchgeführt werden.

Anlegen der PDA

Beim Anlegen der PDA müssen Sie sich nach vorne gebeugt setzen und möglichst einen Rundrücken machen. Das ist mit dem großen Bauch und unter heftigem Wehenschmerz nicht immer ganz einfach.

Nach der Hautdesinfektion im Punktionsgebiet sticht der Narkosearzt in Höhe des dritten oder vierten Lendenwirbels eine Hohlnadel ein und schiebt diese vorsichtig bis zum Periduralraum. Das ist der Raum, der sich um die harte Rückenmarkshaut herum befindet. Das Rückenmark wird dabei nicht berührt. Der Anästhesist führt dann einen kleinen Plastikschlauch (Katheter) durch die Nadel, über den das Narkosemittel verabreicht und bei Bedarf nachgespritzt werden kann. Das Medikament umspült den Rückenmarkskanal und schaltet

Im Durchschnitt dauern Geburten mit PDA etwas länger als ohne Betäubung. Sehr selten treten bleibende Nervenschädigungen oder Lähmungen als Folge von Blutergüssen, Entzündungen oder direkten Nervenschädigungen auf.

Gründe für eine PDA
- Stark empfundene Schmerzen, z. B. nach einer Geburtseinleitung
- Erschöpfung nach langem Geburtsverlauf
- Vorerkrankungen der Schwangeren, insbesondere des Herz-Kreislauf-Systems, hochgradige Kurzsichtigkeit und Netzhautablösung, Zuckerkrankheit
- Risikogeburt (Zwillinge, Frühgeburt, Beckenendlage)
- ausdrücklicher Wunsch der Schwangeren
- geplanter Kaiserschnitt
- Saugglocken- oder Zangengeburt

örtlich und zeitlich begrenzt nur die Nerven aus, die den Geburtsschmerz verursachen. Außer dem Einstich durch die Haut spüren Sie normalerweise erst einmal nicht viel von der PDA. Erst 15 bis 20 Minuten später, wenn das Betäubungsmittel die betreffenden Nervenwurzeln erreicht, fängt es in Füßen und Beinen an zu kribbeln, und Ihnen wird vielleicht kurzfristig warm. Kurze Zeit später haben Sie keine Schmerzen mehr. Normalerweise müssen Sie nach einer PDA liegen bleiben, weil Sie durch die Narkose kein Gefühl mehr in den Beinen haben. Beim Einsatz einer »mobilen« PDA ist es aber sogar möglich, dass Sie umhergehen, um den Geburtsverlauf aktiv zu fördern.

Intensive Überwachung
Der Geburtsfortschritt und das Kind müssen intensiv überwacht werden. Als Nebenwirkung der Periduralanästhesie fällt häufig der mütterliche Blutdruck erst einmal stark ab. Deshalb wird Ihnen zusätzlich ein venöser Zugang in der Armvene gelegt, um das Blutvolumen mit einer Infusionslösung aufzufüllen und Ihnen rasch ein Gegenmittel verabreichen zu können.

Da das Narkosemittel auch die Gebärmuttermuskulatur entspannt, werden die Wehen manchmal schwächer, sodass Sie zusätzlich einen Wehentropf bekommen müssen. Möglicherweise wird Ihnen für einige Zeit ein Blasenkatheter gelegt, da die Betäubung auch die Blasenmuskulatur lähmen kann.

Wenn Sie bei einer normalen Geburt eine PDA bekommen, kann es sein, dass Ihnen kurz vor der Endphase kein Narkosemittel mehr nachgespritzt

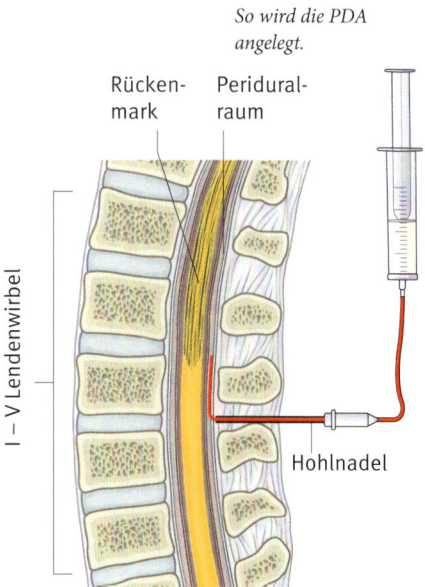

So wird die PDA angelegt.

Rückenmark

Periduralraum

I – V Lendenwirbel

Hohlnadel

In manchen Kliniken können Sie die PDA heute selbst dosieren und dadurch bestimmen, wie intensiv Sie Ihren Körper bei der Geburt noch spüren möchten.

wird. Es ist sehr wichtig, dass Sie das Gefühl, unbedingt mitschieben zu müssen, selbst spüren können. Ist das nicht der Fall, kommt es häufiger zu Zangen- oder Saugglockengeburten (siehe Seite 132). Auch ein Kaiserschnitt in PDA ist möglich (siehe Seite 139).

> **TIPP** Am besten sprechen Sie schon in der Schwangerschaft mit Ihrem Arzt über Vorteile, Risiken und Komplikationen einer PDA. Dann wissen Sie bei der Geburt sicher, ob diese Methode für Sie infrage kommt.

Spinalanästhesie

Anders als bei der PDA wird bei der Spinalanästhesie die harte Rückenmarkshaut mit einer dünnen Kanüle durchstochen. Das Schmerzmittel wird unmittelbar in den Rückenmarkskanal gespritzt und die Nadel danach sofort wieder entfernt. Eine Spinalanästhesie wirkt sehr schnell. Sie kommt manchmal in der Endphase der Geburt zum Einsatz, wenn keine PDA gelegt wurde oder wenn ein sofortiger Kaiserschnitt notwendig wird (siehe Seite 138), die werdende Mama aber keine Vollnarkose wünscht.

Es gibt allerdings auch einige Nachteile: So kommt es beispielsweise danach zu Kopfschmerzen, wenn beim Herausziehen der Nadel aus dem Rückenmarkskanal Gehirnflüssigkeit austritt. Um die Schmerzen zu behandeln, die durch den leichten Unterdruck im Gehirn entstanden sind, muss Ihnen eventuell steril entnommenes Eigenblut auf Höhe der vorherigen Punktionsstelle eingespritzt werden, welches das kleine Loch sicher verschließt. Auch Übelkeit, Kreislaufprobleme oder vorübergehende Probleme mit der Atmung sind mögliche Nebenwirkungen der Spinalanästhesie.

Pudendusblock

Für den Pudendusblock spritzt der Arzt in der Spätphase der Geburt ein Lokalanästhetikum im Bereich der Sitzbeinhöcker um die schmerzleitenden Bahnen des Pudendusnervs. Die örtliche Betäubung macht den Scheidenausgang, die Schamlippen und den Damm etwas schmerzunempfindlicher, beeinflusst den Drang zu pressen aber nicht.

Der Pudendusblock wird vor allem eingesetzt, wenn keine Periduralanästhesie (PDA) gelegt wurde. Die Wirkung hält bis zu einer Stunde an, meist lässt sich dadurch noch ein eventueller Dammschnitt schmerzfrei versorgen. Nebenwirkungen des Pudendusblock können Blutergüsse in der Scheidenwand sein.

Medizinische Begleitung

Geburtshilfliche Überwachung

Cardiotokogramm (CTG)

Das Cardiotokogramm, kurz CTG, dient dazu, während der Geburt die kindlichen Herztöne zu überwachen und die Aktivität des Gebärmuttermuskels zu messen. Hebammen und Ärzte können daraus wichtige Rückschlüsse auf das aktuelle Befinden Ihres Kindes ziehen. Je nach Geburtsverlauf ist es anfänglich ausreichend, alle ein bis zwei Stunden ein halbstündiges CTG zu schreiben. Ab einer Muttermundsöffnung von sieben bis acht Zentimetern wird in den meisten Kliniken heute kontinuierlich aufgezeichnet, weil nun der für das Kind belastendere Teil der Geburt beginnt.

Zu einer Dauerüberwachung wird man sich unabhängig von der Öffnung des Muttermundes entschließen, wenn die kindlichen Herztöne auffällig sind, Sie einen Wehentropf oder eine PDA bekommen oder wehenhemmende Medikamente benötigen.

Beweglich trotz CTG

Eine gute Möglichkeit, trotz Dauer-CTG mobil zu bleiben, ist die sogenannte »Telemetrie«, bei der ohne direkte Kabelverbindung die Signale per Funk direkt an das Aufzeichnungsgerät übertragen werden. Das funktioniert übrigens sogar unter Wasser und ist heute in vielen Kliniken möglich.

Mikroblutuntersuchung (Fetalblutanalyse)

Wenn die Herztöne des Kindes auffällig sind und das CTG keinen eindeutigen Aufschluss gibt, kann der Arzt mit einem Blutstropfen aus der kindlichen Kopfhaut unter anderem den Sauerstoffgehalt des Blutes besser beurteilen. So muss er nicht auf »bloßen Verdacht« hin die natürliche Geburt vorzeitig per Kaiserschnitt oder andere geburtshilfliche Maßnahmen beenden.

Dazu führt er ein Metallrohr in die Scheide ein und ritzt die kindliche Kopfhaut unter Sicht mit einer kleinen Lanzette (wie beim »Fingerpieks« in der Schwangerschaft) an. Das austretende Blut wird mit einem dünnen Glasröhrchen aufgefangen und anschließend der Säuregehalt (pH-Wert) in einem speziellen Blutgasanalyse-Gerät gemessen, um die Sauerstoffsättigung beurteilen zu können. Diese Untersuchung heißt Mikroblutuntersuchung (MBU). Bei normalen oder noch tolerablen Werten wird die Mikroblutuntersuchung nach 30 Minuten wiederholt. Sinkt der pH-Wert des Kindes weiter ab, droht ihm akute Sauerstoffnot, und die Geburt wird in absehbarer Zeit, je nach Fortschritt, durch Kaiserschnitt, Saugglocke oder Zange (siehe ab Seite 132) beendet.

Fetale Pulsoxymetrie

Mit dieser medizintechnischen Methode kann im Verlauf der Geburt der Sauerstoffgehalt des kindlichen Blutes kontinuierlich kontrolliert werden. Dazu muss der Muttermund mindestens zwei Zentimeter geöffnet und die Fruchtblase gesprungen sein.

Ein weicher und flexibler Sensor wird durch den Geburtskanal eingeführt und an der Wange des Kindes angelegt. Über zwei kleine Leuchtdioden wird die Sauerstoffsättigung im Blut durch die Haut des Babys hindurch berechnet. Dazu muss kein Blut entnommen werden, die Haut wird nicht verletzt, es entstehen keine Narben. Durch die Aufzeichnung der Sauerstoffsättigung lassen sich in Kombination mit der Messung der Herzfrequenz durch das CTG verlässliche Aussagen über das aktuelle kindliche Befinden machen.

Geburtseinleitung

Bei den meisten Frauen beginnen die Wehen auf natürliche Weise zwischen der 37. und der 42. Schwangerschaftswoche. Etwa 20 Prozent aller Geburten werden heute allerdings medikamentös eingeleitet. Ist eine Geburtseinlei-

Gründe für eine Geburtseinleitung

- vorzeitiger Blasensprung ohne spontanes Einsetzen der Wehentätigkeit (nach ärztlichem Ermessen nach 6 bis 48 Stunden)
- Plazentainsuffizienz
- Wachstumsverzögerung des Kindes
- auffälliges CTG
- Mehrlinge
- Diabetes, Präeklampsie oder andere mütterliche Erkrankungen
- Terminüberschreitung (je nach Ermessen nach 7 bis 13 Tage über dem Termin)
- Übertragung (ab 14 Tage über dem Termin)

tung medizinisch notwendig (siehe Kasten) stehen dazu drei verschiedene Möglichkeiten zur Verfügung. Für welche sich die Ärzte schließlich entscheiden, hängt vor allem von der sogenannten Geburtsreife ab, die durch eine vaginale Untersuchung bestimmt wird.

Prostaglandine

Bei einem unreifen Befund ist das Gewebe des Gebärmutterhalses noch straff, der untere Anteil drei bis vier Zentimeter lang, der Muttermund nur wenig bis gar nicht geöffnet. In einem solchen Fall wird man sich für das »Nachreifen« (Priming) des Gebärmutterhalses durch Prostaglandin entscheiden. Prostaglandine sind hormonähnliche Substanzen, die in fast allen Organen gebildet werden. Gegen Ende der Schwangerschaft bildet auch die Gebärmutter vermehrt Prostaglandine: Sie spielen für eine Auflockerung des Gewebes und das Ingangkommen der Wehen eine große Rolle.

In der Klinik wird Ihnen der Arzt bei einer vaginalen Untersuchung ein stark konzentriertes, synthetisches Prostaglandin entweder in Form einer Tablette, als Gel oder mittels eines Pessars vor den Gebärmutterhalskanal einlegen, um den Muttermund weich und geburtsbereit zu machen und die Wehen anzuregen. Anschließend werden die kindlichen Herztöne aufgezeichnet, Ihr Blutdruck gemessen, und dann dürfen Sie spazieren gehen. In den meisten Kliniken ist es üblich, dass Sie sich bis zum Wirkungseintritt des Arzneimittels zweistündlich im Kreißsaal zur CTG-Kontrolle melden.

Nach einem vorausgegangenen Kaiserschnitt ist eine Geburtseinleitung mit Prostaglandinen oftmals nicht möglich.

Nicht vorhersehbare Wirkungsweise

Ob und wann Sie Wehen bekommen, lässt sich nicht voraussagen, das ist bei jeder Frau anders und kann schon mal zehn bis zwölf Stunden dauern. Bei manchen Schwangeren tut sich auch gar nichts, andere wiederum bekommen sofort nach der Einlage Wehen, manchmal auch nur Bauchschmerzen oder sogar Durchfall. Oft legen Ärzte nach einigen Stunden nochmals eine Tablette nach. Ein Nachteil dieser Form der Geburtseinleitung besteht darin, dass es keine individuelle Dosierung gibt und die Wirkungsweise nicht vorhersehbar oder direkt zu beeinflussen ist.

Wehentropf mit Oxytozin

Bei einem geburtsbereiten Tastbefund, wenn der Muttermund beispielsweise schon zwei bis drei Zentimeter geöffnet ist, werden Sie eher einen »Wehentropf« bekommen. Über eine Infusion wird Ihnen in einer bestimmten Konzentration das Wehenhormon Oxytozin zugeführt, das sich individuell dosieren lässt. Oftmals erzeugt die geburtsbereite Gebärmutter nach diesem kleinen Anstoß von selbst Wehen. Der Tropf kann dann wieder abgehängt werden, und die Geburt wird ihren natürlichen Verlauf nehmen. In manchen Kliniken belässt man ihn auch bis zur Geburt der Plazenta.

Größeres Schmerzempfinden

Normalerweise kommen Wehen langsam in Gang und finden unbeeinflusst zu einem Rhythmus und einer Intensitätssteigerung, die Gebärdende gut verarbeiten können. Das ist bei einer Geburtseinleitung mit Wehenmitteln nicht immer der Fall. Der Wirkungseintritt ist nicht vorhersehbar, sehr oft werden die Frauen von der abrupten und kaum steuerbaren Macht der Wehen regelrecht überrascht. Sie haben dadurch den Eindruck, die künstlich erzeugten Wehen seien viel heftiger.

Bei der Schmerzverarbeitung unter der Geburt spielt vor allem das seelische Empfinden eine große Rolle. Viele Frauen haben bei einer Einleitung das Gefühl, noch nicht geburtsbereit zu sein oder, weil sie nicht von selbst Wehen bekommen, sogar versagt zu haben. Sie sind misstrauisch und haben Angst vor dem Ungewissen. Oft sind sie dann verspannt, verkrampft und fühlen sich überfordert. Bei einer Einleitung mittels Wehentropf sind Sie durch die Infusionsschläuche auch noch in Ihrer Bewegungsfreiheit eingeschränkt. Diese Faktoren können die Schmerzempfindung erheblich verstärken, auch wenn die physikalische Messung der Wehenstärke keinen Unterschied zwischen künstlichen und normalen Wehen zeigt.

Der Natur ihren Lauf lassen

Eine Geburt sollte also nur dann eingeleitet werden, wenn es medizinisch notwendig ist – und nicht etwa, weil Eltern ein bestimmtes Geburtsdatum wünschen oder der Partner nur am Tag X Zeit hat, um bei der Geburt anwesend zu sein. Dafür spricht auch, dass eingeleitete Geburten statistisch gesehen häufiger mit operativen Methoden beendet werden.

Öffnen der Fruchtblase

Die letzte Möglichkeit zur Geburtseinleitung ist das Öffnen der Fruchtblase. Durch das Abfließen des Fruchtwassers ändern sich die Druckverhältnisse und das Volumen in der Gebärmutter, und es können sich Wehen entwickeln. Mit dieser Methode ist man heute sehr zurückhaltend, denn: Ist die Fruchtblase erst einmal geöffnet, muss es innerhalb einer bestimmten Zeit auch zur Geburt (siehe Seite 110) kommen. Wenn die Gebärmutter aber nicht wehenbereit ist, bleibt dann oft nur noch der Kaiserschnitt.

Bei Komplikationen: geburtshilfliche OPs

Dammschnitt

Ein Dammschnitt (Episiotomie) ist ein chirurgischer Einschnitt in das Muskelgewebe zwischen Ihrer Vagina und dem After. Der Schnitt soll verhindern, dass der Damm bei der Geburt reißt oder überdehnt wird oder dass der Druck auf den kindlichen Kopf, zum Beispiel bei einer Frühgeburt, zu groß wird. Ein Dammschnitt wird oft durchgeführt, wenn das mütterliche Gewebe sehr straff und wenig nachgiebig ist. Auch wenn der Kopf des Babys verhältnismäßig groß ist, bei einer Zangen- oder Saugglockengeburt oder wenn die letzte Phase der Geburt beschleunigt werden soll, wird geschnitten. Nach der Geburt muss der Dammschnitt genäht werden.

Während der Eingriff früher routinemäßig durchgeführt wurde, ist er heute eine umstrittene Methode, da der Beckenboden dadurch geschwächt wird und dauerhafte Schmerzen beim Geschlechtsverkehr auftreten können. Außerdem heilt ein Riss nachweislich viel unkomplizierter und rascher als der Schnitt, weil er meist an der dünnsten Stelle des Gewebes entsteht und dabei viel weniger Muskelgewebe in Mitleidenschaft gezogen wird. Ein spontaner Dammriss ist zudem weniger schmerzhaft als ein Dammschnitt.

Der richtige Zeitpunkt
Wird erst beim Durchtritt des Köpfchens geschnitten, ist dazu keine örtliche Betäubung nötig, weil der Damm dann bereits so dünn »ausgewalzt« ist, dass er nicht mehr durchblutet und deshalb so gut wie gefühllos ist.

Falls doch einmal früher geschnitten werden muss, wird das Dammgewebe zuvor örtlich betäubt.

Gebräuchliche Schnittführungen

Median: Die heute gebräuchlichste Schnittführung ist die in der Mittellinie (mediane Episiotomie). Sie heilt sehr schnell und fast immer völlig komplikationslos, weil die Wundränder dicht und gut beieinander liegen. Ein Nachteil besteht allerdings darin, dass das Dammgewebe trotz des Entlastungsschnittes in Richtung After weiterreißen kann. Die anschließende Naht ist dann zumeist sehr aufwendig und erfordert viel Erfahrung.

Mediolateral: Der schräge Schnitt von der Scheidenmitte nach links oder rechts ist die Schnittführung, die den meisten Raumgewinn bringt. Sie wird gewählt, wenn der Geburtskanal sehr eng oder das Kind recht groß ist, außerdem bei Zangen- oder Saugglockenentbindung. Der schräge Schnitt macht deutlich mehr Beschwerden im Wochenbett als der in der Mittellinie.

TIPP   Wenn Sie einen Dammschnitt ablehnen, sprechen Sie das Thema am besten gleich beim Aufnahmegespräch im Krankenhaus bei Ärzten und Hebammen an. Erklären Sie sich mit der Durchführung für den Fall einverstanden, dass es Ihrem Baby in der Austreibungsperiode schlecht gehen sollte.

Damminfiltration

Wurde ein Dammschnitt gemacht oder ist der Damm gerissen, muss dieser nach der Geburt der Plazenta durch eine Naht versorgt werden. Ähnlich wie bei der Betäubungsspritze beim Zahnarzt wird dazu im Dammbereich etwas Lokalanästhetikum mit einer dünnen Kanüle in das Dammgewebe eingespritzt. Dadurch kann der Dammschnitt oder -riss schmerzfrei in mehreren Schichten und einer unsichtbaren Hautnaht genäht werden.

Schürfungen am Scheideneingang

Durch die extreme Dehnung des Vaginalausganges beim Durchtritt des Kindes kann es zu kleineren Verletzungen kommen. Sie heilen meist komplikationslos, sind aber in den ersten Tagen nach der Entbindung oft der Grund, dass Sie ein Brennen beim Wasserlassen spüren.

Saugglocke und Geburtszange

Saugglocke oder Zange kommen dann zum Einsatz, wenn eine akute Gefahr für Mutter oder Kind besteht und das Kind schon im Beckenausgang angekommen ist, ein Kaiserschnitt also nicht mehr nötig oder unmöglich ist. Um diesen Eingriff durchführen zu können, muss der Muttermund ganz geöffnet und die Fruchtblase gesprungen sein. Babys Köpfchen liegt bereits ganz tief im Becken, bekommt aber sozusagen »die letzte Kurve« nicht von allein. Oft sind die gebärenden Frauen durch langes ineffektives Pressen erschöpft und benötigen zur Unterstützung einen Wehentropf.

Auch bei Erkrankungen, wie bestimmte Herzfehler, schwere Gestose, Bluthochdruck und Netzhautablösung, dürfen Sie nicht aktiv mitschieben. Dann setzt der Arzt, je nachdem, welche der beiden Methoden er erlernt hat, Saugglocke oder Zange ein.

Kristellern

Manchmal schieben Ärzte oder Hebammen während einer Wehe den kindlichen Po mit ihrem Unterarm über die Bauchdecke der Mutter in Richtung Beckenausgang. Dieser Handgriff heißt »Kristellern« und ist für die Frau, die dabei auch selbst mitschiebt, oft unangenehm bis schmerzhaft. Richtig angewandt, kann er aber bei einer schwierig verlaufenden Geburt sehr hilfreich sein und den Einsatz von Saugglocke oder Geburtszange überflüssig machen.

Saugglocke (Vakuumextraktion)

Die meisten Ärzte bevorzugen heute die Glocke. Dazu wird das Instrument, das entweder aus Metall, Gummi oder Silikon besteht, in die Scheide eingeführt und im hinteren Schädelbereich auf den kindlichen Kopf aufgesetzt. Das Baby sollte dazu mit dem Hinterkopf dammwärts liegen.

Mit einer speziellen Pumpe wird langsam ein bestimmter Unterdruck in der Saugglocke erzeugt, deshalb nennt man diese Art der Entbindung auch Vakuumextraktion. Wenn das Vakuum vollständig aufgebaut ist, haftet die Glocke gut am Köpfchen. Während die Mutter aktiv mitschiebt, kann es wehensynchron aus dem Geburtskanal geleitet werden. In den meisten Fällen wird dazu ein Dammschnitt gemacht. Nach der Geburt des kindlichen Kopfes wird der Unterdruck langsam wieder abgebaut, die Glocke entfernt, und der Rest der Geburt kann normal vonstattengehen.

Das Kind hat nach dieser Art der Geburt eine Schwellung in der Größe der verwendeten Glocke am Kopf: eine Kopfgeschwulst, die aber harmlos ist und sich innerhalb einiger Stunden von selbst wieder zurückbildet. Je nachdem, wie lange die Geburt gedauert hat, kann das Köpfchen sehr lang gezogen sein. Auch diese vorübergehende Anpassung an die Geburtswege verschwindet wieder.

Nach einer Saugglockengeburt kann Ihr Baby eine stärkere Neugeborenengelbsucht entwickeln, wenn sich eine leichte Blutung unter der Haut zurückbilden muss.

Geburtszange (Forcepsextraktion)

Eine Geburtszange besteht aus zwei, »Löffel« genannten, mit Löchern versehenen Metallblättern, die einzeln links und rechts in die Scheide eingeführt und dann durch ein sogenanntes Schloss miteinander verbunden werden. Nach dem Entleeren der Harnblase mit einem sterilen Einmalkatheter und einem Dammschnitt wird das kindliche Köpfchen auch hier im Rhythmus der Wehen ans Licht der Welt geleitet und der übrige Körper des Babys anschließend ganz normal geboren. In seltenen Fällen haben die Kinder im Gesicht kleine Blutergüsse oder Hautabschürfungen, sogenannte Zangenmarken, die harmlos sind und schnell wieder heilen.

Kaiserschnitt

Der Kaiserschnitt hat seinen Namen aus der griechisch-römischen Mythologie. Götter konnten nicht »inter feces et urinam«, also zwischen Kot und Urin, sondern nur auf »reinem Wege« auf die Erde treten, das heißt aus den Lenden der Mutter geschnitten werden. Das lateinische Wort caedere bedeutet schneiden, »Caesar« ist demzufolge »der Geschnittene«. Daraus entstand unser deutsches Wort »Kaiser« und damit auch der »Kaiserschnitt« (Sectio caesarea). Der Kaiserschnitt ist allerdings weniger eine besonders edle Geburtsmethode als vielmehr eine geburtshilfliche Operation, bei der unter Voll- oder Teilnarkose Bauchhöhle und Gebärmutter geöffnet werden, um das Kind auf die Welt holen zu können. Früher wurde die operative Geburt nur dann durchgeführt, wenn eine gesundheitliche Gefahr für Mutter und/oder Kind bestand, inzwischen gilt das nicht mehr ausschließlich (siehe Seite 136). Unterschieden wird grundsätzlich zwischen einem geplanten, das heißt primären Kaiserschnitt vor Einsetzen der Wehen, und einem sekundären Kaiserschnitt, der dann durchgeführt wird, wenn es im Geburtsverlauf zu Problemen kommt.

Primärer Kaiserschnitt

Gründe für einen geplanten Kaiserschnitt sind:
- Der Mutterkuchen sitzt vor oder nahe dem inneren Muttermund (Placenta praevia) und versperrt den Weg.
- Das Kind liegt in Quer- oder Schräglage.
- Das Ungeborene hat eine schwere Fehlbildung, zum Beispiel einen offenen Rücken oder einen Hydrocephalus (im Volksmund »Wasserkopf«).
- Es liegt eine schwere Rhesusunverträglichkeit vor.
- Es droht eine sehr frühe Frühgeburt.
- Die Geburtslage von Zwillingen oder weiterer Mehrlinge ist ungünstig.
- Es gab bereits eine Gebärmutteroperation wie eine Myomentfernung.
- Es liegt eine mütterliche Erkrankung vor, die eine normale Geburt nicht zulässt, darunter fallen Netzhautablösung, Beckenprobleme, Herzerkrankung, akute Herpes-genitalis-Infektion, HIV oder eine Infektion der Fruchtblase oder Plazenta.

- Es besteht die Gefahr einer Eklampsie (siehe Seite 77).
- Es gibt mehr als einen vorausgegangenen Kaiserschnitt.
- Die Eltern wünschen die OP, obwohl keine medizinische Notwendigkeit besteht.

Vorteile

Sie können sich schon im Vorfeld über den Operationsverlauf informieren, sich entscheiden, ob Sie eine Voll- oder eine Teilnarkose bekommen möchten (siehe Seite 139) und sich in Ruhe darauf einstellen. Als weitere Vorteile gelten im Allgemeinen, dass Sie den Geburtstermin genau planen können, Sie keinen Wehenschmerz verspüren sowie der Beckenboden weniger beeinträchtigt wird. Auch das Geburtsrisiko für das Kind ist geringer, da Komplikationen, die auf seinem Weg durch den Geburtskanal auftreten könnten, von vornherein ausgeschlossen sind.

Nachteile für das Kind

Bei der vaginalen Entbindung sorgt der Druck der engen Geburtswege dafür, dass das Fruchtwasser vollständig aus den Lungen des Kindes gepresst wird. Bei einer Sectio ist dies nicht der Fall, es kommt deshalb häufiger zu kindlichen Atem- und Anpassungsschwierigkeiten. Kinder, die per Kaiserschnitt geboren wurden, leiden zudem später häufiger an Allergien und Infektionen, denn ihnen fehlt die »Starterflora« einer gesunden Bakterienkultur im Darm. Bei einer vaginalen Geburt wird diese normalerweise bei der Passage durch die Scheide aufgenommen.

Nach einer Vollnarkose sind die Kinder gelegentlich sehr schläfrig und beginnen verzögert zu atmen. Auch die Bindungsaufnahme zwischen Mutter und Kind und das erste Stillen können in diesem Fall erschwert sein.

Manchmal können durch die plötzliche Geburt Anpassungsprobleme entstehen oder das Baby trägt durch die Operation kleine Schürf- oder Schnittwunden davon. Sie heilen allerdings meist von selbst und ohne Narbe ab.

Laut Studien entwickeln Kaiserschnittkinder doppelt so häufig eine Allergie gegen Kuhmilch und andere Lebensmittel wie auf natürlichem Weg zur Welt gekommene Kinder.

ACHTUNG Um ernsthaftere Atemprobleme zu vermeiden, sollte ein geplanter Kaiserschnitt frühestens zwei Wochen vor dem errechneten Geburtstermin (nicht vor der 39. Schwangerschaftswoche) durchgeführt werden.

Nachteile für die Mutter

Das mütterliche Risiko, bei einem Kaiserschnitt zu sterben, ist ungefähr dreimal höher als bei einer vaginalen Geburt, auch kann es nach der Operation

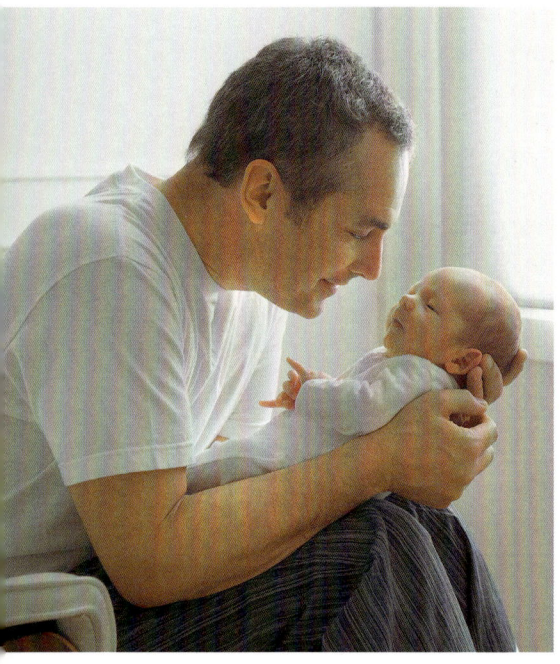

Nach einem Kaiser-schnitt mit Vollnarkose kann sich der Papa bereits liebevoll um das Baby kümmern.

häufiger zu Thrombosen und Embolien sowie zu einer verzögerten Wundheilung oder zu Infektionen kommen. Während der Operation können benachbarte Organe wie Blase, Darm oder Blutgefäße verletzt werden. Mögliche Folgen sind auch Verwachsungen. Eine unangenehme und maßgebliche Beeinträchtigung nach einem Kaiserschnitt sind die Schmerzen nach der Geburt: Zwar spüren Sie bei der Operation selbst aufgrund der Betäubung nichts, doch kann der Wundschmerz Sie in den ersten Wochen stark einschränken.

Nach einem vorausgegangenen Kaiserschnitt gilt jede weitere Schwangerschaft als Risikoschwangerschaft; Probleme bei der Einnistung der Plazenta und Risse der Gebärmutter treten häufiger auf. Eine seltene, aber gefürchtete Komplikation stellt bei nachfolgenden Schwangerschaften der Gebärmutterriss dar.

Wunschkaiserschnitt

In den vergangenen zwei Jahrzehnten hat sich die Geburtshilfe mehr und mehr zu einer technisch orientierten Geburtsmedizin entwickelt. Dies hat immensen Einfluss darauf, wie häufig ein Kaiserschnitt angewendet wird: In Deutschland kommt mittlerweile annähernd jedes dritte Kind auf diese Weise zur Welt.

Obwohl keine medizinischen Gründe vorliegen und einer natürlichen Geburt nichts im Wege steht, entscheiden sich heute immer mehr Frauen freiwillig für einen Kaiserschnitt. Mehr als die Hälfte dieser Operationen wird auf Wunsch der werdenden Eltern geplant und durchgeführt.

Der Kaiserschnitt gilt heute trotz aller bekannten Risiken als sicherer Eingriff. Nicht nur wegen der verbesserten Operationstechniken, sondern vor allem, weil es die Möglichkeit gibt, auf eine Vollnarkose zu verzichten und nur den Unterleib zu betäuben (siehe Seite 139). Der Kaiserschnitt auf Wunsch ist damit attraktiv geworden.

Der Begriff »Wunschkaiserschnitt«, auch »Sectio nach Vereinbarung«, »Gefälligkeitssectio« oder »elektive Sectio« genannt, gibt dabei vor, der Wunsch nach einer operativen Geburt sei Ausdruck der Selbstbestimmung schwangerer Frauen. Doch sehr häufig entsteht dieser Wunsch rein aus Angst vor dem Unwägbaren und Ungewissen einer normalen Geburt oder der Angst vor Schmerzen. Auch wenn Sie vielleicht das dringende Bedürfnis haben, Ihr Kind keinem Risiko auszusetzen: Durch die natürliche Geburt erhält Ihr Baby die besten Voraussetzungen, um gut ins Leben zu starten, und für Sie selbst ist und bleibt sie ein elementares Erlebnis, das Sie tief berühren wird. Sie lernen dabei sich und die enorme Leistungsfähigkeit Ihres Körpers, auf die Sie sehr stolz sein können, neu kennen. Diese intensive Erfahrung, die für viele Frauen einer der Höhepunkte ihres Lebens ist, bleibt Ihnen bei einer Operation ebenso verwehrt wie das durch Endorphine und Oxytozin ausgelöste Glücksgefühl der »normalen« Geburt.

> **TIPP** Wägen Sie Vor- und Nachteile der großen Bauchoperation in einem ehrlichen Gespräch mit Ihrer Hebamme oder Ihrem Frauenarzt zuvor gründlich ab, und haben Sie dabei keine Scheu, eventuelle Ängste zu thematisieren.

Auch ein geplanter Kaiserschnitt kann nicht alle gesundheitlichen Risiken ausgrenzen.

Sekundärer Kaiserschnitt

Die Entscheidung, die Geburt durch einen Kaiserschnitt zu beenden, kann zu jedem Zeitpunkt der Geburt nötig werden. Die Hauptgründe sind:

- Starke Blutungen durch eine vorzeitige Plazentaablösung oder einen Riss in der Gebärmutterwand
- Mangelversorgung des Kindes mit Sauerstoff
- Nabelschnurvorfall oder eine echte Nabelschnurumschlingung (der Hals des Kindes ist mehrfach von der Nabelschnur umschlungen)
- verzögerter Geburtsverlauf oder Geburtsstillstand
- Missverhältnis zwischen dem zu großen kindlichen Köpfchen und dem mütterlichen Becken
- geburtsunmögliche Neigung des kindlichen Köpfchens im Becken
- Frühgeburt mit zusätzlichen Risiken (zum Beispiel sehr kleines Kind, Lageauffälligkeiten)
- drohende Eklampsie
- auftretende Komplikationen, wie zum Beispiel hohes Fieber der Mutter, plötzliche unkontrollierbare Blutdruckveränderungen

Muss ein sekundärer Kaiserschnitt durchgeführt werden, ist für viele Frauen die Enttäuschung groß: Nun kommt alles anders als geplant, die eigene Vorstellung von der Geburt wird völlig umgestoßen, oft tauchen Ohnmachts- oder Versagensgefühle auf. Die Angst um das Kind, die unerwartete Operation und das fehlende oder traumatische Geburtserlebnis können Sie seelisch stark belasten. Halten Sie sich vor Augen: In Ihrer Situation war die

Schnittentbindung höchstwahrscheinlich unvermeidlich und deshalb eine richtige Entscheidung. Ein Kaiserschnitt nach Einsetzen der Wehentätigkeit hat den Vorteil, dass der Eingriff meist nahe am Geburtstermin liegt, das heißt, das Kind ist reif zur Geburt und hat den Zeitpunkt selbst bestimmt.

Notfallkaiserschnitt

Wenn es während der Geburt zu einer so kritischen Situation kommt, dass Sie oder Ihr Baby in akuter Lebensgefahr sind (etwa in 1,5 Prozent aller Geburten), müssen die Geburtshelfer eiligst handeln. Für den sogenannten Notfallkaiserschnitt bekommen Sie meist eine Vollnarkose, da sie die am schnellsten zu verabreichende Anästhesie ist. Ab dem Moment der Entscheidung ist das geburtshilfliche Team in höchste Alarmbereitschaft versetzt und wird sich mit allen Operationsvorbereitungen sehr beeilen. Die Spannung und Hektik wird Ihre ohnehin bestehenden Ängste eventuell zusätzlich verstärken, aber vertrauen Sie darauf, dass Ihre medizinischen Begleiter wissen, was sie tun!

Hilfe für die Seele

Wenn Sie nach der Geburt merken, dass es Ihnen schwerfällt, mit dem Erlebten Frieden zu schließen, geben Sie Ihrem Körper und Ihrer Seele Zeit und Raum zur Verarbeitung. Sprechen Sie über Ihre Empfindungen mit Ihrem Partner, einer Freundin, Ihrer Hebamme oder einer anderen vertrauten Person. Wenn es Sie belastet und in Ihrem Alltag beeinträchtigt oder Sie viel Kraft kostet, nehmen Sie unbedingt professionelle Hilfe in Anspruch. Die Narben an Bauch und Seele müssen nicht ein Leben lang schmerzen!

Das von der Hebamme Brigitte Meissner entwickelte Baby-Heilbad hilft, das Erlebte besser zu verarbeiten (siehe Buchempfehlungen Seite 185).

Vorbereitungen zur Operation

Die unmittelbaren Vorbereitungen für die Sectio werden meistens im Kreissaal, der heute oft direkt neben dem Operationssaal (OP) liegt, vorgenommen. In einem Gespräch mit dem Arzt werden Sie über den Eingriff aufgeklärt und gebeten, sich mit Ihrer Unterschrift auf dem Aufklärungsbogen mit der Operation einverstanden zu erklären.

Falls noch nicht geschehen, bekommen Sie nun einen venösen Zugang (Braunüle) zur Gabe von Medikamenten und Infusionen, und Ihnen werden einige Röhrchen Blut für Laboruntersuchungen entnommen. Vor einer geplanten Sectio wird ein Einlauf gemacht und Ihre Schamhaare im Bereich des Venushügels werden rasiert. Um eine Thrombose zu vermeiden, werden

Ihnen spezielle Strümpfe angezogen, und Sie bekommen ein Operationshemd. Der Narkosearzt bespricht mit Ihnen die Narkose und benötigt ebenfalls noch Ihre Unterschrift zur Einverständniserklärung. Wenn das Baby direkt nach der Geburt medizinisch versorgt werden muss, spricht auch ein Kinderarzt zuvor mit Ihnen.

Bei einem ungeplanten Kaiserschnitt kann es sein, dass Sie bis zur Narkoseeinleitung Medikamente zur Wehenhemmung über einen Tropf bekommen, um Ihnen unnötige Schmerzen zu ersparen.

Unter Umständen werden Sie durch eine sogenannte Schleuse in den OP gebracht. Dort wird auch noch ein Blasenkatheter in die Harnröhre gelegt, damit sich die Harnblase, die vor der Gebärmutter liegt, nicht füllt und das Operationsgebiet somit frei bleibt.

Operationstechnik

Mit einem 12 bis 16 Zentimeter langen Querschnitt knapp über der Schambeingrenze öffnet der Operateur den Bauch. Das Operationsfeld wird mit zwei Wundhaken aufgedehnt, dann wird die Uterusmuskulatur eingeschnitten und die Fruchtblase – falls noch nicht geschehen – eröffnet. Das Fruchtwasser wird mit einem Vakuumsauger abgesaugt und in einem Behälter aufgefangen. Wenn Sie eine Periduralanästhesie haben, hören Sie in diesem Moment ein ziemlich lautes gurgelndes Geräusch, das Sie nicht erschrecken sollte. Der Arzt wird in den Uterus greifen und das Kind herausholen. Dieser Teil der Operation dauert nur wenige Minuten.

Nach dem Abnabeln des Kindes wird die Nachgeburt vom Operateur mit der Hand von der Gebärmutterinnenwand gelöst und die Gebärmutter anschließend eventuell mit einem Instrument ausgeschabt, um Plazentareste sicher zu entfernen. Der Wochenfluss ist deshalb nach einem Kaiserschnitt weniger stark als nach einer normalen Geburt. Danach werden die einzelnen Gewebsschichten sorgfältig vernäht. Die äußeren Wundränder werden entweder mit Klammern zusammengehalten oder mit einer durchgehenden Naht in der Haut (Intracutannaht) versorgt.

Narkose

Bei einem geplanten Kaiserschnitt können Sie sich entscheiden, ob Sie eine Vollnarkose oder eine Peridural- bzw. Spinalanästhesie möchten. Besprechen Sie Ihre Fragen dazu am besten mit dem Narkosearzt. Er schaut sich Ihre individuelle Krankengeschichte an und kann sich ein genaues Bild Ihres momentanen gesundheitlichen Zustandes machen. Ihre Entscheidung ist aber auch abhängig davon, was Sie sich zutrauen und was Ihnen selbst bei der Geburt wichtig ist.

Misgav-Ladach-Technik

Eine neuere Operationsmethode ist der Kaiserschnitt nach Misgav-Ladach. Im Gegensatz zum herkömmlichen Kaiserschnitt wird bei dieser in Israel entwickelten Operationstechnik nur die oberste Bauchhaut mit dem Skalpell durchtrennt. Die darunter liegenden Gewebeschichten werden angeritzt und vom Operateur mit den Fingern aufgedehnt. Dadurch weicht das Gewebe wie an einer Sollbruchstelle auseinander, es werden weitaus weniger Blutgefäße verletzt als bei einem Schnitt. Die entstehenden Risswunden haben Ähnlichkeit mit einem Reißverschluss, sie lassen sich gut nähen und verheilen schneller, es gibt seltener Verwachsungen. Diese Operationstechnik verursacht weniger Wundschmerz oder Wundheilungsstörungen, das heißt, Sie sind schneller wieder auf den Beinen und brauchen weniger Schmerzmittel. Erkundigen Sie sich vor der Wahl Ihrer Klinik danach, ob diese Methode dort angewendet wird, nicht alle Kliniken bieten sie an.

Vorteile der örtlichen Betäubung:

- Sie müssen nicht, wie bei einer Vollnarkose, allein in den Operationssaal, Ihr Partner oder eine andere Person kann Sie begleiten und an der Geburt Ihres Kindes teilhaben.
- Während der Operation sind Sie bei Bewusstsein und können schmerzfrei miterleben, wie Ihr Kind geboren wird. Sie hören seinen ersten Schrei und dürfen es sofort anschauen und zumindest mit einer Hand oder der Wange berühren (ein Arm wird angeschnallt, weil Sie über eine Verweilkanüle Infusionen und Medikamente bekommen).
- In manchen Kliniken dürfen Sie Ihr Baby noch im OP an die Brust anlegen und seinen ersten Saugreflex auskosten.
- Sie haben keinen »Narkosekater« und fühlen sich nicht so angeschlagen. Auch das erste Aufstehen klappt besser, weil das Betäubungsmittel noch etwas nachwirkt und Sie weniger Schmerzen haben.
- Weil das Narkosemittel nicht in Ihren Blutkreislauf gelangt, bekommt auch Ihr Kind keine Nebenwirkungen davon zu spüren.

Nachteil der örtlichen Betäubung:

- Bei einem Kaiserschnitt mit PDA ist das Operationsfeld für Sie zwar nicht einsehbar, Sie hören jedoch, was in Ihrer Umgebung geschieht.
- Der Schmerz ist komplett ausgeschaltet, aber das unangenehme Empfinden, dass nun etwas mit Ihnen geschieht, das Sie nicht beeinflussen oder kontrollieren können, bleibt.

Vorteil der Vollnarkose:
- An Ihrem Rückenmark wird nicht manipuliert.
- Sie bekommen von der Operation nichts mit, was Sie ängstigen könnte.

Nachteile der Vollnarkose:
- Die Narkosemittel kommen über Ihren Blutkreislauf auch zum Kind, was sich negativ auf seine Atmung und seine Wachheit auswirken kann.
- Schläfrige Kinder gehen nicht gut an die Brust, das heißt, die Stillbeziehung ist anfangs eventuell erschwert.
- Sie haben Halsschmerzen von dem Schlauch, über den Sie während der Operation künstlich beatmet wurden. Eventuell fühlen Sie sich auch noch einige Zeit müde und verkatert. Es kann auch sein, dass Sie erbrechen müssen, was sehr schmerzhaft ist, weil Sie dabei die Bauchdecke über der frischen Wunde anspannen.
- Da Sie von der Geburt Ihres Kindes nichts mitbekommen haben, fehlt Ihnen vielleicht der Bezug zu ihm. Manchmal dauert es dann etwas länger, bis Sie Gefühle für das noch fremde kleine Wesen entwickeln.

Nach dem Kaiserschnitt

Die ersten Tage nach der Geburt sind häufig erst einmal beschwerlich. Die OP-Narbe schmerzt, eine Drainage bleibt noch ein paar Tage in der Wunde, eventuell behalten Sie auch noch den Blasenkatheter. Ihre »Nahrung« bekommen Sie über einen Tropf, gegen eine Thrombose oder Infektionen erhalten Sie Medikamente. Die Narbe im Bereich der Bikinizone verheilt in aller Regel problemlos. Sie verblasst langsam und hinterlässt später nur noch einen feinen, kaum sichtbaren Strich.

Bei einem Kaiserschnitt in Periduralanästhesie können Sie Ihr Kleines nach der Geburt gleich selbst begrüßen.

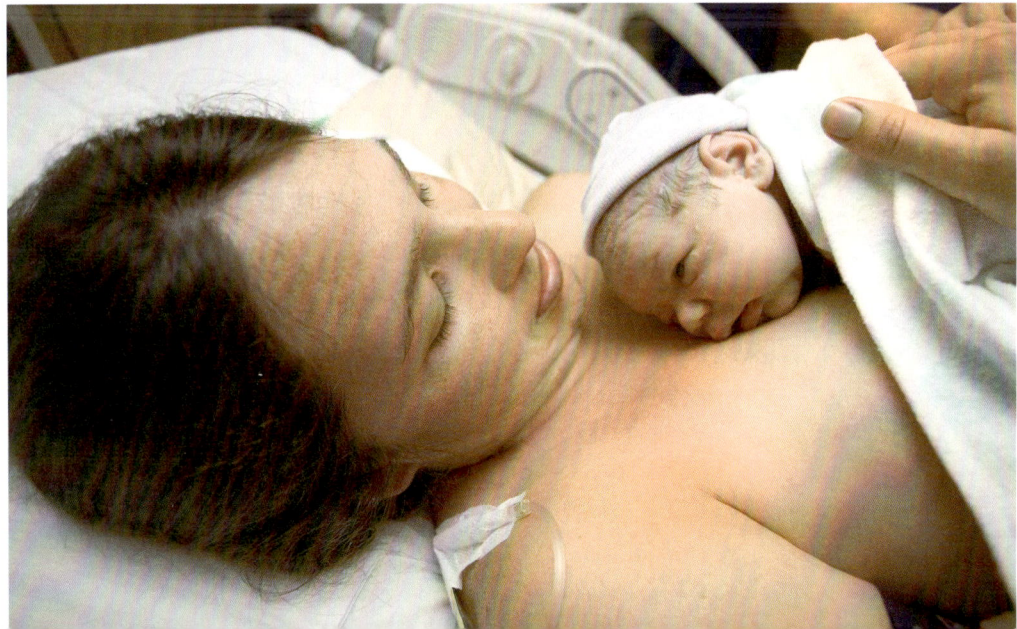

Besondere Geburten

Spontane Geburt aus Beckenendlage

Circa 5 Prozent aller Babys liegen nicht mit dem Kopf voran im Becken, sondern in einer Beckenendlage – mit dem Po, den Füßen oder Knien zuerst. In den meisten Entbindungskliniken wird in diesem Fall grundsätzlich zum Kaiserschnitt geraten. Leider geht mit jedem (Wunsch-)Kaiserschnitt immer auch ein wichtiges Stück wertvollen geburtshilflichen Wissens und Erfahrung verloren. Eine Beckenendlage ist an sich nichts Krankhaftes, sondern eine normale Lage, nur eben nicht mit dem Kopf voran.

Der Kopf ist normalerweise am besten geeignet, den Geburtskanal zu weiten. Doch auch die »weicheren« Körperteile können dies leisten, es dauert nur meistens etwas länger. Es ist deshalb sehr wahrscheinlich, dass Ihre Beckenendlagengeburt mit einem Wehentropf unterstützt wird.

Zunächst werden Po, Beine, Bauch und der Oberkörper mit den Armen geboren. Der kritischste Moment ist die Geburt des Kopfes: Bleibt er zu lange stecken, kann die zur Plazenta führende Nabelschnur abgedrückt werden. Das Baby wäre dann nicht mehr ausreichend mit Sauerstoff versorgt. Für diese Situation gibt es jedoch eine Vielzahl spezieller Handgriffe, die erfahrene Ärzte anwenden, um die Geburt sicher und zügig zu unterstützen. Trotzdem steht bei Steißlagengeburt stets ein Narkoseteam in Bereitschaft. Würde das Baby tatsächlich stecken bleiben, was wirklich nur äußerst selten passiert, bekommen Sie eine Kurznarkose, um das Kind bei optimaler Entspannung der Geburtswege möglichst rasch aus seiner kritischen Lage zu befreien.

Mehrlingsgeburt

Mehrlingsgeburten kommen häufiger vor, weil immer mehr Paare Hormonbehandlungen oder künstliche Befruchtung nutzen.

In den letzten Jahrzehnten ist der Anteil an Mehrlingsgeburten in Deutschland rasant gestiegen, rund 95 Prozent davon sind Zwillinge. Bei einer vaginalen Geburt von Zwillingen sind möglicherweise viele Menschen anwesend: ein oder zwei Ärzte, die Hebamme, ein Narkosearzt (falls Sie doch noch einen Kaiserschnitt benötigen), ein Kinderarzt und Ihre Begleitperson. Bei der Geburt von Zwillingen ist ein Kaiserschnitt häufiger notwendig als beim Einling. Bei mehr als zwei Babys ist der Kaiserschnitt normalerweise ein Muss.

Geburtsablauf

Der Ablauf der Geburt hängt sehr davon ab, wie die Babys in der Gebärmutter liegen, nur weniger als die Hälfte aller Zwillinge liegt nämlich mit dem Kopf nach unten. Liegt das erste Baby mit dem Kopf voran, ist eine vaginale Geburt möglich, selbst dann, wenn sich das zweite Kind nach der Geburt des ersten nicht mit dem Köpfchen nach unten einstellt. Wenn jedoch bereits das erste Baby in Beckenendlage liegt, gibt es meist einen Kaiserschnitt.

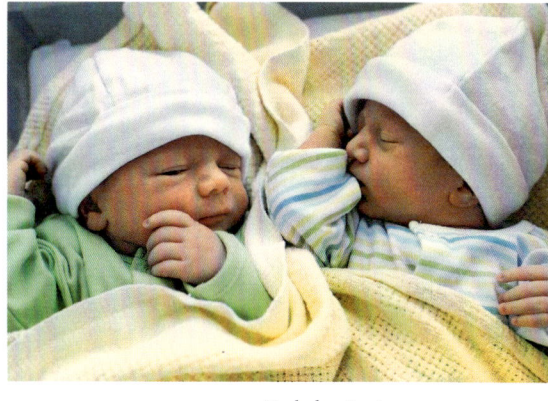

Nach den Anstrengungen der Geburt: Glück im Doppelpack!

Während der Geburt werden beide Kinder mittels CTG überwacht, und in den meisten Fällen werden Sie eine PDA bekommen. Dadurch lässt sich ein ungünstig liegender zweiter Zwilling schnell in eine geburtsgünstige Position bringen, ohne dass Sie Schmerzen dabei verspüren. Der Arzt führt dazu seine Hand in die Gebärmutterhöhle ein und leitet das Kind behutsam in die richtige Geburtsposition. Zwischen den Geburten der Kinder liegen meist 20 bis 30 Minuten Zeitunterschied.

In der Nachgeburtsphase kann es nach einer Mehrlingsgeburt zu verstärkten Blutungen kommen. Da die Gebärmutter durch zwei oder mehr Kinder sehr gedehnt ist, kann sie sich nicht so kräftig zusammenziehen. Deshalb bekommen Sie auch nach der Geburt der Plazenta oft noch einen Wehentropf, der die Muskelarbeit Ihrer Gebärmutter unterstützen kann.

TIPP Oft sind bei Zwillingsgeburten zusätzlich Medizinstudenten, Pflegende, Hebammenschülerinnen oder Auszubildende aus der Kranken- und Kinderkrankenpflege anwesend, welche die Geburt beobachten und dabei lernen sollen. Wenn Sie das nicht wünschen und Wert auf Ihre Intimsphäre legen, sagen Sie dies am besten gleich bei der Aufnahme.

Frühgeburt

Von einer Frühgeburt spricht man generell bei Geburten vor Vollendung der 37. Schwangerschaftswoche. Augenblicklich liegt die unterste Grenze für die Zeit, ab der ein Kind als lebensfähig gilt, etwa um die 24. Schwangerschaftswoche. In einigen hochspezialisierten Kliniken erhalten Frühchen

Trotz großer medizinischer Fortschritte ist es bisher nicht gelungen, die Rate der Frühgeburten bedeutsam zu senken.

schon ab der 22. Schwangerschaftswoche eine Chance. Etwa 7 Prozent aller Geburten sind Frühgeburten, rund 1,5 Prozent davon sind Frühgeburten mit einem Gewicht von weniger als 1500 Gramm.

Je früher das Kind geboren wird, umso wichtiger ist es, dass es in einem Krankenhaus zur Welt kommt, das über eine angeschlossene Kinderklinik oder sogar eine Neugeborenen-Intensivabteilung (Neonatologie) verfügt. Dort kennt man die Besonderheiten des noch unreifen kindlichen Organismus und ist personell und medizinisch jederzeit auf die Versorgung und Betreuung der Frühchen eingerichtet. So ist ein Transport des Babys, der mit hohen Risiken verbunden wäre, nicht nötig. Frühgeborene sind sehr empfindlich und sollten deshalb möglichst schonend zur Welt kommen. Meistens wird man sich aus diesem Grund für einen Kaiserschnitt entscheiden.

Auch die richtige Körpertemperatur spielt bei Frühgeborenen eine lebenswichtige Rolle. Ein Frühchen verliert rasch an Wärme und kann seine Körpertemperatur nicht halten, da ihm das Fettgewebe unter der dünnen Haut noch fehlt. Nach der Erstversorgung auf einem vorgeheizten Behandlungstisch bietet der Inkubator eine gleichbleibende Temperatur von 37 °C, die notwendige Luftfeuchtigkeit und die lebenswichtige Versorgung mit Sauerstoff.

Sturzgeburt

Viele schwangere Frauen machen sich Gedanken darüber, was passieren könnte, wenn sie es bei der Geburt nicht mehr rechtzeitig in die Klinik schaffen. Vor allem wenn Sie Ihr erstes Kind erwarten, können Sie beruhigt sein: Eine Sturzgeburt ist äußerst selten.

Bei einer Sturzgeburt laufen alle Phasen einer Geburt innerhalb nur weniger Minuten ab. Wie es genau dazu kommt, ist bis heute ein Rätsel. Bestimmte Faktoren spielen allerdings eine Rolle: So lassen sich Sturzgeburten hin und wieder bei Mehrgebärenden mit sehr starken Wehen, bei einem sehr kleinen Kind und besonders bei nachgiebigen Weichteilen beobachten. Die Vorwehen sind kaum schmerzhaft oder folgen in zu langen Abständen, sodass sie nicht richtig eingeordnet werden können. Plötzlich und unvermittelt wird die Gebärende dann oft gleich von den Presswehen überrumpelt.

ACHTUNG   Für den unwahrscheinlichen Fall einer Sturzgeburt rufen Sie Ihre Hebamme oder den Rettungsdienst an. Falls Sie bereits einen starken Druck verspüren, steigen Sie auf keinen Fall mehr ins Auto oder Taxi, sondern bekommen Sie Ihr Kind lieber zu Hause.

Nach der Geburt

Abnabeln

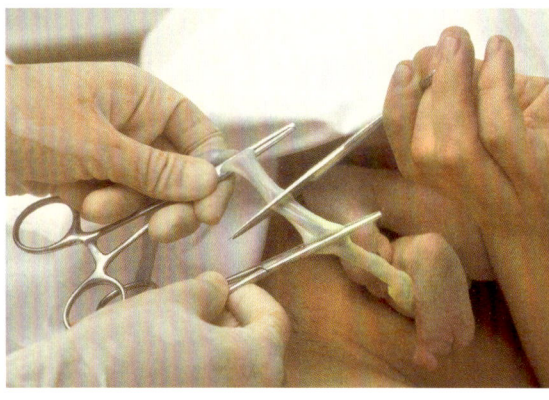

Nachdem Ihr Baby geboren ist, wird es Ihnen, wenn Sie möchten, auf den Bauch gelegt. Ihre Hebamme wird Ihr Kind von eventuellen Blut- oder Fruchtwasserresten befreien und ihm bei leichten Startschwierigkeiten sanft den Rücken massieren. Hat das Kind viel Fruchtwasser ge-

Wenn Sie möchten, können Sie oder Ihr Partner die Nabel- schnur auch selbst durchtrennen.

schluckt und kann deshalb schlecht atmen, werden Nase und Mund mit einem dünnen Schlauch abgesaugt. Die Nabelschnur wird durchtrennt und mit einer Nabelklemme versorgt, die verhindert, dass Ihr Baby Blut verliert. Die Nabelklemme wird Ihr Baby mindestens 48 Stunden angelegt behalten.

Apgar-Test

Unmittelbar mit der Geburt beginnt der sogenannte Apgar-Test. Das von der amerikanischen Narkoseärztin Virginia Apgar entwickelte Punktesystem dient dazu, den Zustand Ihres Neugeborenen zu beurteilen. Dazu werden eine, fünf und zehn Minuten nach der Geburt Hautfarbe, Atmung, Herzschlag, Muskelspannung und Reflexe Ihres Babys mit null bis zwei Punkten pro Merkmal beurteilt. Die Summe ist wichtig, um im Bedarfsfall sofort mit entsprechenden Maßnahmen reagieren zu können. Wundern Sie sich nicht, wenn Ihr Baby nicht gleich die »volle« Punktzahl hat: Der erste Gesamtwert liegt auch bei einem völlig gesunden Baby meistens »nur« bei neun Punkten, weil Neugeborene eine Minute nach der Geburt noch nicht ganz rosig, sondern eher bläulich aussehen.

Erstes Anlegen

Je nachdem, wie erschöpft Ihr Baby ist, wird es früher oder später nach Ihrer Brust suchen. Der angeborene Suchreflex funktioniert innerhalb der ersten 20 bis 60 Minuten nach der Geburt perfekt, das gilt auch nach Kaiserschnittgeburten. Ihre Hebamme wird Ihnen beim allerersten Anlegen behilflich sein. Wenn Routinemaßnahmen wie Wiegen, Messen, Baden oder

Ähnliches warten können, werden die Neugeborenen nicht gestört und finden den Weg zur verheißungsvollen Milchquelle sogar von ganz allein: Der fruchtwasserähnliche Duft der Brustwarze lockt sie nämlich an. Fragen Sie unbedingt in Ihrer Geburtsklinik nach, wie stillfreundlich man dort ist. Das frühe Anlegen hat enorme Vorteile für Sie beide.

- Es regt Ihre Milchproduktion an, die Menge an kostbarer Vormilch nimmt zu. Diese auch Kolostrum genannte Milch ist für das Neugeborene optimal verdaulich und macht satt, ohne den kleinen Magen zu belasten. Der kindliche Verdauungstrakt kann sich mit vielen kleinen Milchmengen gut an seine Aufgabe gewöhnen. Außerdem unterstützen wertvolle Eiweißstoffe im Kolostrum das noch unreife Immunsystem.
- Babys Verdauung kommt schneller in Gang, und der erste Stuhlgang wird rascher ausgeschieden, was einer Neugeborenengelbsucht vorbeugt.
- Sie selbst verlieren weniger Blut, weil sich Ihre Gebärmutter durch das Still- und Wehenhormon Oxytozin gut zusammenzieht. Wenn der Mutterkuchen sich noch nicht gelöst hat, wird durch ein frühes Anlegen die natürliche Geburt der Plazenta unterstützt.
- Es fördert die Entstehung einer harmonischen Stillbeziehung und unterstützt durch die Ausschüttung des »Liebeshormons« Oxytozin die Bindung (Bonding) zu Ihrem Baby (siehe auch Seite 151). Das Hormon hilft Ihnen, sich körperlich und seelisch zu öffnen.

Neugeborenen-Erstuntersuchung (U1)

Nach einer ausgiebigen ersten Kuschelrunde wird es Zeit für das Messen, Wiegen und die Neugeborenen-Erstuntersuchung (U1). Die U1 wird Ihre Hebamme oder Ihr Arzt meist noch im Kreißsaal beziehungsweise im Geburtszimmer durchführen.

Die Untersuchung im Einzelnen

- **Größe und Gewicht:** Ihr Baby wird zunächst gewogen. Das normale Gewicht eines Neugeborenen liegt zwischen 2500 und 4000 Gramm, durchschnittlich wiegen deutsche Neugeborene 3300 bis 3500 Gramm, wobei immer häufiger schwerere Kinder geboren werden.
Auch die Länge des Kindes wird gemessen, durchschnittlich liegt diese bei 50 bis 52 Zentimeter. Maße zwischen 45 und 56 Zentimeter liegen im Normbereich. Eine dritte wichtige Messgröße ist der Kopfumfang. Im

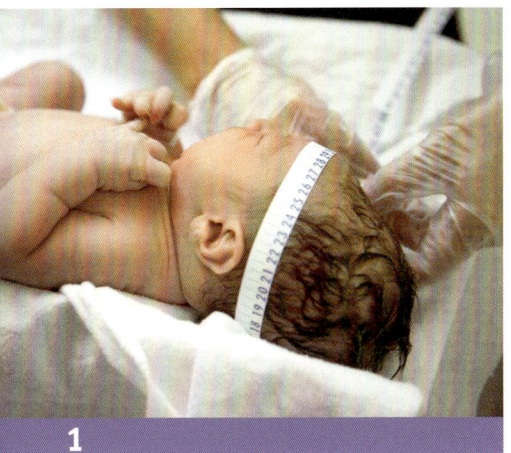
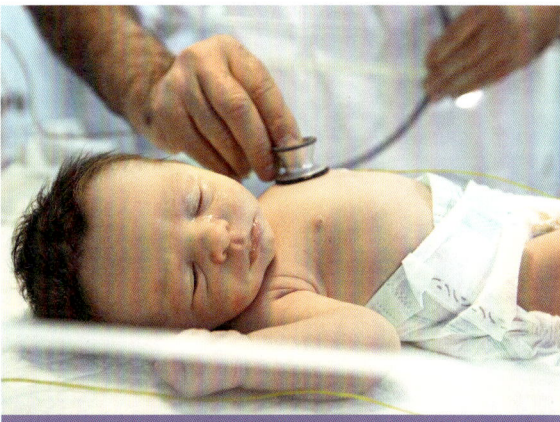

Mittel beträgt dieser 35 Zentimeter, gemessen von der Stirn zum Hinterkopf, Werte zwischen 32 und 37 Zentimeter gelten als normal.

- **Herz und Lunge:** Mit dem Stethoskop wird abgehört, ob das Neugeborene normal und gleichmäßig atmet und ob bei den Herzfunktionen Auffälligkeiten erkennbar sind.
- **Innere Organe:** Der Bauch des Babys wird abgetastet und geprüft, ob Nieren, Leber und Milz eine normale Größe haben oder verändert sind. Der Puls des Kindes wird in der Leistengegend ertastet und kontrolliert.
- **Gliedmaßen:** Zehen und Finger werden nachgezählt und überprüft, ob Arme und Beine des Babys gleichmäßig lang und richtig gewachsen sind. Auch die Hüftgelenke werden begutachtet.
- **Wirbelsäule und Anus:** Das Baby wird mit dem Gesicht nach unten auf den Unterarm des Untersuchers gelegt, damit er die Wirbelsäule des Babys abtasten kann. In dieser Position lässt sich auch gut sehen, ob der Darmausgang geöffnet ist. Eventuell zeigt der Abgang von Urin oder erstem Stuhl, dass auch Blase und Darm gut arbeiten.
- **Kopf, Mund und Augen:** Das Köpfchen, die Schädelnähte und Fontanellen werden sorgfältig abgetastet. Das Neugeborene darf am Finger des Untersuchers nuckeln und wird auf sicht- oder fühlbare Fehlbildungen, zum Beispiel eine Lippen-Kiefer-Gaumenspalte, kontrolliert.
- **Reifezeichen:** Auch die Reifemerkmale des Kindes werden überprüft, das heißt, ob seine Reife der Schwangerschaftsdauer entspricht.
- **Genitalien:** Die Geschlechtsorgane des Babys werden auf ihre normale Entwicklung überprüft. Beim reif geborenen Jungen liegt der Hoden im Hodensack, beim Mädchen überdecken die äußeren Schamlippen die inneren.

Um bestimmte Hirnerkrankungen auszuschließen und später eine Bezugsgröße für das Wachstum zu haben, wird Babys Kopfumfang gemessen 1. Herz und Lunge werden gründlich abgehört, um Störungen schon in den ersten Lebensminuten erkennen zu können 2.

Zum Abschluss der Untersuchungen bekommt das Neugeborene in der Klinik ein Namensbändchen, um Verwechslungen zu verhindern.

Die Neugeborenen-Basisuntersuchung U2 wird vom Kinderarzt durchgeführt und findet zwischen dem dritten und zehnten Lebenstag statt.

Wichtiges Hörscreening

Lassen Sie unbedingt innerhalb der ersten drei Lebenstage das kostenlose »Neugeborenen-Hörscreening« durchführen, einen wichtigen Test zur Früherkennung von Hörstörungen. Circa eines von 1000 Neugeborenen ist von einer angeborenen beidseitigen Hörstörung betroffen, die Schwierigkeiten in der sprachlichen, seelischen und intellektuellen Entwicklung zur Folge hat. Der harmlose Hörtest ermöglicht eine frühzeitige Diagnosestellung und eine rasche Therapie durch Frühförderung und moderne Hörgeräte-Technologien.

Sobald die Erstuntersuchung abgeschlossen ist, wird Ihr Baby gewickelt und angezogen. Auf das früher übliche Reinigungsbad verzichtet man heute meistens, denn die auf der Haut befindliche Käseschmiere (Vernix caseosa) ist eine gute Wärmehülle für das Baby. Je reifer ein Kind ist, umso weniger Käseschmiere hat es bei seiner Geburt. Die zähe, weiße Substanz, die aus Fetten, Eiweißen und Wasser besteht, ist völlig geruchsneutral. Wird sie nach der Geburt nicht abgewaschen, enthält die Babyhaut deutlich mehr Wasser und ist weniger schuppig. Käseschmiere fördert die Wundheilung, reinigt und wirkt gegen Infektionen und ist somit das beste Pflegeprodukt für die Babyhaut!

Vitamin-K-Prophylaxe

Kinder, die durch einen Kaiserschnitt, eine Saugglocken- oder Zangengeburt zur Welt kamen, und Frühgeborene bekommen höhere Dosen Vitamin K, da sie einen höheren Bedarf haben.

Säuglinge produzieren nach der Geburt noch nicht genug Vitamin K, das bei der Blutgerinnung eine wichtige Rolle spielt. Ein Mangel kann in sehr seltenen Fällen zu Hirnblutungen führen. Damit das nicht passiert, wird eine Vitamin-K-Prophylaxe empfohlen. Dazu bekommt Ihr Baby zwei Tropfen Vitamin K auf die Zunge geträufelt. Dies wird bei den kinderärztlichen Untersuchungen U2 und U3 wiederholt.

Augentropfen

In einigen Krankenhäusern ist die routinemäßige Gabe von Silbernitrattropfen (Créde'sche Augenprophylaxe) in die Augen des Neugeborenen noch immer üblich. Damit soll eine Infektion der Augen mit dem Erreger der Gonorrhoe (Tripper) bei der Geburt verhindert werden. Aufgrund der umfassenden Infektionsdiagnostik in der Schwangerschaftsbetreuung ist diese Prophylaxe heute aber nicht mehr gesetzlich vorgeschrieben. In manchen Kliniken bekommen Kinder unmittelbar nach der Geburt antibiotische Augentropfen gegen eine andere Form von Keimen, die sogenannten Chlamydien, die eine Bindehautentzündung verursachen können. Der Sinn dieser Maßnahme ist jedoch umstritten.

Die Mutter nach der Geburt

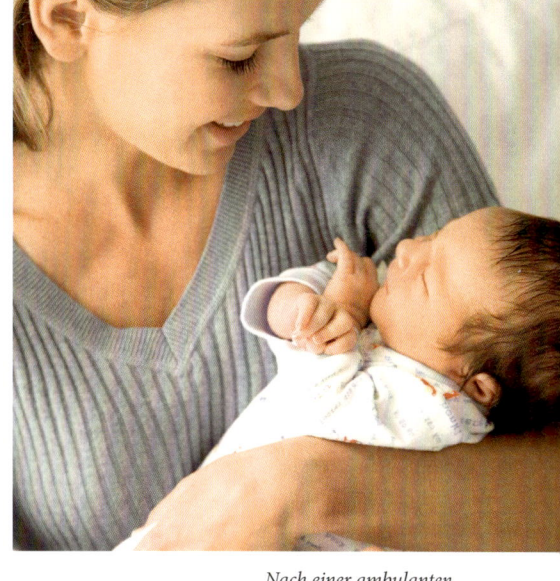

Nach einer ambulanten Geburt können Sie, wenn alles gut verlaufen ist, mit Ihrem Neugeborenen schon nach wenigen Stunden die Klinik verlassen.

Ihr Kind hat nun die ersten Maßnahmen überstanden und kann endlich zurück in Ihre Arme. Genießen Sie den innigen Moment der Zweisamkeit mit ihm. Vielleicht sucht es nun noch einmal Ihre Brust, und Sie können es anlegen, vielleicht schläft es aber auch, erschöpft von all den neuen Eindrücken und Erlebnissen, erst einmal ein.

Wenn Sie sich kräftig genug und wohl fühlen, können Sie es nun in sein Bettchen legen und unter die Dusche gehen oder sich am Waschbecken ein wenig erfrischen. Fühlen Sie sich noch sehr wackelig auf den Beinen und möchten lieber liegen bleiben, wird Sie Ihre Hebamme im Bett frisch machen. Danach sollten Sie eine Flockenwindel oder eine dicke Binde in Ihren Slip einlegen, um den Wochenfluss aufzufangen. Ihre Hebamme wird Ihren Blutdruck und Ihre Temperatur kontrollieren und Sie ans Wasserlassen erinnern. Nach der Geburt spüren die meisten Frauen nicht gleich, ob ihre Blase voll ist.

Falls Sie nach der Riesenleistung der Geburt hungrig sind, bekommen Sie oftmals noch im Kreißsaal etwas zu essen, spätestens jedoch auf der Wochenbettstation. In der Klinik werden Sie, wenn alles in Ordnung ist, nach zwei Stunden dorthin verlegt. Nach einer ambulanten Geburt können Sie in aller Regel nach vier Stunden nach Hause gehen.

Zeit für Sie und Ihr Kind

Besprechen Sie zu Hause Ihren Anrufbeantworter einfach gleich mit dem Geburtsdatum, dem Namen und dem Gewicht Ihres Kindes. Neugierige Anrufer erfahren so alles, was sie dringend wissen möchten – und Sie und Ihr Kleines bleiben erst einmal ungestört!

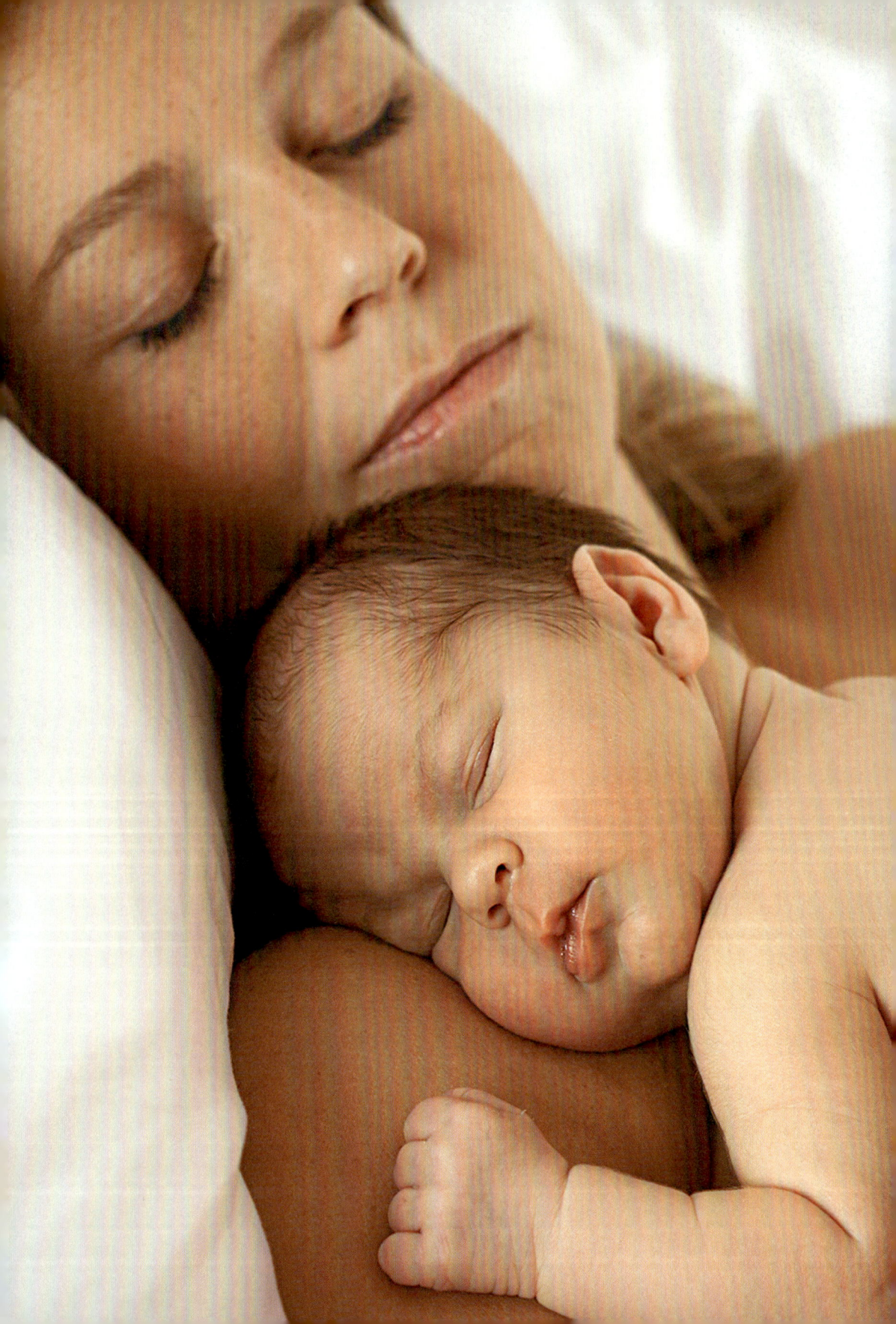

DAS WOCHENBETT

Mit der »Ent-Bindung« endet die körperliche Verbunden-
heit zwischen Mutter und Kind. Dafür beginnt die wichtige
seelische Verbindung zwischen Ihnen und Ihrem Kind zu
wachsen, eine Entwicklung, die man »Bonding« nennt.
Damit diese innige Bindung entsteht, sind besonders die
ersten Tage nach der Geburt wesentlich: Nehmen Sie sich
viel Zeit, um ausgiebig mit Ihrem Baby zu kuscheln. Bei
Fragen rund ums Stillen, Schlafen und zur Pflege Ihres Neugeborenen steht Ihnen Ihre Nachsorgehebamme zur Seite.

Zeit der Umstellung

Den Begriff »Wochenbett« sollten Sie wörtlich nehmen: Es dauert sechs bis acht Wochen, bis Sie sich von der Geburt erholt und auf die neue Situation eingestellt haben. Diese Zeit dürfen Sie ruhig überwiegend »im Bett« beziehungsweise in einem körperlichen Zustand der Ruhe und Entspannung verbringen. Genießen Sie die wichtige Phase des Umbruchs und des Staunens, in der Sie sich zurückziehen können, ohne krank zu sein. Lassen Sie sich von Ihren Lieben behüten und umsorgen, so wie Sie nun selbst gefordert sind, einen kleinen Menschen zu bemuttern.

Nehmen Sie sich den Raum, all das Erlebte rund um die Geburt zu verarbeiten, sich in Ruhe kennenzulernen und sich noch mehr in Ihr Kind zu verlieben: Das deshalb auch »Babyflitterwochen« genannte Wochenbett ist eine intensive Zeit der Neuorientierung für die ganze Familie.

Die Umstellung auf das Leben mit einem Neugeborenen benötigt jedoch auch einen geschützten Rahmen. Sie sind nun verletzlicher, dünnhäutiger und empfindsamer. Hinzu kommen hormonelle Veränderungen, die Rückbildung der Gebärmutter, die Wundheilung möglicher Dammverletzungen, das ungewohnte Stillen, der Schlafmangel. Und vor allem: Ihr Baby mit seiner individuellen Persönlichkeit, das Sie nun rund um die Uhr fordert und braucht.

Als Familie zusammenwachsen

Dieser Ausnahmezustand führt bei den meisten frischgebackenen Müttern zunächst zu erheblichen Gefühls- und Stimmungsschwankungen (siehe auch Seite 167). Das Wochenbett ist ein ungewöhnlicher und intensiver Lebensabschnitt. Er ist gleichermaßen von rosa Wolken wie vom rauen Wind des neuen Alltags geprägt, in dem es nun in erster Linie um das Wohl Ihres Babys geht und Ihre eigenen Bedürfnisse zunächst noch öfter hintanstehen müssen. Und auch die Väter merken nun sehr deutlich, dass das eigene Leben spürbar umgekrempelt wird.

Setzen Sie sich jetzt keine großen Ziele, und bürden Sie sich keine zusätzlichen Aufgaben und Verpflichtungen auf. Verabreden Sie unbedingt mit Ihrer Familie und Ihren Freunden, dass Sie in den ersten Wochen nach der Geburt nur wenigen, vorangemeldeten Besuch bekommen, damit Sie sich mit Ihrem Baby in aller Ruhe vertraut machen können. Das ist sehr wichtig, um die Familienbeziehung aufzubauen und erfolgreich stillen zu können.

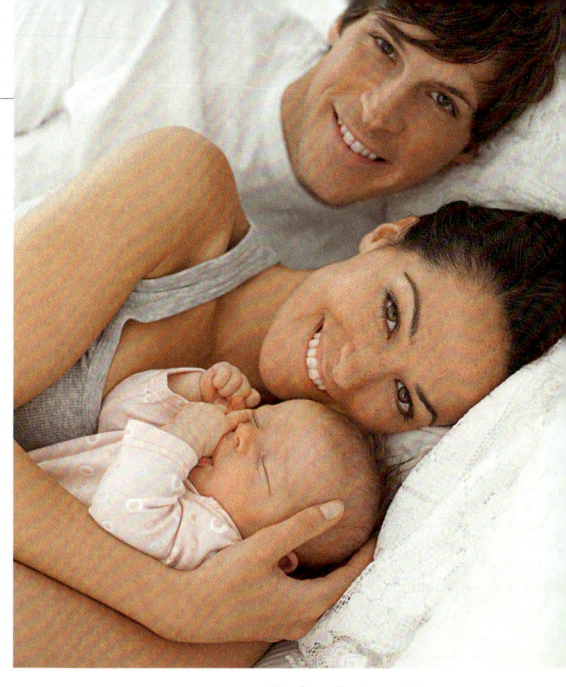

Ausgiebige Schmuserunden und jeder innige Hautkontakt geben Ihnen die wertvolle Gelegenheit, zu erspüren, wie es Ihrem Baby geht und das Bonding zu festigen. Dabei »trainieren« Sie gleichzeitig Ihre eigene Feinfühligkeit und lernen täglich ein bisschen mehr, die unterschiedlichen Bedürfnisse Ihres Kindes zu erkennen und entsprechend darauf zu reagieren.

Nehmen Sie sich nun auch als Paar viel Zeit füreinander. Sie werden im Wochenbett völlig neue Erfahrungen im Umgang miteinander machen. Oft dauert es erst eine Zeit lang, bis beide Partner verstanden haben, dass sie ihren Alltag nun nach dem Baby ausrichten müssen und sich das Baby nicht ihrem bisherigen anpassen kann. Hat man

Kinder, die eine sichere Bindung spüren, haben ein gutes Fundament, um der Welt mit Neugier und Interesse zu begegnen und sie zu erforschen.

das einmal akzeptiert, wird vieles leichter. Stellen Sie keine zu hohen Erwartungen an sich und Ihren Partner. Sie müssen niemandem etwas beweisen, sondern können sich im eigenen Lebensrhythmus mit der neuen und unbekannten Situation vertraut machen und langsam hineinwachsen.

TIPP Bei Ihrer Krankenkasse können Sie für die ersten sechs Werktage nach der Geburt die Kostenerstattung für eine Haushaltshilfe beantragen. Dort kann man Ihnen in den meisten Fällen auch Adressen vermitteln. Eine andere Möglichkeit: Ihr Partner nimmt unbezahlten Urlaub, und die Kasse übernimmt den Verdienstausfall.

Gut zu wissen

Hebammen-Nachsorge

Während der gesamten Zeit des Wochenbetts – und in der Stillzeit bei Bedarf auch darüber hinaus – haben Sie Anspruch auf Betreuung durch eine Hebamme. Diese wird von den Krankenkassen bezahlt, unabhängig davon, ob Sie in der Klinik, im Geburtshaus oder zu Hause entbunden haben. Falls Sie sich vor der Geburt noch nicht mit einer Hebamme in Verbindung gesetzt haben, können Sie das jetzt immer noch tun.

In den ersten Tagen des Wochenbetts kommt Ihre Hebamme täglich zu Ihnen nach Hause, um nach Ihrer Gesundheit und der Ihres Babys zu sehen und um Sie zu unterstützen und zu beraten.

Täglich wird sie die Rückbildung der Gebärmutter und den Wochenfluss kontrollieren. Wenn Sie einen Dammschnitt oder Dammriss hatten, achtet sie auf die Wundheilung der Naht. Sie zeigt Ihnen, was Sie bei Ihrer Brustpflege berücksichtigen sollten, versorgt den Nabel Ihres Babys und nimmt ihm bei Bedarf auch Blut ab, zum Beispiel wenn der Verdacht auf Neugeborenengelbsucht besteht. Neben aller medizinischen Versorgung achtet die Hebamme auch darauf, dass Sie Ihr Kind beim Stillen richtig anlegen, und gibt Ihnen im Zweifelsfall wertvolle Tipps. Außerdem berät sie Sie dabei, wie Sie lernen können, das Verhalten Ihres Babys einzuschätzen: Weint es, weil es Hunger hat, müde ist, Bauchweh hat? Darüber hinaus ist die Hebamme im Wochenbett auch für Ihre persönlichen Probleme eine wichtige Ansprechpartnerin – wenn Sie zum Beispiel Schwierigkeiten mit der neuen Mutterrolle haben oder es Probleme mit Ihrem Partner gibt.

Hebammen können auch durch sanfte Bauchmassagen mit bestimmten ätherischen Ölen die Rückbildung der Gebärmutter unterstützen.

Körperliche Veränderung akzeptieren

Ein altes Hebammen-Sprichwort sagt: »Ein Kind kommt neun Monate, ein Kind geht neun Monate.« Lassen Sie sich also Zeit, setzen Sie sich nicht unter Druck, nach kürzester Zeit wieder so zu sein, wie Sie vorher waren. Mit der Geburt und dem Wochenbett haben Sie auch eine andere Stufe Ihres Frauseins erreicht. Die Veränderungen sind Zeichen Ihrer großartigen und wunderbaren Leistung, ein Kind getragen, geboren und (eventuell) auch gestillt zu haben. Darauf dürfen Sie stolz sein!

Nachwehen

Nachwehen sorgen besonders in den ersten Tagen dafür, dass die Gebärmutter sich wieder gut zusammenzieht. So kommt die Blutung an der Stelle, an der die Plazenta haftete, zum Stillstand, und die Wunde heilt gut ab. Gleichzeitig verkleinert sich die Gebärmutter wieder: Bereits zwei Wochen nach der Geburt ist sie nicht mehr über dem Schambein zu ertasten.

Wenn Sie stillen, spüren Sie vielleicht ein Ziehen im Bauch. Verantwortlich dafür ist wieder das Hormon Oxytozin. Es wirkt auf die gesamte glatte Muskulatur, vor allem auf die Gebärmutter. Deshalb bekommen Sie, sobald der Milchspendereflex ausgelöst wird, leichte Nachwehen. Das Zusammenziehen der Gebärmutter ist ein positiver Nebeneffekt, denn so bildet sie sich schneller zu ihrer ursprünglichen Größe zurück, und Ihr Wochenfluss nimmt rascher ab. Erstgebärende empfinden ihre Nachwehen übrigens häufig nicht so stark wie Frauen, die schon geboren haben. Nach der Geburt jedes weiteren Kindes ist die Muskulatur mehr gedehnt, die Mühen der Rückbildung sind größer, und daher ist das Ganze auch schmerzhafter.

Hilfe bei schmerzhaften Nachwehen

- Vor allem hilft Wärme. Legen Sie sich nach Ablauf der ersten 24 Stunden nach der Geburt ein warmes Kirschkernsäckchen oder eine Wärmflasche in den Rücken. Auch ein breiter Wollschal hält den unteren Bereich von Bauch und Rücken warm und entkrampft dadurch.
- Viele Frauen empfinden jetzt die Bauchlage als besonders angenehm, eine sanfte Massage des Kreuzbeinbereichs durch Partner oder Freundin lindert die Schmerzen zusätzlich.
- Wenn es so weh tut, dass Sie nicht mehr entspannen können und Ihr weniger Schlaf auch noch gestört ist, können Sie krampflösende, homöopathische Zäpfchen von Ihrer Hebamme bekommen.

Wochenfluss

Wochenfluss nennt man das Wundsekret, das bei der Heilung der Plazentawunde im Inneren der Gebärmutter entsteht. Wochenfluss haben Sie normalerweise zwischen zwei bis sechs Wochen. Nach den ersten kräftigen Blutungen, die in den ersten 48 Stunden der natürlichen Wundreinigung dienen, verändert sich das Sekret von hellrot zu rosa, wird dann bräunlich wie bei einer Schmierblutung und nimmt gegen Ende eine gelblich-weiße Farbe an. Allmählich versiegt der Wochenfluss vollständig. Das ist jedoch individuell unterschiedlich und hängt auch davon ab, ob Sie stillen oder nicht. Bei stillenden Müttern hört der Wochenfluss meist schneller auf.

Hygiene

Wochenfluss ist in seiner Zusammensetzung dem Menstruationsblut ähnlich und ist ebenso wie dieses absolut nicht infektiös. Dennoch sollten Sie häufig Ihre Binden wechseln, da das Sekret, das sich darauf sammelt, ein idealer Nährboden für Keime ist. Infektiös ist der Wochenfluss nur, wenn er durch einen Stau (Lochialstau) eitrig wird oder bestimmte Keime enthält.

Die typischen Symptome:

- Der Wochenfluss fließt nicht mehr richtig.
- sehr unangenehmer Geruch
- Fieber
- eventuell Schmerzen

Die Kontrolle des Wochenflusses gehört zur Aufgabe der Hebamme im Wochenbett, die im Fall eines Staus weiß, was zu tun ist. Benutzen Sie während der ersten drei Wochen besser keine Tampons. Es kann vorkommen, dass der Wochenfluss in der Scheide etwas verklumpt und sogenannte Koagel bildet. Wenn Sie nun ein Tampon verwenden, können diese Klümpchen nicht aus der Scheide herauslaufen und stauen sich vor der Gebärmutter. Dadurch erhöht sich das Risiko einer Infektion. Außerdem trocknet der stark saugende Tampon die durch die Geburt strapazierte Scheidenschleimhaut zusätzlich aus. Dies verzögert den Wiederaufbau der veränderten Scheidenflora. Eine normale Körperhygiene im Intimbereich ist übrigens völlig ausreichend – verwenden Sie vor allem kein Intimspray oder -gel und keine Feuchttücher, denn sie zerstören die natürliche Bakterienflora.

Pflege der Dammnaht

Sie können die Wundheilung unterstützen, wenn Sie den Scheideneingang und den Damm nach jedem Toilettengang mit klarem, warmem Wasser abspülen. Das geht am einfachsten mit einem Messbecher oder auf dem Bidet. Danach tupfen Sie die Naht vorsichtig trocken.

Entlasten Sie gerade in den ersten Tagen Ihren Dammbereich, indem Sie so viel wie möglich liegen. Vermeiden Sie Sitzringe und das Sitzen im Schneidersitz, beides belastet und dehnt Damm und Scheide zusätzlich. Sorgen Sie zur Entlastung auch für regelmäßigen, weichen Stuhlgang, indem Sie reichlich trinken und sich ballaststoffreich ernähren.

Lassen Sie ab und zu Luft und Licht an die Naht, dann heilt sie rascher. Mit einem Spiegel können Sie Ihre Wundheilung gut beobachten und sehen gleich, wenn sich die Naht rötet oder gar entzündet.

Normalerweise wird heute mit Nahtmaterial genäht, das sich problemlos selbst auflöst. Manchmal finden sich dann Fadenstückchen auf der Binde. Manche Frauen spüren aber nach einigen Tagen eine unangenehme Spannung an der Naht. Dann wurden beim Nähen die Wundränder nicht gut aneinander angepasst oder der Faden wurde zu fest geknotet. Ihre Hebamme wird in diesem Fall wahrscheinlich die Fäden ziehen, damit sich die Naht nicht entzündet und keine unschönen Narben oder Verwachsungen entstehen.

Hilfe bei geschwollener Naht

Ist Ihre Dammnaht geschwollen und schmerzt sogar, helfen folgende Maßnahmen:

Alternativ können Sie auch zerstoßene Eiswürfel in einen Waschlappen wickeln und auflegen.

● Kühlen Sie den Bereich mit einem Coldpack. Achten Sie darauf, dass Ihre Harnröhre dabei nicht zu viel Kälte abbekommt, sonst besteht die Gefahr einer Blasenentzündung.

● Falls Ihnen die Kälte unangenehm ist, können Sie eine Kompresse mit
verdünnter Ringelblumenessenz anfeuchten und auf die Naht legen. Das
Verhältnis sollte ein Esslöffel Ringelblumen-Essenz (in der Apotheke er-
hältlich) zu vier Esslöffel Wasser betragen.

Hämorrhoiden

Viele Frauen entwickeln bereits während der Schwangerschaft Hämorrhoiden (siehe Seite 61). Durch das Schieben bei der Geburt treten sie meist etwas mehr hervor und können dann schmerzhaft sein. Leicht gerbende
Zäpfchen und Salben mit Zusätzen von Eichenrinde oder Hamamelis lindern Schmerzen und wirken abschwellend. Halten die Beschwerden an und
bilden sich Ihre Hämorriden nach sechs bis acht Wochen nicht von allein
zurück, gehen Sie zum Gynäkologen.

Verstopfung

Die Angst vor Schmerzen, aber auch der neue Rhythmus und die ungewohnte Umgebung in der Klinik bewirken bei vielen Frauen, dass sie nach
der Geburt nur verzögert Stuhlgang haben. Meistens wird sich dies von
selbst regulieren, sobald Sie wieder in Ihren eigenen vier Wänden sind. Ernähren Sie sich ballaststoffreich, essen Sie viel Obst und Gemüse, und trinken Sie ausreichend. Hält die Verstopfung über Tage an, fragen Sie Ihre
Hebamme nach einem Klistier (Einlauf mit einer geringen Menge Flüssigkeit), um die Darmentleerung in Gang zu bringen.

Ödeme

Wenn Sie in den letzten Schwangerschaftswochen Wasser in den Beinen
eingelagert haben, verlieren Sie es nicht gleich mit der Geburt. Bei vielen
Frauen wird es um den zweiten, dritten Tag nach der Entbindung sogar etwas mehr. In der Regel dauert es rund zwei Wochen, bis die Wassereinlagerungen wieder zurückgehen, oft sind sie erst nach fünf Wochen völlig verschwunden (siehe auch Seite 65).

Nach dem Kaiserschnitt

Stellen Sie sich darauf ein, dass Sie einige Tage auf die Hilfe von Hebammen
und Pflegepersonal auf der Station angewiesen sind. Diese unterstützen Sie
nach Kräften beim Aufstehen, bei der Körperpflege und bei der Versorgung
Ihres Babys. Durch den Blasenkatheter kann es leichter zu einem Harnwegsinfekt kommen, trinken Sie daher viel. Sie fördern damit auf natürliche
Weise auch Ihre Verdauung. Etwa um den dritten oder vierten Tag herum
werden Sie wieder Stuhlgang haben. Bei unangenehmen Blähungen können

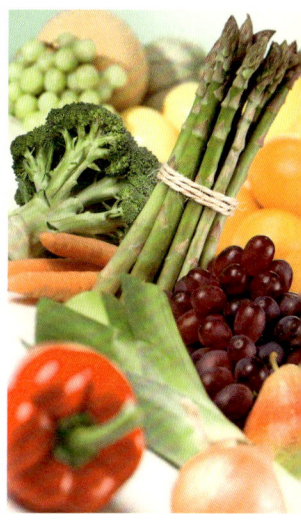

*Wenn Sie sich gesund
ernähren und viel trin-
ken, bringen Sie Ihre
Verdauung sicher bald
wieder in Schwung.*

Lagern Sie so oft wie
möglich Ihre Beine
hoch, damit sich das
Gewebswasser nicht
darin sammelt.

Sie um einen Fenchel-Kümmel- oder einen Stilltee bitten. Sobald Sie Dauerkatheter, Infusionen und Drainagen los sind, sollten Sie aufstehen und sich bewegen, das fördert die Rückbildung und beugt Thrombosen vor.

> **TIPP** Etwa ab dem dritten Wochenbetttag, wenn alle »Schläuche« entfernt und Sie kreislaufstabil sind, dürfen Sie wieder duschen. Lassen Sie beim Haarewaschen das Wasser über den Rücken ablaufen, anstatt über die Bauchnaht. Dann kommt die Wunde nicht mit Shampoo in Berührung und wird nicht unnötig gereizt.

Wenn Sie stillen, legen Sie die ersten Male am besten in Rückenlage an, mit Kissen und Polstern abgestützt ist das meist am angenehmsten. Sobald es die Schmerzen zulassen, können Sie in Seitenlage oder halb sitzend stillen (siehe Seite 164).

Nach einem Kaiserschnitt dauert alles einfach etwas länger: Rückbildung, Milcheinschuss, Babyblues, … Haben Sie also Geduld mit sich, und überfordern Sie sich nicht. Durch den Schnitt hat es die Muskulatur der Gebärmutter schwerer, sich zusammenzuziehen. Das ist aber kein Grund zur Sorge, der Körper nimmt sich nur ein wenig mehr Zeit, um den Eingriff zu verarbeiten.

Pflege der Kaiserschnittnarbe

Fangen Sie mit der Narbenpflege an, sobald Fäden oder Klammern entfernt sind und die oberflächliche Wundheilung abgeschlossen ist. Das ist nach etwa 14 Tagen der Fall. Geben Sie dann einige Tropfen echtes Wildrosenöl in 50 Milliliter Weizenkeimöl und massieren Sie jeden Tag etwas von dieser Mischung über mehrere Wochen hinweg ein. Das fördert die Wundheilung und sorgt dafür, dass das sich bildende Narbengewebe elastisch bleibt. Gute Erfolge bei Behandlung und Pflege der Operationsnarbe lassen sich auch mit dem »Kinesio-Taping« erzielen. Diese Methode wurde in den 70er-Jahren zur Behandlung von Sportverletzungen in Japan entwickelt. Die »Tape« genannten, wellenartigen Klebestreifen regulieren die Gewebsspannung im Narbenbereich und aktivieren den Stoffwechsel, vor allem das Lymphsystem. Einige Hebammen haben sich in dieser Methode bereits weitergebildet, und auch viele Physiotherapeuten bieten sie an.

Leider ist das Taping schulmedizinisch derzeit noch nicht anerkannt und wird deshalb von gesetzlichen Krankenkassen nicht erstattet.

Rückbildung

Nach der Geburt haben die Muskulatur des Beckenbodens und das Gewebe meist viele haarfeine Verletzungen und kleine Risse. Bevor Sie selbst aktiv werden können, sollten diese verheilt sein.

Das können Sie tun

- Haben Sie ein wenig Geduld, und versuchen Sie immer wieder, Ihren Beckenboden zu erspüren. Spannen Sie gezielt und nur ganz kurz an, ohne die Spannung länger zu halten.
- Nehmen Sie sich Zeit für Ihren Gang zur Toilette, und spüren Sie, wie sich die Schließmuskeln von Harnröhre und After öffnen und schließen. Greifen Sie aber nicht in das natürliche Geschehen ein, indem Sie den Harnstrahl unterbrechen oder den Stuhlgang pressen.
- Wenn Sie Ihren Beckenboden noch nicht richtig spüren, legen Sie sich in Bauchlage und spannen Ihre Beine von den Füßen ausgehend in Richtung Becken an. Dabei kneifen Sie unwillkürlich die Pobacken zusammen. Mit der Zeit spannt der Beckenboden mit an, sodass Sie ihn wieder fühlen können. Führen Sie die Übung mehrmals täglich durch.
- Wenn Sie sich körperlich wieder fit fühlen, können Sie sich von Ihrer Nachsorge-Hebamme stärkende, aber zunächst sanfte Übungen zeigen lassen. Ganz wichtig dabei: Ihr Beckenboden sollte bereits wieder kräftig sein und normalen Belastungen wie Husten oder Harndrang standhalten.
- Korrigieren Sie gleichzeitig Ihre Haltung, und achten Sie darauf, wie Sie sitzen, stehen oder gehen. Durch die Schwangerschaft hat sich nämlich Ihr Körpermittelpunkt verändert, der schwere Bauch hat Sie tendenziell ins Hohlkreuz gezogen.
- In der Stillzeit ist die Brust schwerer als sonst. Das verstärkt die Neigung, Schultern und Kopf hängen zu lassen. Richten Sie sich immer wieder ganz bewusst auf und betrachten sich im Spiegel. Erst wenn Beckenbodenspannung und Haltung wieder stimmen, sollten Sie mit Übungen beginnen, die Bauch, Beine oder Po kräftigen.

Rückbildungskurs

In einem Rückbildungskurs lernen Sie Funktion und Aufbau des Beckenbodens kennen, Sie erspüren und stärken Ihre Beckenbodenmuskulatur und kräftigen Bauch- und Rückenmuskeln. Sie bekommen Tipps, wie Sie im Alltag auf Ihren Beckenboden achten, und bei Problemen erhalten Sie Hilfe. Auch verschiedene Entspannungstechniken gegen Babystress werden häufig vermittelt. Krankenkassen bezahlen den Rückbildungskurs bei einer Hebamme nur dann, wenn er in einem Zeitraum von acht bis zwölf Wochen nach der Geburt beginnt. Das empfinden frischgebackene Mütter häufig als zu früh. Sollten Sie »zu spät« dran sein, müssen Sie zur Kostenerstattung eventuell begründen, warum dies der Fall war. Erkundigen Sie sich also rechtzeitig nach einem Kurs, auch wenn Ihnen jetzt noch überhaupt nicht der Sinn nach Gymnastik steht.

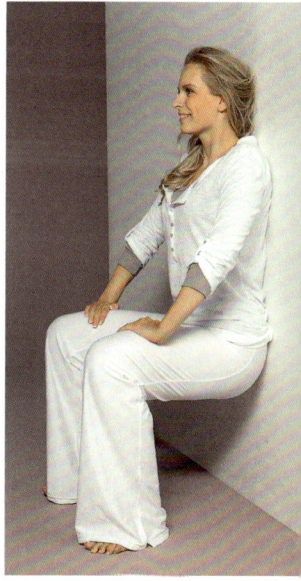

Rutschen Sie an der Wand entlang nach unten, als ob Sie sich hinsetzen wollten. Dabei spannen Sie ein paar Sekunden den Beckenboden fest an.

Die ersten Tage mit dem Neugeborenen

In den ersten Tagen, die Sie zu Hause mit Ihrem Baby verbringen, ist alles noch ein wenig ungewohnt. Viele Fragen und Unsicherheiten tauchen auf: Wie oft soll ich mein Kind wickeln, warum schreit es jetzt, schläft es nicht schon zu lange, hat es Hunger? Seien Sie beruhigt: Schon bald werden Sie sehr genau wissen, was Ihr Kleines wann und in welchem Umfang benötigt. Täglich lernen Sie mehr, die Signale Ihres Babys zu deuten und richtig darauf zu reagieren.

Mit liebevoller Pflege vermitteln Sie Ihrem Baby tagtäglich das Gefühl geborgen zu sein.

Auch für Ihr Kind ist die Umstellung auf das Leben außerhalb des Mutterleibs eine echte Höchstleistung, die es nun täglich besser meistern wird.

Ausscheidungen

Urin

Obwohl Ihr Baby bereits im Mutterleib Urin ausgeschieden hat, sind seine Nieren noch nicht vollständig ausgereift. Die erste Ausscheidung sollte innerhalb der ersten 12 Stunden nach der Geburt erfolgen, danach kann es sein, dass Ihr Kind erst zwei Tage später wieder eine Windel durchnässt. Das ist auch abhängig davon, wie Sie es ernähren.

Erschrecken Sie nicht, wenn sich in der Windel einmal rot verfärbter Urin findet. Dabei handelt es sich fast immer um Salzkristalle, die sich bei starker Urinkonzentration in der Niere bilden und mit dem Urin ausgeschieden werden. Wegen der roten Farbe und der krümeligen Konsistenz bezeichnet man diese harmlose Erscheinung als »Ziegelmehl«.

Stuhlgang

Kindspech oder Mekonium heißt der erste Stuhlgang eines Neugeborenen. Die zäh-klebrige, dunkelgrüne bis fast schwarze Masse besteht im Wesentlichen aus verschluckten Wollhärchen, abgeschilferten Hautpartikeln, oberflächlichen Zellen der Darmschleimhaut und Gallenfarbstoff.

Solange das Kindspech noch nicht vollständig abgesetzt ist, ölen Sie Babys Po am besten bei jedem Wickeln gut ein: Mit Wasser allein bekommen Sie die zähen Mekoniumreste kaum ab.

Hautpflege

Zu Beginn benötigen Sie nichts anderes als Wasser und einen Waschlappen, da die Haut von Babys noch dünner ist als die von Erwachsenen und deshalb leicht austrocknet.

Um Creme- oder Stuhlreste im Windelbereich zu entfernen, verzichten Sie besser noch auf Feuchttücher, da deren chemische Zusatzstoffe die Haut reizen können. Verwenden Sie einfach einen feuchten Waschlappen und trocknen Sie die Haut – besonders die tiefen Falten – hinterher sorgfältig

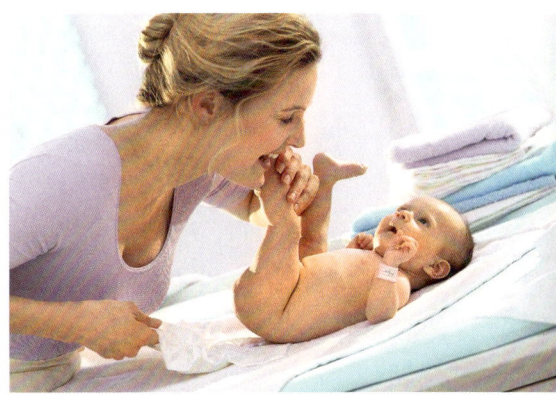

Lassen Sie Ihr Kleines ruhig noch ein wenig nackt strampeln, damit Luft an seine Haut kommt – unter der Wärmelampe wir ihm das sicher gefallen.

ab. Auch ein unparfümiertes Pflanzenöl (Weizenkeim-, Mandel- oder Sonnenblumenöl) ist für die Windelpflege geeignet. Sollte der Po einmal wund sein, hilft eine gute Heilsalbe. Wenn Sie weitere Babypflegeprodukte verwenden möchten, achten Sie auf Qualität. Produkte mit künstlichen Farb-, Duft- oder Konservierungsstoffen sollten Sie lieber stehen lassen. Natürliche Produkte sind zwar in der Anschaffung etwas teurer, doch dafür meistens sehr ergiebig. Wichtig ist vor allem, dass Sie die Produkte nicht ständig wechseln. Dadurch entstehen viel schneller und leichter Hautirritationen oder sogar Allergien. Dosieren Sie alle Pflegemittel sparsam – das ist nicht nur gut für Babys Haut, sondern auch für Ihren Geldbeutel.

Baden

Sobald die Nabelwunde verheilt ist (siehe Seite 162), können Sie Ihr Kleines baden. Für ein Neugeborenes reichen ein- bis zweimal pro Woche völlig aus. Häufigeres Baden belastet den noch unreifen Säureschutzmantel der dünnen Babyhaut zu sehr. Halten Sie den Windelbereich immer sauber, und waschen Sie Händchen und Gesicht öfter am Tag einmal mit klarem Wasser ab.

Baden Sie Ihr Neugeborenes nicht direkt vor oder nach einer Mahlzeit, es könnte sonst leicht erbrechen.

Nabelpflege

Nach der Geburt wird die Nabelschnur mit einer kleinen Kunststoffklemme abgebunden und zusätzlich mit einer Mullkompresse umpolstert, damit die Klemme nicht scheuert oder drückt.

Damit der Nabelschnurrest möglichst rasch eintrocknet, abfällt und keine Infektionen entstehen können, ist eine gute Nabelpflege wichtig. Ihre Hebamme wird Ihnen zeigen, was zu tun ist, und den Heilungsverlauf überwachen. Berührungsängste brauchen Sie übrigens nicht zu haben. Die Nabelschnur enthält keine Nerven, die Pflege tut also nicht weh. Wenn Ihr Neugeborenes trotzdem weint oder ungehalten ist, liegt das eher daran, dass ihm die ungewohnte Prozedur nicht gefällt oder lästig ist.

Von Tag zu Tag wird der Nabelschnurrest weiter eintrocknen und sich langsam vom Nabelgrund lösen, bis er schließlich ganz abfällt. Meist verläuft dies völlig komplikationslos und dauert zwischen fünf und zehn Tagen.

Halten Sie den Nabelschnurrest immer sauber und trocken. Die Windel sollte anfänglich nicht über den Bauchnabel reichen, damit das feuchte Milieu den Abtrocknungsprozess nicht verzögert und Urin oder Kot die kleine Wunde nicht infizieren können.

Neugeborenengelbsucht

Fast die Hälfte aller Kinder bekommt innerhalb der ersten Lebenswoche eine Neugeborenengelbsucht, auch Hyperbilirubinämie genannt. Nach der Geburt werden die im Mutterleib gebildeten roten Blutkörperchen des Kindes abgebaut und gleichzeitig neue gebildet. Beim Zerfall wird der gelbe Blutfarbstoff, das sogenannte Bilirubin, freigesetzt, das der Organismus nicht verwerten kann. Normalerweise wird es durch bestimmte Enzyme in der Leber aufbereitet und dann ausgeschieden. Dazu ist die unreife kindliche Leber aber noch nicht vollständig in der Lage. Die Folge: Der Farbstoff Bilirubin tritt ins Blut über, die Haut und das Weiße im Auge färben sich gelb, Ihr Kind wird schläfrig und trinkt vielleicht weniger als sonst.

Es ist allerdings wichtig, dass Sie Ihr Kind trotzdem häufig anlegen oder ihm die Flasche anbieten, da es die Flüssigkeit zum Abbau des Bilirubins benötigt. Das können Sie vorbeugend tun:

- **Nahrung:** Geben Sie Ihrem Kind möglichst vom ersten Tag an die Brust, und lassen Sie es die wertvolle Vormilch trinken. Das bringt seine Verdauung in Gang, sodass es das Mekonium rascher los wird, das viel Bilirubin enthält.
- **Licht:** Legen Sie Ihr Baby in den ersten Tagen so oft wie möglich in die Nähe des Fensters. Tageslicht fördert den Abbau von Bilirubin.
- **Wärme:** Halten Sie Ihr Kleines insbesondere um den Bauch herum schön warm. Eine gute Durchblutung regt den Leberstoffwechsel an.

Da ein zu hoher Bilirubinwert gefährlich für das kindliche Gehirn ist, wird abhängig vom Lebensalter des Kindes und der Bilirubinkonzentration die Ausscheidung mithilfe einer Fototherapie unterstützt. Dabei wird das Baby mit blauem Licht beleuchtet, das den gelben Blutfarbstoff in der Haut verändert. So kann er vom Körper besser ausgeschieden werden.

Babys Ernährung

Einfach stillen

Nach und nach lernen Sie Ihr Kind immer besser kennen. Am besten gelingt Ihnen dies, wenn Sie so viel wie möglich mit ihm zusammen sind, sowohl bei Tag als auch bei Nacht. Denn dann können Sie die Signale Ihres Babys bald schnell und sicher deuten.

Ihr Kind wird Ihnen seine Bedürfnisse zeigen, und es ist sinnvoll, es dann möglichst sofort zu stillen. Warten Sie mit dem Anlegen nicht so lange, bis es weint, denn einem weinenden Kind die Brust zu geben ist sehr viel schwieriger als bei frühen Hungeranzeichen.

Ihr Baby darf stets so häufig trinken, wie es mag, und so lange, bis es satt ist. Dies nennt man »Stillen nach Bedarf«. In den ersten Tagen werden es meist wenigstens sechs, eher noch acht bis zwölf Milchmahlzeiten innerhalb von 24 Stunden sein. Sobald Ihre Milch von Vormilch auf reife Muttermilch umgestellt ist, kann Ihr Kind kurzfristig sogar häufiger die Brust verlangen. In der zweiten Lebenswoche pendelt sich der Bedarf meist wieder auf durchschnittlich achtmal ein. Generell gilt: Wenn Ihr Baby oft trinkt, steigert sich die Milchmenge, legen Sie es weniger häufig an oder ersetzen Sie Stillmahlzeiten durch andere Nahrung (siehe Seite 166), wird die Milch weniger.

Hungeranzeichen

Sobald Sie bei Ihrem Kind die ersten Hungeranzeichen erkennen, setzen oder legen Sie sich bequem hin. Stützen Sie Ihren Rücken eventuell mit einem Kissen. Am Anfang kann es hilfreich sein, mit freiem Oberkörper zu stillen. Legen Sie sich dann ein Tuch oder eine Decke um die Schultern, damit Sie nicht frieren.

Wenn Ihr Kind seinen Kopf hin und her dreht oder die Hand in den Mund steckt, heißt das »Ich habe Hunger!«

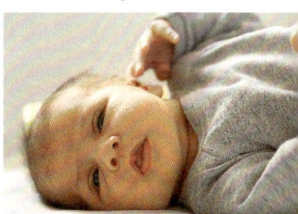

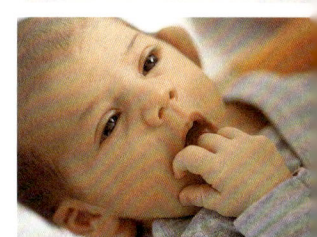

> ### Hungeranzeichen
> Ihr Baby signalisiert seinen »Hunger«, indem es
> - sein Köpfchen hin- und herdreht,
> - die Stirn runzelt,
> - schnelle Augenbewegungen macht, vor allem im Halbschlaf,
> - seine Lippen leckt oder seine Zunge vorstreckt,
> - Saugbewegungen und -geräusche macht,
> - das Händchen am Mund hat.

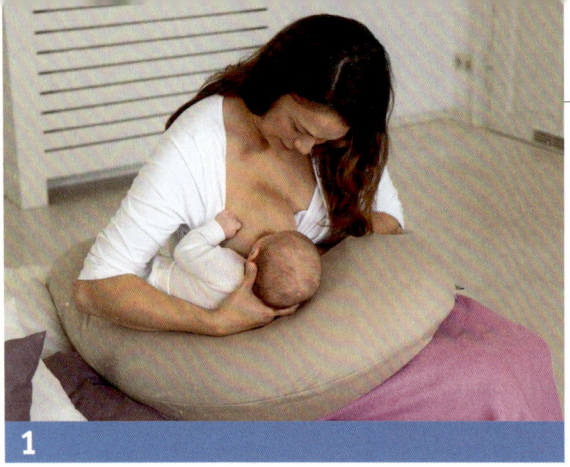
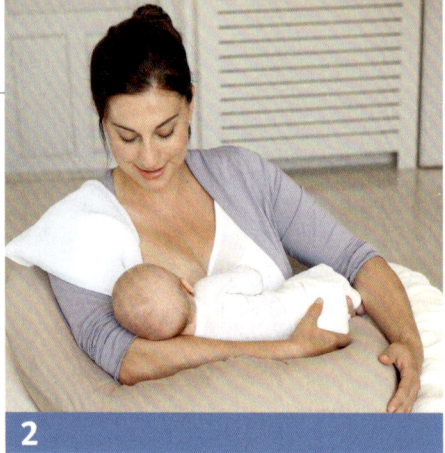

Sie können Ihr Baby im Rückengriff 1 oder in der Wiegehaltung 2 stillen. Wichtig: Denken Sie daran, das Kind zur Brust zu führen, nicht umgekehrt.

Das Baby richtig anlegen

Probieren Sie aus, welche Stillposition für Sie und Ihr Baby die richtige ist. Vieles wird sich nach und nach bestens einspielen.

- Machen Sie es sich zunächst einmal so bequem wie möglich, und sorgen Sie für Halt im Rücken – am besten durch ein Stillkissen oder mehrere kleinere Kissen.
- Nehmen Sie Ihr Neugeborenes in den Arm, und reden Sie mit ihm, bevor Sie es in die gewünschte Stillposition bringen.
- Der Bauch Ihres Babys liegt nah an Ihrem Bauch.
- Ohr, Schultern und Hüfte des Kindes liegen in einer Linie.
- Heben Sie mit Ihrer freien Hand die Brust etwas an, die Brustwarze sollte gegenüber der kindlichen Nase sein. Dreht Ihr Kind sein Köpfchen weg, berühren Sie es mit der Brustwarze an der Wange und warten etwas ab. Durch den ausgelösten Suchreflex wird Ihr Baby den Kopf in Richtung der Berührung drehen.
- Berühren Sie mit Ihrer Brustwarze sanft seine Lippen. Dies löst den Reflex zum Öffnen des Mundes aus. Sobald sein Mund weit geöffnet ist, ziehen Sie Ihr Kind an sich heran, sodass die Brustwarze und ein großer Teil des Warzenhofes in der Mitte seines Mundes zu liegen kommen – und schon beginnt es zu saugen. Seine Lippen sind dabei sichtbar nach außen gestülpt.
- Prüfen Sie nochmals, ob der Bauch Ihres Kindes ganz dicht an Ihrem eigenen liegt.

Wirkungsvolles Saugen

Jedes Kind hat sein eigenes Temperament und damit seine eigene Art zu saugen. Einige können es kaum erwarten und verschlingen Milch samt Mama. Genussvolle Stillgourmets dagegen scheinen sich jeden Schluck bewusst auf der Zunge zergehen zu lassen. Und die kleinen Träumer vergessen zwischendurch schon mal weiterzusaugen.

Damit Sie und Ihr Kind ein erfolgreiches Stillpaar werden, ist es wichtig, dass Ihr Neugeborenes in der richtigen Art und Weise an der Brust saugt. Beobachten Sie Ihr Baby beim Stillen nach den folgenden Kriterien:

- Ist sein Mund weit offen, sind die Lippen nach außen gestülpt, berühren Nase und Kinn die Brust?
- Können Sie es schlucken hören oder Schluckbewegungen beobachten?
- Entspannt sich Ihr Kind, öffnen sich seine Fäustchen langsam?

Wirkungsvolles Saugen ist angenehm und schmerzt nicht. Beim Ansaugen können schon mal Schmerzen auftreten, die aber bald nachlassen. Sollten Sie jedoch Schmerzen haben, welche die ganze Stillmahlzeit über andauern, ist das ein sicheres Zeichen dafür, dass etwas nicht stimmt. Wahrscheinlich haben Sie Ihr Baby nicht ganz korrekt angelegt. Bitten Sie Ihre Hebamme, Ihnen beim nächsten Nachsorge-Besuch beim Stillen zuzusehen. Sie kann Ihnen Tipps geben und Ihnen helfen, die richtige Haltung zu finden.

Schlafen und Wachen

Neugeborene haben noch keinen Tag-Nacht-Rhythmus. In den ersten Wochen verteilen sich die Schlaf- und Wachphasen Ihres Babys noch ziemlich gleichmäßig rund um die Uhr. Wenn Sie jedoch in der Nacht bei gedämpftem Licht stillen und bewusst nur wenig und leise sprechen, lernt Ihr Kind schnell, Tag und Nacht zu unterscheiden. Nutzen Sie die Zeit, in der es schläft, auf jeden Fall auch selbst zum Ausruhen, und lassen Sie im Haushalt eine Zeit lang fünf gerade sein. So bleiben Sie körperlich und nervlich besser bei Kräften.

Milcheinschuss

Ungefähr zwei bis drei Tage nach der Geburt beginnt die Brust, reife Muttermilch zu bilden. Bei manchen Frauen verläuft dieser Übergang sanft, bei anderen »schießt« die Milch regelrecht ein. Dann fühlt sich die Brust schwer, heiß und prall an und ist sehr schmerzempfindlich.

Zur Entlastung können Sie vor dem Stillen Ihre Brust mit warmen Kompressen oder einem Kirschkernsäckchen anwärmen, sodass die Milch gut fließen kann. Manchmal ist die Brust beim Milcheinschuss auch so prall, dass das Baby die Brustwarze gar nicht richtig fassen kann. Ihre Hebamme zeigt Ihnen dann, wie Sie vor dem Stillen ein wenig Milch ausstreichen können. Stillen Sie in dieser Phase Ihr Kind so oft wie möglich, das hilft bei möglichen Beschwerden.

Wenn Sie nicht stillen

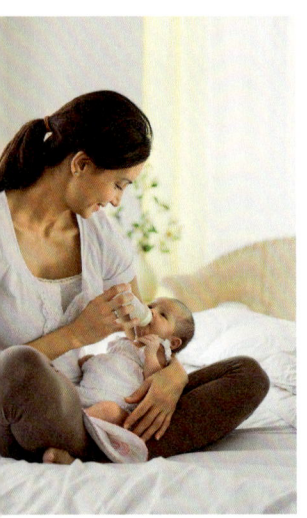

Auch beim Fläschchen-geben sind Sie in liebe-vollem Kontakt mit Ihrem Baby.

Wenn Sie nicht stillen möchten oder können, steht Ihnen eine Vielzahl an Säuglingsnahrungen zur Verfügung. In ihrer Nährstoffzusammensetzung werden sie heute aus hochwertigen, oft biologischen Rohstoffen und unter besten hygienischen Bedingungen hergestellt. Man unterscheidet generell zwischen Anfangs- und Folgemilch.

Anfangsnahrung

Der Muttermilch am ehesten ähnlich ist Pre-Nahrung. Sie enthält als einziges Kohlenhydrat Milchzucker (Laktose), ist gut verträglich und leicht verdaulich. Mit solch einem kurzkettigen Kohlenhydrat kann ein Kind nicht überfüttert werden. Es darf, wie auch das Stillkind, so viel trinken, wie es möchte. Säuglingsanfangsnahrung vom Typ »1« oder dem Buchstaben »B« enthält neben Laktose auch Stärke. Die Nahrung ist sämiger und sättigt länger. Grundsätzlich ist es aber nicht nötig, zu einer Folgenahrung zu wechseln. Die längeren Kohlehydratketten der Typ II- und Typ-III-Nahrung belasten Babys Verdauungstrakt deutlich stärker als die Pre-Nahrung. Wenn Sie Ihrem Kind trotzdem Typ 1-Nahrung geben, halten Sie die angegebenen Dosierungshinweise und Trinkmengen bitte genau ein, damit Ihr Kind nicht zu dick wird.

Generell ist bei der Zubereitung der Fläschchen Hygiene wichtig. Verschließen Sie das Milchpulver immer gut, da sich dort leicht Keime ansiedeln können. Bereiten Sie das Fläschchen für Ihr Baby unmittelbar vor der Mahlzeit frisch zu, und schütten Sie nicht getrunkene Reste grundsätzlich weg. Ihre Hebamme wird Sie auch zu Fragen rund um die Fläschchenernährung beraten.

Ausstattung
Das brauchen Sie zu Beginn:
- sechs Fläschchen für Milch
- zwei kleine Fläschchen für Tee
- sechs Milchsauger Größe 1 (anfänglich füttern Sie am besten nur mit Teesaugern, die kleinere Löcher haben)
- vier Teesauger Größe 1
- Flaschenbürste (inklusive kleine Bürste für Sauger)
- Flaschenwärmer
- Sterilisiergerät bzw. Extra-Topf zum Auskochen
- Thermoskanne bzw. Isolierflasche
- Stoffwindeln oder Lätzchen

Tränen und Zweifel im Wochenbett

Der Babyblues

Sie halten Ihr Baby im Arm und empfinden nur graue Leere? Sie sind erfüllt von einer Traurigkeit, die Sie sich nicht erklären können, weil doch eigentlich alles so schön sein müsste? Zweifeln Sie nicht an sich: Der »Babyblues« ereilt fast alle Frauen im frühen Wochenbett. Die erste Euphorie über das süße Kind weicht dem Alltag mit schreiendem Baby, Stillproblemen und schmerzender Naht. Dazu kommt noch der hormonelle Einbruch: Der unter der Geburt reichlich ausgeschüttete Glücklichmacher Endorphin ist verbraucht, das Schwangerschaftshormon Progesteron fällt ab und begünstigt somit ebenfalls die schlechte Stimmung. Und darüber hinaus sind die Ausgleichshormone Östrogen und Prolaktin noch nicht in der Lage, das Gefühlschaos zu bändigen. Wenn Sie sich vor Augen halten, was Sie alles in den vergangenen Tagen durchlebt und überstanden haben, wundern Sie sich wahrscheinlich nicht mehr über die Gefühlsachterbahn.

> **TIPP** Wenn die Tränen fließen wollen, nehmen Sie sich Zeit, und kämpfen Sie nicht dagegen an. Wenn Ihnen nach Ruhe zumute ist, ziehen Sie sich zurück. Und lassen Sie sich helfen: im Haushalt, bei der Babypflege, beim Stillen.
> Lieben und bewundern Sie nicht nur Ihr Baby: Auch Sie selbst haben Bewunderung und Anerkennung verdient!

Viele Eltern – Väter ebenso wie Mütter – werden im Wochenbett von einer riesigen Welle der Verantwortung überrollt. Es gibt so vieles, das Sie nun für Ihr Kind entscheiden müssen, und Sie wollen es unbedingt richtig machen. Die meisten Dinge werden Sie ganz intuitiv »richtig« machen – und bei Fragen, in denen Sie unsicher sind, holen Sie sich Rat von Menschen, die Ihren Lebensentwurf respektieren und denen Sie vertrauen.

Beim Babyblues bessert sich die Stimmung bereits nach einigen Tagen, und Sie können sich wieder am Leben freuen. Manchmal können sich aber aus dem Babyblues auch ernst zu nehmende seelische Erkrankungen entwickeln. Die Veränderungen gehen meist fließend ineinander über.

Lassen Sie sich nicht beirren. Für die meisten Entscheidungen gibt es weder »richtig« noch »falsch«, sondern einfach viele verschiedene Wege.

Depression und Psychose

Wochenbett- oder postnatale Depression

Die meisten Frauen können in diesem Fall für ihr Baby nur wenig oder auch gar keine Liebe empfinden. Sie haben deswegen Schuldgefühle und sind verzweifelt. Oft trauen sie sich nicht, mit jemandem darüber zu sprechen, aus Angst, als schlechte Mutter und Ehefrau angesehen zu werden. So werden die Symptome von den Betroffenen, aber auch von ihren Familien, viel zu oft heruntergespielt oder zu lange verschwiegen. Eine postnatale Depression kann sich innerhalb der ersten drei Monate nach der Geburt entwickeln und verläuft individuell sehr unterschiedlich. In manchen Fällen hat sie ihren Beginn im Babyblues. Die Symptome sind die gleichen wie bei allen anderen depressiven Erkrankungsbildern: Niedergeschlagenheit, Traurigkeit, Antriebslosigkeit bis hin zur Gleichgültigkeit, in manchen Fällen aber auch überbordende Aktivität. Konzentrationsstörungen, ständige Müdigkeit, Erschöpfung, Ein- und Durchschlafprobleme sind genauso Anzeichen wie ambivalente Gefühle dem Kind gegenüber, Ängste und massive Unfähigkeits- und Schuldgefühle oder auch rein körperliche Symptome wie Kopfschmerzen, Schweißausbrüche, Zittern und Herzflattern. Dabei treten nicht immer alle Symptome gleichzeitig auf, hängen aber häufig zusammen.

Postnatale Psychose

Die wohl gravierendste Form der seelischen Störung nach der Geburt kann unterschiedliche Erscheinungsformen haben: depressiv, manisch und schizoid. Eine Psychose entwickelt sich meist innerhalb der ersten zwei Wochen nach der Geburt. Neben den bereits beschriebenen Symptomen sind die betroffenen Frauen leicht reizbar, angespannt und neigen zu unkontrollierten Reaktionen oder zwanghaften Gedanken und Wahnvorstellungen bis hin zu Halluzinationen. Das wiederum erzeugt Angst. Selbstmordgedanken oder auch der Wunsch, das Kind zu töten und wieder loszuwerden, sind nicht selten.

Hilfe und Unterstützung

Diese seelischen Leiden im Wochenbett sind ernst zu nehmende Erkrankungen, welche die betroffenen Frauen nicht aus eigener Kraft überwinden können. Am besten werden sie (und ihre Familie) in enger Zusammenarbeit von Psychotherapeuten, Hebammen, Gynäkologen und Geburtshelfern betreut. Je früher die Erkrankung diagnostiziert wird, umso schneller und effektiver greifen die therapeutischen Maßnahmen. Wenn Sie Symptome an sich feststellen sollten, vertrauen Sie sich rechtzeitig Ihrer Hebamme oder einem Arzt an.

Sexualität nach der Geburt

Körperliche und seelische Veränderungen

Beim »Familie-Werden« geht das Paar-Sein zwischen Stillen, Windelwechseln und schlaflosen Nächten oft erst einmal verloren. Besonders Frauen benötigen nach der Geburt meist einige Zeit, bevor sich der Wunsch nach Sex wieder einstellt, bei den meisten kehrt die Lust erst nach vier bis sechs Monaten allmählich zurück.

Nehmen Sie sich die Zeit, die Sie selbst brauchen, um wieder Lust aufeinander zu haben. Sobald das Begehren bei beiden da ist, können Sie auch wieder miteinander schlafen. Wenn dies schon in der Wochenbettzeit der Fall ist, bedenken Sie, dass der Muttermund noch nicht wieder völlig verschlossen ist, und benutzen Sie ein Kondom, um sich vor eventuellen Keimen zu schützen. Außerdem schützt das Kondom Sie vor einer erneuten Schwangerschaft, theoretisch ist nämlich bereits ab der dritten Woche nach der Entbindung wieder ein Eisprung möglich.

Zu trocken?

Wenn Sie sich lieben, kann es nun sein, dass trotz großer Erregung Ihre Scheide noch nicht richtig feucht wird. Diese Trockenheit wird durch die Stillhormone verursacht, die einen vorübergehenden Östrogenmangel bewirken. Besorgen Sie sich ein Gleitmittel auf Wasserbasis (Apotheke, Drogeriemarkt), das ist gut verträglich, stört die natürliche Vaginalflora nicht und greift beim Sex das Material des Kondoms nicht an.

> **TIPP**   Beim ersten Geschlechtsverkehr nach der Geburt könnten Sie eventuell feststellen, dass die Scheide den Penis nicht so fest umschließt wie zuvor. Machen Sie sich deshalb keine Sorgen: Sobald Ihr Beckenboden gekräftigt ist, fühlt es sich an wie vorher.

Probleme mit dem Damm

Auch der Damm ist ein sehr intimer Bereich und von empfindsamem Nervengewebe durchzogen. Falls Sie bei der Geburt einen Schnitt oder Riss hatten, wurde das Gewebe verletzt. Die Naht, auch wenn sie noch so sorgfältig durchgeführt wurde, hinterlässt dann Narbengewebe, das sich anders anfühlt, als Sie es bisher gewohnt waren: Weil es vernarbt, ist es nun fester, straffer, nicht mehr so elastisch und weich. Sollten Sie beim Sex Schmerzen an der Dammnaht haben, massieren Sie die Narbe regelmäßig, wie Sie es vielleicht schon vor der Geburt gemacht haben (siehe Seite 45). Dazu können Sie die Reste Ihres Dammmassageöls verwenden oder eine Salbe, die speziell zur Narbenbehandlung geeignet ist. Lassen Sie die Naht noch einmal von Hebamme oder Arzt beurteilen, manchmal gibt es Gewebswucherungen an der Naht, die sich mit einem kleinen Eingriff entfernen lassen.

> **TIPP**   Wenn Sie Beschwerden am Damm haben, probieren Sie Stellungen, bei denen Sie als Frau das Tempo vorgeben und steuern können, wie tief der Penis in Ihre Scheide eindringt: Ideal ist die Seitenlage (Löffelchen-Stellung).

Neuer Umgang miteinander

Außer diesen körperlichen Veränderungen werden Sie vermutlich auch die Erfahrung machen, dass Ihr neu aufflammendes Liebesleben nach der Geburt sich ziemlich anders anfühlt als zuvor: Es ist fast noch einmal so wie beim ersten Mal! Gehen Sie ebenso behutsam und liebevoll, aber auch ruhig etwas neugierig miteinander um. Ihre Erfahrung wird Sie auch auf »neuem Terrain« sicher leiten. Es kann für Sie beide sehr erregend und befriedigend sein, den eigenen Körper und den des Partners jetzt neu zu entdecken.
Wenn Sie sich unwohl fühlen oder Ängste haben, besprechen Sie sich unbedingt mit Ihrem Partner. Gerade anfangs können Sie sich in einer Art Rollenkonflikt zwischen Mutter und Bettgefährtin wiederfinden – ein Ohr ist wahrscheinlich immer beim Baby, und abzuschalten und sich fallen zu lassen fällt dementsprechend schwerer als früher. Geben Sie sich dann ruhig noch ein wenig Zeit: Kuscheln und streicheln, die Nähe des anderen zu spüren, ohne miteinander zu schlafen, ist ebenfalls sehr erfüllend.

Zyklus und Verhütung

Wann der normale Zyklus nach einer Geburt wieder einsetzt, ist sehr unterschiedlich, die Zeitspanne bewegt sich zwischen vier bis fünf Wochen und zwölf Monaten. Frauen, die nicht stillen, haben meist deutlich früher wieder einen Eisprung und ihre Periode als stillende Frauen. Das Stillhormon Prolaktin hat einen hemmenden Einfluss auf die Hormone, die für den Eisprung zuständig sind. Die Natur hat dies vermutlich so eingerichtet, um den Organismus der Frau noch ein wenig zu schonen und die Ernährung des gerade geborenen Kindes zu gewährleisten. Wenn Sie nicht gleich wieder schwanger werden möchten, sollten Sie, auch wenn Sie stillen (!), unbedingt empfängnisverhütende Maßnahmen ergreifen. Denn bereits der ersten Regelblutung nach einer Geburt kann ein Eisprung vorangehen. Ideale Verhütungsmittel in der Stillzeit sind Kondome oder ein Diaphragma, Sie könnten aber auch eine reine Gestagenpille einnehmen. Sprechen Sie am besten mit Ihrem Frauenarzt. Es kann übrigens eine ganze Zeit dauern, bis sich wieder ein regelmäßiger Rhythmus einpendelt. Die ersten sechs bis acht Zyklen können dabei in Blutungsintensität und -dauer noch sehr unterschiedlich sein, danach sollte langsam wieder eine gewisse Regelmäßigkeit eintreten.

Erneut schwanger werden

Eine alte Hebammen-Weisheit rät, mit einer erneuten Schwangerschaft genauso lange zu warten, wie die vorherige gedauert hat, also etwa 40 Wochen. Die meisten Ärzte empfehlen heute ebenfalls, für einen Zeitraum zwischen einem halben und einem Jahr zu verhüten. Für Ihren Körper ist es gut, wenn er ausreichend Zeit hat, sich nach der Schwangerschaft und Geburt zu regenerieren und Reserven aufzubauen, bevor Sie erneut schwanger werden.
Nach einem Kaiserschnitt sind lange Wartezeiten aufgrund heutiger Narkose-, Operations- und Nahttechniken nicht mehr notwendig. Lassen Sie sich aber auf jeden Fall Zeit, bis Sie sich körperlich und seelisch von der Anstrengung der Operation erholt haben, und setzen Sie sich nicht unter Druck.
Denken Sie auch an den Altersabstand Ihrer Rasselbande: Je geringer der Abstand ist, umso dynamischer und turbulenter wird die erste Zeit für die Eltern!

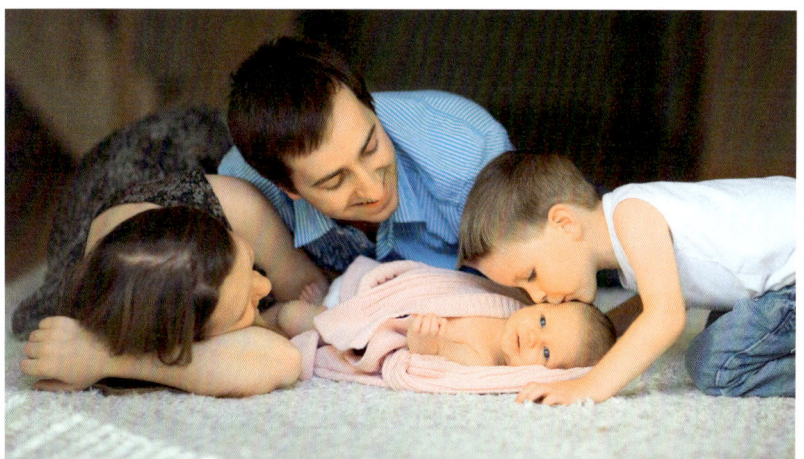

Gönnen Sie Ihrem Körper eine Pause, bevor Sie erneut schwanger werden, und lassen Sie sich Zeit, um als Familie zusammenzuwachsen.

171

Auf den folgenden Seiten finden Sie ausführliche Informationen zu allen Vorsorgeuntersuchungen in der Schwangerschaft und zum Mutterpass. Auch medizinische Fachausdrücke und die gebräuchlichen Abkürzungen werden erläutert. Abschließend erfahren Sie das Wichtigste in Kürze zu den gesetzlichen Regelungen rund um die Geburt Ihres Kindes.

Und auch wenn es schwerfällt, daran zu denken: Für den hoffentlich unwahrscheinlichen Fall, dass Sie eine stille Geburt erleiden, ist es mir ein persönliches Anliegen, Ihnen mit einigen wichtigen Informationen zur Seite zu stehen.

Der Mutterpass

Nach der ersten Vorsorgeuntersuchung bekommen Sie vom Gynäkologen oder von Ihrer Hebamme Ihren Mutterpass ausgehändigt. Darin werden alle im Verlauf der Schwangerschaft, der Geburt und im Wochenbett erhobenen Daten und festgestellten Untersuchungsergebnisse eingetragen. Im Folgenden erhalten Sie einen Überblick, um welche Untersuchungen es sich handelt.

Seite 2und 3

Laboruntersuchungen

Bei der ersten Untersuchung wird Ihnen etwas Blut abgenommen, um folgende gesetzlich vorgeschriebene Laboruntersuchungen durchzuführen:

Blutgruppe/Rhesusfaktor: Falls Sie bislang keinen schriftlichen Nachweis über Ihre Blutgruppe haben, wird Ihre Blutgruppe (A, B, AB oder 0) bestimmt. Auch der Rhesusfaktor wird ermittelt. Dieses Merkmal der roten Blutkörperchen haben etwa 85 Prozent aller Menschen in Mitteleuropa, sie sind Rhesus-positiv. Rhesus-negativ bedeutet, dass diese Eigenschaft nicht vorhanden ist. Kommt jemand, der Rhesus-negativ ist, mit positivem Blut in Berührung, können sich Antikörper gegen die Rhesus-positiven roten Blutkörperchen bilden.

Antikörpersuchtest: Gleichzeitig wird ein Suchtest auf Antikörper durchgeführt und zwischen der 24. und 28. Schwangerschaftswoche erneut kontrolliert. Die für die Schwangerschaft bedeutendsten Antikörper sind die sogenannten Rhesusantikörper. Sie können ab der zweiten Schwangerschaft eine Blutgruppenunverträglichkeit im Rhesussystem zwischen Mutter und ungeborenem Kind bewirken. Betroffen sind Rhesus-negative Frauen, deren Kind die väterlichen Merkmale geerbt hat, also Rhesus-positiv ist. Durch die Rhesusantikörper, die bei einer vorangegangenen Schwangerschaft entstanden sind, werden die kindlichen roten Blutkörperchen angegriffen und zerstört, was gravierende gesundheitliche Folgen für das Kind hat. Durch eine Anti-D-Prophylaxe, die vorbeugende Gabe von Anti-D-Immunglobulin in der 28. bis 30. Schwangerschaftswoche und eine erneute Verabreichung innerhalb von 72 Stunden nach der Geburt, kann diese schwerwiegende Erkrankung heute verhindert werden. Das Medikament neutralisiert Rhesus-positive Blutkörperchen sofort beim Eindringen. Dadurch bildet die Mutter keine Antikörper, und zukünftige Kinder sind nicht gefährdet. Die »Impfung« bekommen Sie auch nach einer Fehlgeburt oder einem Schwangerschaftsabbruch.

Röteln-HAH-Test: Dieser Test wird so früh wie möglich durchgeführt, denn eine Rötelinfektion während der ersten drei Schwangerschaftsmonate kann schlimme Folgen für das Kind haben. Deshalb wird mit einer Blutuntersuchung überprüft, ob Sie und Ihr Kind ausreichend geschützt sind. Liegt der Wert bei 1:16 oder höher, haben Sie genügend Antikörper im Blut, um das Rötelvirus im Falle eines Kontakts abzuwehren. Sie stammen entweder von einer früheren Rötelnimpfung oder einer bereits durchgemachten Rötelninfektion. Im Falle eines

negativen Testergebnisses sollten Sie es unbedingt vermeiden, mit infizierten Personen in Kontakt zu kommen.

Lues-Such-Reaktion (LSR): Syphilis (Lues venera) ist eine Geschlechtskrankheit, die ebenfalls zu einer Schädigung des Kindes führen kann. Bei der Vorsorgeuntersuchung wird deshalb mit der Lues-Such-Reaktion nach den speziellen Erregern gesucht. Die heute nur noch sehr seltene Geschlechtskrankheit kann in der Schwangerschaft behandelt werden. Im Mutterpass wird nur vermerkt, ob die Untersuchung stattgefunden hat, nicht das Ergebnis.

Hepatitis B: Die Untersuchung auf Hepatitis B wird erst zwischen der 32. bis 36. Schwangerschaftswoche durchgeführt, um vor der Geburt ein möglichst aktuelles Ergebnis zu bekommen. Sollten Sie das sogenannte HbsAg (Hepatitis B Surfactant Antigen) tragen, wird Ihr Kind direkt nach der Geburt gegen Hepatitis B geimpft.

Chlamydieninfektion: Auch ein Abstrich auf eine bakterielle Infektion der Geburtswege mit dem Erreger Chlamydia trachomatis ist vorgesehen. Durch die Infektion kann es, wie bei vielen anderen genitalen Infektionen auch, zu vorzeitigen Wehen oder vorzeitigem Blasensprung kommen, was eine Fehl- oder Frühgeburt nach sich ziehen könnte. Wird die Infektion bis zur Geburt nicht ausreichend behandelt, kann sich das Neugeborene durch eine Schmierinfektion bei der Geburt anstecken. Dies führt in vielen Fällen zu einer schweren Bindehautentzündung oder zu einer Lungenentzündung. Außerdem bekommen Frauen mit einer unbehandelten Chlamydieninfektion im Wochenbett häufiger eine Gebärmutterschleimhautentzündung (Endometritis).

Zusätzliche Untersuchungen

Darüber hinaus gibt es Untersuchungen, die zwar nicht vorgeschrieben sind, im Einzelfall jedoch sinnvoll sein können. Ihr Arzt oder Ihre Hebamme werden diese Untersuchungen bei einem Verdacht oder wenn Sie dies selbst wünschen, veranlassen. Meistens müssen Sie die Kosten selbst übernehmen

- **HIV-Test:** Ein HIV-Test (Aidstest) kann auf Wunsch durchgeführt werden, wobei das Ergebnis nicht im Mutterpass festgehalten wird, nur die Tatsache, dass ein Test gemacht wurde. Manche Kliniken verlangen einen HIV-Test bei einem Kaiserschnitt auf Wunsch.
- **Toxoplasmose:** Toxoplasmen sind Parasiten, die durch den Kot von Katzen oder den Genuss von rohem Fleisch übertragen werden. Nur die erstmalige Infektion der Mutter in der Schwangerschaft kann dem Kind gefährlich werden (siehe Seite 38 f.).
- **Infektionskrankheiten:** Bei Kontakt mit Windpocken oder Ringelröteln werden eventuell weitere Untersuchungen notwendig. Ebenso erfordern Erkrankungen in der Schwangerschaft, etwa auftretende Nieren- oder Leberprobleme, entsprechende Laboruntersuchungen.
- **Krebsfrüherkennung:** Auch ein Krebsfrüherkennungstest (PAP-Test) wird im Bedarfsfall mit einem Abstrich vom Gebärmutterhals abgenommen.

Während der Schwangerschaft wird die Infektion deshalb mit einem geeigneten Antibiotikum behandelt. Vier Wochen vor der Geburt kann vorsorglich noch einmal eine Woche lang behandelt werden. Wichtig: Ihr Partner muss sich gleichzeitig behandeln lassen, damit Sie sich nicht gegenseitig neu anstecken.

Seite 4

Vorangegangene Schwangerschaften

Hier wird unter anderem vermerkt, wie oft Sie bereits schwanger waren (Gravida) und wie diese Schwangerschaften verlaufen sind, also ob Sie zum Beispiel eine Abtreibung (Abruptio) oder eine Fehlgeburt (Abort) hatten. Außerdem wird erfasst, wie oft Sie schon geboren haben (Para) und wie die Geburt verlief – ob Ihr Baby per Kaiserschnitt (Sectio), durch eine vaginale Operation, als Frühgeburt oder ganz normal zur Welt kam.

Wenn Sie beispielsweise bereits eine Fehlgeburt in der 14. SSW hatten und nun erneut schwanger sind, sind Sie eine II Gravida, 0 Para. Falls Sie aus persönlichen Gründen nicht möchten, dass diese Informationen im Mutterpass eingetragen werden, sollten Sie das ansprechen.

Seite 5

Anamnese und allgemeine Befunde/Erste Vorsorgeuntersuchung

Auf dieser Seite werden die Befunde der Erstuntersuchung genau dokumentiert. Anhand eines 26 Fragen umfassenden Risikokatalogs erhält Ihr Arzt einen Eindruck von Ihrem Gesundheitszustand und erfährt, welche Probleme aufgrund einer Vorerkrankung eventuell in der Schwangerschaft zu erwarten sind. Auf diese Weise wird Ihre Schwangerschaft auf Risiken »überprüft«. Da es sehr viele Kriterien gibt, passiert eine Einstufung als Risikoschwangere häufig. Manche der aufgeführten Merkmale sind sehr umstritten und haben nur wenig Bedeutung für die Schwangerschaft. Dazu zählen zum Beispiel bestimmte Allergien. So kann es vorkommen, dass Sie wegen einer Allergie gegen Erdbeeren bereits als Risikoschwangere gelten. Eine bestehende schwere Erkrankung wie zum Beispiel Epilepsie oder Drogenabhängigkeit oder Komplikationen in früheren Schwangerschaften sowie eine Schwangerschaft ab 40 sind hingegen gute Gründe, Mutter und Baby eingehender und häufiger zu untersuchen.

Die Betreuung einer Schwangeren mit erhöhtem Risiko wird auf alle Fälle ärztlich begleitet; eine gemeinsame Betreuung von Hebamme und Arzt ist jedoch auch weiterhin möglich.

Seite 6

Besondere Befunde im Schwangerschaftsverlauf

Der zweite Risikokatalog bezieht sich auf aktuelle Probleme, die während der Schwangerschaft auftreten können. Hier werden beispielsweise frühe Blutungen notiert sowie Infektionen, Blutdruckprobleme oder eine Plazenta, die vor dem Muttermund liegt (Placenta praevia).

Terminbestimmung

Der errechnete Termin (ET) ist eigentlich ein Zeitraum von drei Wochen: Nur etwa 4 Prozent aller Babys werden tatsächlich an diesem Tag geboren, circa 20 Prozent in den zehn Tagen davor, über 60 Prozent innerhalb von zehn Tagen danach. Der ET ist also alles andere als verlässlich. Zur Berechnung des Termins siehe Seite 10. Sicher ist die Bestimmung nur dann, wenn Sie den Tag der Empfängnis genau kennen. Dann beträgt die Schwangerschaftsdauer ab diesem Tag 267 Tage oder 38 Wochen. Der errechnete Termin kann durch das Ultraschall-Screening im ersten Schwangerschaftsdrittel noch korrigiert werden (siehe ab Seite 23).

Seite 7 bis 8

Gravidogramm

In der Tabelle auf diesen Seiten wird der Schwangerschaftsverlauf mit den regelmäßig stattfindenden Untersuchungen aufgezeichnet. Zunächst werden das jeweilige Untersuchungsdatum und die Schwangerschaftswoche (SSW) eingetragen. Die Angabe erfolgt in abgeschlossenen Wochen und Tagen (zum Beispiel 7 + 5 SSW bedeutet, Sie befinden sich am fünften von sieben Tagen der achten Schwangerschaftswoche) nach dem ersten Tag der letzten Regelblutung.

Fundusstand: Mit »Fundus« bezeichnet man den oberen Rand der Gebärmutter, der Aufschluss über das Schwangerschaftsalter gibt. Der Fundusstand wird dazu in Relation zu bestimmten Punkten abgetastet: dem Schambein (S), dem Nabel (N) und dem Rippenbogen (Rb). Als Maßeinheit für den Abstand zwischen den beiden Punkten wird die Anzahl der dazwischen passenden Querfinger (QF) angegeben. Beispiel: N + 3 QF bedeutet drei Querfinger über dem Nabel, was der 26. SSW. entspricht.

Allerdings ist der Fundusstand auch abhängig von der Größe des Kindes und der Menge des Fruchtwassers. Manche Ärzte messen den Abstand von Oberkante Schambein zum Fundusstand (Symphysen/Fundusabstand) in Zentimeter.

Kindslage: Die Kindslage wird gegen Ende der Schwangerschaft wichtig. Etwa vier Wochen vor der Geburt nimmt das Baby seine endgültige Lage ein. Bei den letzten Vorsorgeterminen wird deshalb sorgfältig untersucht, wo Kopf und Steiß des Ungeborenen liegen und ob das Köpfchen bereits fest im Becken liegt.

Herztöne: Mit einem Hörrohr oder einem »Dopton« genannten Ultraschallgerät werden die kindlichen Herztöne regelmäßig abgehört. Der Puls Ihres ungeborenen Kindes ist übrigens doppelt so schnell wie der eines Erwachsenen: 120 bis 140 Schläge pro Minute. Auch wenn dies in den Mutterschaftsrichtlinien nicht vorgesehen ist: In der ärztlichen Praxis werden meistens schon ab der 28. Schwangerschaftswoche die Herztöne 20 bis 30 Minuten lang mit dem Wehenschreiber, dem sogenannten CTG (Cardiotokograph) aufgezeichnet.

Kindsbewegung: Das Ungeborene bewegt sich schon circa ab der achten Schwangerschaftswoche, doch bis Sie das spüren können, vergeht noch eine Weile: Zwischen der 18. und 20. Schwangerschaftswoche ist bei den meisten werdenden Müttern der Zeitpunkt gekommen. Wenn Sie Ihr erstes Kind erwarten, kann es ein, dass Sie die zarten Signale anfänglich noch mit Blähungen und Darmbewegungen verwechseln. Doch werden die Tritte erst einmal kräftiger, lassen sie sich bald eindeutig zuordnen.

Der werdende Papa muss leider etwas länger warten: Erst ab etwa der 24. Woche sind die Bewegungen auch von außen gut spürbar. **Kleiner Tipp:** Die beste Gelegenheit, Kindsbewegungen mitzuerleben und zu tasten, bietet sich abends, wenn die werdende Mutter zur Ruhe kommen möchte. Dann werden die kleinen Akrobaten nämlich meist aktiv. Am Tag hingegen schlafen sie pro Stunde etwa 40 Minuten.

WICHTIG Wenn Sie Ihr Kind einen ganzen Tag lang überhaupt nicht spüren, sollten Sie sicherheitshalber zum Arzt gehen. Das gilt auch, wenn die Bewegungen Ihres Babys nicht bloß unangenehm, sondern schmerzhaft sind.

Nicht jede Bewegung Ihres Kindes bekommen Sie mit. Manche Babys sind sehr ruhig und bewegen sich wenig. Gegen Ende der Schwangerschaft nehmen die Bewegungen generell ab, da Ihr Kind rasant wächst und der Platz langsam eng wird – große »Sprünge« kann es nun nicht mehr vollführen.

Ödeme: Von diesen Wassereinlagerungen sind gegen Ende der Schwangerschaft fast alle Frauen betroffen. Meist verschwinden die Stauungen nach der Geburt von selbst wieder. Besorgniserregend werden Ödeme jedoch, wenn gleichzeitig Ihr Blutdruck steigt und im Urin Eiweiß gefunden wird. Dann entscheidet der Arzt, ob eine Behandlung mit Medikamenten ausreichend ist oder eine Überwachung in der Klinik notwendig wird.

Varikosis: Während der Schwangerschaft ist die Neigung zur Bildung von Krampfadern dreimal so hoch wie normalerweise. 40 Wochen lang müssen die Gefäße etwa 20 Prozent mehr Blut transportieren, um die Gebärmutter und das Baby optimal zu versorgen. Das Bindegewebe ist durch die Schwangerschaftshormone aufgelockert: Die Venenwand gibt nach, und die Klappen, die sonst mithelfen, das Blut gegen die Schwerkraft aus den Beinen bis in den Brustraum zum Herzen zu befördern, funktionieren nicht mehr ausreichend. Das Blut versackt sozusagen, der Rückstrom in den Gefäßen ist behindert. Gleichzeitig wird durch das heranwachsende Kind der Druck auf die Becken- und Beinvenen zunehmend größer.

Ohne Behandlung können sich die Symptome verschlimmern und Komplikationen wie Thrombosen, Venenentzündungen oder Beingeschwüre auftreten.

Gewicht: Die durchschnittliche Gewichtszunahme im Verlauf der Schwangerschaft liegt für normalgewichtige Frauen zwischen 10 bis 16 Kilogramm. Dieses Gewicht setzt sich zusammen aus der Plazenta, dem Fruchtwasser, der Zunahme Ihres Drüsen- und Muskelgewebes wie Brust und Gebärmutter, der ansteigenden Blutmenge, Fettdepots und schließlich dem heranwachsenden Kind. Die beste Voraussetzung für ein normales Körpergewicht – und damit auch für eine unkomplizierte Schwangerschaft – ist eine ausgewogene Ernährung in Kombination mit ausreichender Bewegung. Eine extreme Gewichtszunahme ist ein Risikofaktor für Sie und Ihr Kind, denn sie kann die Versorgung des Ungeborenen verschlechtern. Einen Anhaltspunkt gibt Ihnen der sogenannte Body-Mass-Index (BMI), der je nach Körpermasse von einer unterschiedlichen Gewichtszunahme ausgeht. Das heißt: Sind Sie eher untergewichtig, dürfen Sie mehr – sind Sie übergewichtig, weniger zunehmen. Machen Ihnen die Veränderungen Ihres Körpers Sorgen, sprechen Sie Ihre Hebamme oder Ärztin darauf an. Wenn Sie sich ernsthafte Gedanken um Ihr Gewicht machen, fragen Sie nach einer Ernährungsberatung. Im Rahmen der Schwangerenvorsorge werden die Kosten dafür von der Krankenkasse übernommen.

Blutdruck RR: Der Blutdruck (RR nach Riva-Rocci) ist ein wichtiger Wert, der in der Schwangerschaft jedoch in beide Richtungen schwanken kann. Ein niedriger Blutdruck beginnt bei 100/70 mmHG, ein hoher bei 140/90 mmHG. Um zu beurteilen, ob Ihr Blutdruck sinkt oder steigt, sollten allerdings immer frühere Werte herangezogen werden. Normalerweise fällt der Blutdruck im zweiten Schwangerschaftsdrittel leicht ab. Ein Blutdruck, der erst im Laufe der Schwangerschaft steigt, kann beginnende Krankheiten ankündigen, beispielsweise eine Gestose. Wenn Sie Blutdruckprobleme haben, wird Ihr Arzt sehr darauf achten, dass Ihr Kind gut versorgt wird und richtig wächst. Fällt der Blutdruck zu sehr ab oder steigt er stark an, bekommen Sie auf jeden Fall ein Arzneimittel.

Hb-Wert: Ihr Frauenarzt oder Ihre Hebamme werden Ihren Bluteisenwert, auch Hämoglobin- oder Hb-Wert, regelmäßig bestimmen. In der Schwangerschaft ist ein sinkender Eisenspiegel bis zu einem gewissen Grad normal, denn es kommt zu einer Zunahme der Blutmenge um etwa 1,5 Liter. Dabei nimmt der Anteil an Blutflüssigkeit stärker zu als der der roten Blutkörperchen, die den roten Blutfarbstoff Hämoglobin enthalten. Es findet also eine relative Verdünnung des mütterlichen Blutes statt, die nicht mit einer echten Blutarmut (Eisenmangel-anämie) zu vergleichen ist.

Die Werte werden trotzdem regelmäßig kontrolliert, um einen echten Eisenmangel frühzeitig zu erkennen und die Sauerstoffversorgung des Kindes dadurch zu gewährleisten. Wenn Sie Müdigkeit, allgemeine Schwäche und Antriebslosigkeit empfinden, sollten Sie Ihre Eisenspeicher unbedingt auffüllen, denn niedriger als 11g/dl sollte der Hb-Wert nicht sinken. Möglicherweise wird Ihr Arzt Ihnen dann ein Eisenpräparat verschreiben und eventuell weitere Blutuntersuchungen veranlassen.

Sediment (Eiweiß/Zucker/Nitrit/Blut):

Mithilfe eines Teststäbchens wird auch Ihr Urin regelmäßig untersucht. Gegen Ende der Schwangerschaft dürfen Eiweiß und Zucker in geringer Menge vorhanden sein. Vereinzelt kann auch mal der Genuss zu vieler Süßigkeiten oder eine kohlehydratreiche Ernährung an der Zuckerausscheidung schuld sein. Um jedoch einen Schwangerschaftsdiabetes auszuschließen, wird man dann auch Ihren Blutzucker kontrollieren.

Nitrit und Blut im Urin deuten auf eine Entzündung der Blase oder der Niere hin. Harnwegsinfektionen kommen in der Schwangerschaft leider häufiger vor, weil die Schwangerschaftshormone die Harnwege etwas weiten und Bakterien so leichter eindringen können. Nicht immer bemerken betroffene Frauen dies gleich, da oft keinerlei Krankheitsgefühl und keine Beschwerden bestehen. Wird eine solche Infektion nicht erkannt und behandelt, führt sie in vielen Fällen zu einer Nierenbeckenentzündung. Außerdem kann eine Früh- oder Fehlgeburt die Folge sein. Deswegen

wird in der Schwangerschaft jeder asymptomatische Harnwegsinfekt über zehn Tage mit einem Antibiotikum behandelt und danach der Urin kontrolliert.

Vaginale Untersuchung (VU):
Hierbei ertastet und beurteilt Arzt oder Hebamme den Gebärmutterhals (C = Cervix) und den Muttermund (MM, Portio). Dies dient vor allem dazu, eine Frühgeburtsneigung rechtzeitig zu erkennen, zum Beispiel wenn der Gebärmutterhals sich vorzeitig verkürzt, weich wird oder der Muttermund sich zu früh öffnet.

Sonstiges/Therapie/Maßnahmen:
Hier werden alle Maßnahmen festgehalten, die zusätzlich durchgeführt wurden, wie etwa eine pränatale Diagnostik.

Seite 9

Besonderheiten zu den Katalogen A und B

Ergänzungen zu den Risikokatalogen werden hier eingetragen, ebenso wenn Sie während der Schwangerschaft stationär im Krankenhaus behandelt werden mussten.

Cardiotokographische Befunde

Das Cardiotokogramm, kurz CTG, dient der Darstellung der kindlichen Herzfrequenz und Aktivität des Gebärmuttermuskels. Die empfangenen Ultraschallsignale zeichnet das Gerät als Kurve auf. Es gibt einige Gründe, das CTG schon in der Schwangerschaft einzusetzen, wie etwa eine vorzeitige Wehentätigkeit oder eine drohende Frühgeburt. Sinnvoll sind CTG-Untersuchungen auch, wenn die kindlichen Herztöne beim Abhören über einen gewissen Zeitraum auffällig langsam oder schnell sind. Der Einsatz ist auch gerechtfertigt, wenn der Verdacht einer Mangelentwicklung des Kindes durch eine Plazentainsuffizienz besteht, wenn Blutungen auftreten oder es ein in einer früheren Schwangerschaft verstorbenes Kind gab. Bei einer Mehrlingsschwangerschaft, Terminüberschreitung oder einer Schwangerschaftserkrankung wie Gestationsdiabetes oder Präklampsie ist die CTG-Überwachung ebenso ein Muss wie bei geburtshilflichen Notfällen.

Das bedeuten die Abkürzungen
Die Abkürzung HT bedeutet »Herztöne«, der Begriff FHF »fetale Herzfrequenz« bezeichnet die Herzschläge des Kindes pro Minute (auch bpm = beats per minute).

Seite 10 bis 12

Ultraschalluntersuchungen (Sonografie)
In den Mutterschaftsrichtlinien sind normalerweise drei Ultraschalluntersuchungen, auch Ultraschall-Screenings genannt, vorgesehen, für welche die Krankenkasse die Kosten trägt. Nur wenn Komplikationen vorliegen oder der Arzt Auffälligkeiten feststellt, werden weitere Ultraschalluntersuchungen durchgeführt. Für von Ihnen gewünschte weitere Untersuchungen werden Sie meist mit 20 bis 80 Euro selbst zur Kasse gebeten.

Erster Ultraschall (siehe auch Seite 24): Er erfolgt zwischen der neunten und zwölften Schwangerschaftswoche. Der Arzt überprüft dabei,
- ob sich das befruchtete Ei richtig in der Gebärmutter eingenistet hat,
- der Embryo in seiner Fruchthöhle gewachsen ist,

- ob es sich um ein Kind oder um Zwillinge oder gar um Mehrlinge handelt,
- an welcher Stelle die Plazenta sitzt.

Zweiter Ultraschall (siehe auch Seite 24): Bei der zweiten Sonografie zwischen der 19. und 22. Schwangerschaftswoche kann der Arzt überprüfen, ob
- das Kind bis jetzt zeitgerecht gewachsen ist,
- sich alle inneren Organe sowie Finger und Zehen richtig entwickelt haben,
- die Menge des Fruchtwassers normal ist,
- die Lage und Struktur des Mutterkuchens in Ordnung sind.

Weitere Untersuchungen können durchgeführt werden, wenn
- Sie mehr als ein Kind erwarten,
- eine Fehllage der Plazenta (Placenta praevia) erkannt wurde,
- der Verdacht einer vorzeitigen Plazentalösung besteht,
- eine eigene Erkrankung das Wachstum und die Entwicklung Ihres Kindes beeinträchtigen könnte,
- Ihr Arzt vermutet, dass die Entwicklung des Ungeborenen gestört ist,
- Auffälligkeiten des bisherigen Schwangerschaftsverlaufs neu beurteilt werden sollen,
- der Verdacht auf Tod des Kindes besteht (intrauteriner Fruchttod).

Dritter Ultraschall (siehe auch Seite 24): Der dritte und letzte Ultraschall zwischen der 29. und 32. Woche dient noch einmal dazu, die zeitgerechte Entwicklung des Kindes zu überprüfen und seine aktuelle Lage zu bestimmen. Zusätzliche Untersuchungen können ab Beginn der 36. Schwangerschaftswoche notwendig werden, wenn das Kind die Geburtsposition nicht einnimmt oder eine ungünstige Lage besteht.

Abkürzungen beim Ultraschall

APD – Anterioposteriorer Durchmesser, der Durchmesser des Bauches vom Nabel zum Rückgrat

ATD – Abdominaler Transversaldurchmesser, der Querdurchmesser von linker zu rechter Bauchseite

AU – Abdomenumfang, der Bauchumfang

BPD – Biparietaler Durchmesser, der Querdurchmesser des kindlichen Kopfes (von Schläfe zu Schläfe)

FL – Femurlänge, die Länge des kindlichen Oberschenkelknochens

FOD – Frontooccipitaler Durchmesser, der Längsdurchmesser des Kopfes (von Stirn zu Hinterkopf)

FS – Fruchtsackdurchmesser

HL – Humeruslänge, die Länge des Oberarmknochens

HWP – Hinterwandplazenta, die Plazenta liegt an der hinteren Wand der Gebärmutter an, also dem Rücken zu.

KU – Kopfumfang

SSL – Scheitel-Steiß-Länge, die Länge des Babys vom Scheitel bis zum Po

VWP – Vorderwandplazenta, die Plazenta liegt an der vorderen Wand der Gebärmutter an, also Ihrem Bauch zu.

Seite 13

Normkurven für den fetalen Wachstumsverlauf

In diese Grafik trägt der Arzt die Ergebnisse Ihrer Ultraschalluntersuchungen ein.

Seite 14

Weiterführende Ultraschalluntersuchungen

Bei Problemen und Komplikationen sind weitere Ultraschalluntersuchungen angezeigt, deren Ergebnisse auf dieser Seite vermerkt werden.

Seite 15 bis 16

Abschlussuntersuchung/Epikrise, Wochenbett

Hier wird festgehalten, wie die Geburt und das Wochenbett verlaufen sind. Auch die Untersuchungen Ihres Babys werden dokumentiert. Am Tag der Entlassung aus der Klinik oder dem Geburtshaus und sechs bis acht Wochen nach der Geburt werden Sie noch einmal untersucht. Bei der Abschlussuntersuchung prüft der Arzt oder die Hebamme die Rückbildung der Gebärmutter und den Heilungsfortschritt eventueller Geburtsverletzungen wie Dammschnitt oder Kaiserschnittnarbe. Auch Komplikationen wie Fieber oder ein Wochenflussstau werden vermerkt. Hier wird auch angegeben, ob Sie stillen oder nicht beziehungsweise ob Sie bereits abgestillt haben. Außerdem auf welche Weise Sie entbunden haben, aus welcher Lage heraus Ihr Kind geboren wurde und wie sein Apgar-Wert (siehe Seite 145) und der pH-Wert aus der Nabelarterie nach der Geburt waren. pH-Werte im sauren Bereich (< 7,3) können ein Hinweis darauf sein, dass das Baby in der Endphase der Geburt unter Stress stand (siehe ab Seite 127). Auch die Testergebnisse auf mütterliche Antikörper gegen Rhesus-positives Blut (direkter Coombs-Test) werden festgehalten sowie ein Vermerk, ob die U3 schon durchgeführt wurde und wie deren Ergebnis ausfiel.

Ihr gutes Recht

Wer ein Baby bekommt, hat eine Reihe von Formalitäten und Behördengängen zu erledigen. Informieren Sie sich schon während der Schwangerschaft über Voraussetzungen und Details zu Zuschüssen und Zahlungen. Wichtiges dazu finden Sie beim Bundesministerium für Familie, Frauen, Senioren und Jugend, www.bmfsfj.de.

Vor der Geburt

Das Mutterschutzgesetz garantiert berufstätigen Frauen in der Schwangerschaft besondere Rechte. Es gilt allerdings nur für Frauen, die in einem privatrechtlichen Arbeitsverhältnis stehen. Also nicht für Hausfrauen, Beamtinnen und Selbstständige.

Beschäftigungsverbot: Eine werdende Mutter darf nicht mit schweren körperlichen Arbeiten betraut werden (z. B. schwere Lasten heben, Akkordarbeit). Ebenso wenig mit Arbeiten, die für sie oder das Kind gefährlich sind (Staub, Dämpfe, Lärm, Erschütterungen). Das gilt auch für Nachtarbeit oder Mehrarbeit (über achteinhalb Stunden pro Tag).

Kündigungsschutz: Bis zum Ablauf von vier Monaten nach der Entbindung genießen Sie besonderen Kündigungsschutz. Wenn Sie erst nach der Kündigung von Ihrer Schwangerschaft erfahren, aber zur Zeit der Kündigung bereits schwanger waren, haben Sie zwei Wochen Zeit, dies dem Arbeitgeber mitzuteilen. Sie erhalten dann rückwirkend Kündigungsschutz.

Nach dem dritten Schwangerschaftsmonat

Mutterschutz: Teilen Sie dem Arbeitgeber so bald wie möglich Ihre Schwangerschaft und den voraussichtlichen Entbindungstermin mit. Ihre Mutterschutzfrist beginnt sechs Wochen vor und endet acht Wochen nach der Geburt. Bei Früh- oder Mehrlingsgeburten endet sie bis zu zwölf Wochen danach.

Sie brauchen dazu: Eine (kostenpflichtige) Bescheinigung über den voraussichtlichen Geburtstermin, die Sie von Ihrem Arzt oder Ihrer Hebamme bekommen.

Sieben Wochen vor der Geburt

Mutterschaftsgeld: Stellen Sie bei Ihrer Krankenkasse einen Antrag auf Mutterschaftsgeld, das Sie während der Schutzfrist erhalten. Mitglieder einer gesetzlichen Krankenkasse erhalten bis zu 13 Euro täglich. Arbeitnehmerinnen, die privat oder in einer gesetzlichen Krankenkasse familienversichert sind, erhalten Mutterschaftsgeld insgesamt von maximal 210 Euro vom Bundesversicherungsamt. Arbeitslose Frauen, die zu Beginn der Schutzfrist Anspruch auf Arbeitslosengeld oder Arbeitslosenhilfe haben, erhalten ebenfalls Mutterschaftsgeld während der Schutzfrist in Höhe des Arbeitslosengeldes.

Sie brauchen dazu: Eine (kostenpflichtige) Bescheinigung über den voraussichtlichen Geburtstermin, die Sie von Ihrem Arzt oder Ihrer Hebamme bekommen.

Nach der Geburt

Innerhalb der ersten Woche

Standesamt: Sie müssen Ihr Kind innerhalb einer Woche beim Standesamt anmelden. Ist Ihr Baby in einer Klinik zur Welt gekommen, wird die Anmeldung in der Regel dort erfolgen, die Geburtsdaten werden direkt ans Standesamt übermittelt. Die Geburtsurkunde bekommen Sie per Post oder persönlich beim Standesamt. Kam Ihr Baby zu Hause zur Welt, müssen Sie es selbst beim Standesamt anmelden.

Sie brauchen dazu: Geburtsbescheinigung, Personalausweis, Familienstammbuch oder Heiratsurkunde (bei ledigen Müttern die Geburtsurkunde).

Mutterschaftsgeld: Informieren Sie Ihre Krankenkasse und Ihren Arbeitgeber baldmöglichst über den Geburtstag Ihres Kindes. Ab diesem Tag beziehen Sie Mutterschaftsgeld im Wochenbett.

Sie brauchen dazu: Geburtsurkunde Ihres Kindes.

Im 1. Lebensmonat

Krankenversicherung: Melden Sie Ihr Kind telefonisch bei Ihrer gesetzlichen Krankenkasse oder der Ihres Partners zur Familienversicherung an. Dies ist aber nur möglich, wenn keiner von Ihnen privatversichert ist. Sie bekommen ein Anmeldeformular, das Sie ausgefüllt mit der Geburtsurkunde zurücksenden müssen. Die Versicherungskarte für Ihr Kind wird Ihnen zugeschickt.

Sie brauchen dazu: Geburtsurkunde Ihres Kindes.

Lohnsteuerkarte: Lassen Sie Ihr Kind auf dem Einwohnermeldeamt Ihres Wohnortes auf Ihrer Lohnsteuerkarte eintragen, um den Kinderfreibetrag gleich geltend zu machen. Eventuell ist es sinnvoll, die Steuerklasse zu ändern.

Sie brauchen dazu: Personalausweis, Lohnsteuerkarte(n), Geburtsurkunde Ihres Kindes, bei unehelichem Kind: die Vaterschaftsanerkennung

Bis Ende des 3. Lebensmonats

Elterngeld: Es muss schriftlich bei der in Ihrem Bundesland zuständigen Elterngeldstelle beantragt werden. Ab einem Nettoeinkommen von 1.240,- Euro werden 65 Prozent des letzten Gehaltes an Elterngeld gezahlt. Ab einem Jahreseinkommen von 250.000,- Euro gibt es kein Elterngeld mehr.

Sie brauchen dazu: Geburtsurkunde Ihres Kindes, Nachweise zum Einkommen, Arbeitszeitbestätigung durch den Arbeitgeber (bei Teilzeitarbeit: Einkommen im Bezugszeitraum, bei selbstständiger Arbeit Erklärung über die Arbeitszeit), Bescheinigung der Krankenkasse über das Mutterschaftsgeld, Bescheinigung über den Arbeitgeberzuschuss zum Mutterschaftsgeld.

Bis Ende des 6. Lebensmonats

Kindergeld: Stellen Sie bei der Familienkasse der für Ihren Wohnort zuständigen Arbeitsagentur einen schriftlichen Antrag auf Kindergeld.

Sie brauchen dazu: Formular der Familienkasse und Geburtsurkunde Ihres Kindes.

Elternzeit: Die Elternzeit muss spätestens acht Wochen vor dem geplanten Beginn schriftlich bei Ihrem Arbeitgeber beantragt werden. Möchten Sie gleich nach der Geburt oder mit Ablauf der Mutterschutzfrist beginnen, reichen sechs Wochen. Für die Berechnung der Frist gilt der Eingang des Schreibens beim Arbeitgeber, lassen Sie sich dies bestätigen. Der Antrag muss enthalten, für welche Zeiten innerhalb von zwei Jahren Sie Elternzeit nehmen wollen und ob Sie zukünftig eine Teilzeitbeschäftigung wünschen. Das dritte Jahr können Sie bis zum achten Lebensjahr des Kindes aufsparen und beispielsweise erst bei der Einschulung nehmen.

Eltern werden, Eltern sein

In der Schwangerschaft

Frauen und Männer werden nicht als Eltern geboren. Um gemeinsam auf eine Entdeckungsreise in die Zukunft zu gehen, ist es ganz wichtig, jederzeit miteinander über gegenseitige Erwartungen, Wünsche, Fantasien und Vorstellungen zu sprechen.

Gerade Väter können sich im frühen Stadium der Schwangerschaft das Baby im Bauch ihrer Partnerin nur schwer vorstellen. Der Bauch ist noch nicht sichtbar, Kindsbewegungen von außen sind kaum wahrnehmbar. Die Veränderungen, die Sie als Frau spüren und erleben, sind für Ihren Partner bestenfalls eine spannende Erzählung.

Wenn etwa ab der Mitte der Schwangerschaft die Bewegungen des Kindes durch die Bauchdecke hindurch spürbar werden, freuen sich die meisten Männer riesig über die kleinen Grüße aus dem Babybauch.

Viele Paare erleben die gemeinsamen Vorsorgebesuche als kleine Auszeiten, in denen sie sich gewissermaßen »gemeinsam schwanger« fühlen können. Meist fällt es dann leichter, über Wünsche und Sorgen zu sprechen. Und der Partner kann dann in der Praxis genau die Fragen stellen, die ihn beschäftigen. Viele Männer sind gespannt auf die Ultraschalluntersuchung in der Vorsorge, weil sie sich so besser vorstellen können, wie das Baby sich entwickelt.

Gemeinsame Vorbereitung

Auch praktisch können Sie sich gut vorbereiten, indem Sie zusammen einen Geburtsvorbereitungs- und Säuglingspflegekurs besuchen und die Entscheidung über Babys Geburtsort gemeinsam treffen. Gut ist es, wenn Sie Ihre Hebamme frühzeitig kennenlernen. Denn es ist wichtig für die Geburt, dass die Chemie zwischen ihr und beiden Partnern stimmt.

Tauschen Sie sich viel aus, und denken Sie auch über die verschiedenen Elternzeitmodelle nach, damit Sie Ihre individuelle Lösung gemeinsam finden können. Der Kontakt mit anderen Elternpaaren kann Sie in Ihren Überlegungen unterstützen und hilft, Ihre Vorstellungen zu konkretisieren.

Nach der Geburt

Planen Sie von Anfang an Zeiten ein, in denen Sie etwas als Paar unternehmen können. Nehmen Sie Angebote von Verwandten und Bekannten, Ihr Baby zu regelmäßigen Zeiten zu betreuen, ruhig an. Gewöhnen Sie Ihr Kind früh an solche festen Termine mit anderen Bezugspersonen. Bald wird es sich auf den regelmäßigen Abend mit Oma freuen! Falls dies nicht möglich ist, können Sie an einem festen Tag in der Woche auch den abendlichen Spaziergang für bewusste Partnergespräche reservieren – Ihr Nachwuchs schlummert währenddessen selig im fahrenden Kinderwagen.

Nutzen Sie diese Stunden, um sich gegenseitig von sich zu erzählen, etwas gemeinsam zu erleben und auch, um in Ruhe über Fragen und Probleme zu sprechen, die sich ergeben. Telefonieren Sie auch tagsüber täglich, etwa vom Arbeitsplatz aus. Tauschen Sie kurz aus, wie es Ihnen beiden geht, interessieren Sie sich für den Alltag des anderen, und zeigen Sie einander Ihre Wertschätzung.

Stille Geburt

Der Tod eines Kindes im Mutterleib ist ein trauriges und schmerzliches Erlebnis. Falls Sie ein solcher Schicksalschlag treffen sollte, nehmen Sie sich ausreichend Zeit für Ihre Gefühle, den Schock und den großen Verlust. Ihre Trauer und die Möglichkeit, diese zu durchleben und zu zeigen, sind jetzt sehr wichtig – Entscheidungen über notwendige medizinische Eingriffe müssen Sie nicht sofort treffen. Sie brauchen nicht zu befürchten, dass Ihr totes Baby Ihnen schadet, wenn Sie es noch ein paar Tage in sich tragen. Auslöser für den Tod eines ungeborenen Kindes können sein:

- Infektionen als Hauptursache beim Tod zwischen der 24. und 27. Schwangerschaftswoche
- mütterliche Erkrankungen
- Plazentainsuffizienz
- angeborene Fehlbildungen
- Nabelschnurkomplikationen

Die Geburt einleiten

In den meisten Fällen wird die Geburt in der Klinik mit Wehen auslösenden Medikamenten eingeleitet und das Kind, wenn möglich, auf vaginalem Wege geboren. Führen Sie ein ausführliches Vorgespräch mit den betreuenden Ärzten und Hebammen. Bei diesem Gespräch sollten Ihre Bedürfnisse und Vorstellungen berücksichtigt werden. Sprechen Sie bei Bedarf auch mit einer Psychologin oder Seelsorgerin.

Die Zeit nach der Geburt

Nach der Geburt können Sie Ihr Kind so lange anschauen und in den Armen halten, wie Sie möchten. Das hilft Ihnen dabei, den Tod Ihres Babys besser zu begreifen und zu verkraften, wie Untersuchungen bestätigt haben. Machen Sie, auch wenn es Ihnen schwerfällt, einige Fotos von Ihrem Kind, damit Sie später eine Erinnerung haben. In manchen Kliniken bekommen Sie das Namensbändchen, Fuß- oder Handabdrücke Ihres Babys oder die Kerze, die während der Geburt brannte, mit nach Hause. Diese Erinnerungen spenden Trost und helfen Ihnen auch später noch bei der Verarbeitung Ihrer Trauer.

In einigen Kliniken gibt es auch eine Möglichkeit zur Aufbahrung. Sie können Ihr Baby aber auch noch bis zu 36 Stunden mit nach Hause nehmen. Den Transport, auch zum Friedhof, muss per Gesetz ein Bestattungsinstitut übernehmen. Wann die Bestattung spätestens erfolgen muss, regeln die einzelnen Bundesländer. Im Krankenhaus wird man Ihnen sicher Bestatter nennen, die Erfahrung bei der Beerdigung von tot geborenen Kindern haben.

Der Trauerprozess verläuft bei Mann und Frau meistens sehr unterschiedlich. Oft führt dabei ein Verhalten, das der jeweils andere nicht versteht, zu Irritationen, Verletzungen und einem Verlassenheitsgefühl. Erzählen Sie sich gegenseitig, wie es Ihnen in dieser für Sie beide schwierigen Situation geht. Versuchen Sie dabei, achtsam und aufrichtig miteinander umzugehen und keine Forderungen zu stellen. So kann langsam ein verständnisvolles Miteinander wachsen. Es kann Sie über Ihren großen Verlust hinwegtragen und Sie vielleicht einander als Paar noch näher bringen.

Bücher, die weiterhelfen

Ballnik, Peter:
Papa-Zeit.
Orell Füssli, Zürich 2011

Bloemeke, Viresha J.:
Es war eine schwere Geburt …
Wie traumatische Erfahrungen
verarbeitet werden können.
Kösel, München 2003

Bylow, Christina:
Familienstand: Alleinerzie-
hend. Plädoyer für eine starke
Lebensform.
Gütersloher Verlagshaus, 2011

Drust, Rike:
Muttergefühle. Gesamtausgabe.
C. Bertelsmann Verlag, Mün-
chen 2011

Feenstra, Coks:
Das große Zwillingsbuch.
Ratgeber für Schwangerschaft,
Geburt und eine glückliche
Kindheit.
Beltz Verlag, Weinheim 2010

Gmür, Pascale:
MutterSeelenAllein:
Erschöpfung und Depression
nach der Geburt.
Orell Füssli, Zürich 2000

Kirkilionis, Eveline:
Bindung stärkt – Emotionale
Sicherheit für Ihr Kind –der
beste Start ins Leben.
Kösel Verlag München 2008

Largo, Remo H.:
Babyjahre.
Piper Verlag, München 2010

Meissner, Brigitte Renate:
Kaiserschnitt und Kaiser-
schnittmütter.
Brigitte Meissner Verlag, Zürich
2003

Nilsson, Lennnart:
Ein Kind entsteht.
Goldmann, München 2009

Stark-Städele, Jeannette:
Mein Geschwisterchen. Wenn
das zweite Kind kommt.
Urania, Freiburg 2007

Strobel, Kornelia:
Frühgeborene brauchen Liebe.
Kösel Verlag, München 2006

Weigert, Vivian:
Bekommen wir ein gesundes
Baby? Pränatale Diagnostik.
Kösel, München 2006

Weitere Bücher der Autorin

1000 Fragen an die Hebamme.
Gräfe und Unzer Verlag,
München 2008

300 Fragen zum Baby.
Gräfe und Unzer Verlag,
München 2010

Babypflege Schritt für Schritt
(inklusive Übungs-DVD).
Gräfe und Unzer Verlag, München 2012

Laue Birgit; Salomon, Angelika:
Kinder natürlich heilen.
Anaconda Verlag, Köln 2009

Bücher aus dem GRÄFE UND UNZER VERLAG

Dohmen, Barbara:
Babyernährung: Stillen,
Fläschchen, Breie.
2009

**Guóth-Gumberger, Márta;
Hormann, Elisabeth:**
Stillen.
2008

Pulkkinen, Anne:
PEKIP. Babys spielerisch
fördern.
2008

**Richter, Robert; Schäfer
Eberhard:**
Das Papa-Handbuch.
2005

Sommer, Sven:
Homöopathie in der Schwangerschaft.
2009

Thielemann-Kapell, Patricia:
Yoga in der Schwangerschaft
(mit DVD).
2011

Weigert, Vivian; Paky, Dr. Franz:
Babys erstes Jahr.
2011

Adressen und Websites, die weiterhelfen

Hebammen

Deutscher Hebammenverband e.V.

Gartenstraße 26
76133 Karlsruhe

www.hebammenverband.de

Bund freiberuflicher Hebammen Deutschlands e.V.

Kasseler Str. 1a
60486 Frankfurt

www.bfhd.de

Deutscher Fachverband für Hausgeburtshilfe e.V. (DFH)

Gymnasiumstraße 2
72213 Altensteig

www.dfh-hebammen.de

Bundesweite Hebammensuche unter

www.hebammen.de

Österreichisches Hebammen-gremium

Landstraßer Hauptstraße 71/2
1030 Wien

www.hebammen.at

Schweizerischer Hebammen-verband

Geschäftsstelle Rosenweg 25 C,
Postfach
3000 Bern 23

www.hebamme.ch

Geburtsvorbereitung/ Geburtshäuser

Hebammenverbände (s.o)

Gesellschaft für Geburtsvorbe-reitung, Familienbildung und Frauengesundheit Bundes-verband e.V.

10827 Berlin
Ebersstr. 68

www.gfg-bv.de

Netzwerk der Geburtshäuser e.V.

Geschäftsstelle
Albert-Schweitzer-Straße 24a
18147 Rostock

www.geburtshaus.de
www.netzwerk-geburtshaeuser.de

Stillen

Hebammenverbände (s.o)

www.babyfreundlich.org

Arbeitsgemeinschaft Freier Still-gruppen AFS

Geschäftsstelle
Bornheimer Str. 100
53119 Bonn

www.afs-stillen.de

BDL – Berufsverband Deutscher Laktationsberaterinnen IBCLC e.V.

Hildesheimer Str. 124 E
30880 Laazen

www.bdl-stillen.de

La Leche Liga Deutschland e.V.

Gesellenweg 13
32427 Minden

www.lalecheliga.de

Kaiserschnitt

www.geburtsverarbeitung.de

www.kaiserschnitt-netzwerk.de

www.kaiserschnitt.ch

Eltern & Familie

www.vaeter.de

www.elternimnetz.de

www.profamilia.de

www.bke-beratung.de

Bundeszentrale für gesundheit-liche Aufklärung

Ostmerheimer Str. 220
51109 Köln

www.bzga.de
www.schwanger-info.de

Bundesverband alleinerziehen-der Mütter und Väter e.V. (VAMV)

Hasenheide 70
10967 Berlin

www.vamv.de

Deutsche Liga für das Kind in Familie und Gesellschaft e. V.

Charlottenstr. 65
10117 Berlin

www.liga-kind.de

Verein für Mütter- und Familienpflege e. V.

Zum Bahnhof 28
35394 Gießen-Rödgen

www.muetterpflege.de

Umständehalber e. V.

Unterstützung für alleinstehende Schwangere

Dompfaffweg 6a
90455 Nürnberg

www.umstaendehalber.com

Deutsche Gesellschaft für seelische Gesundheit in der frühen Kindheit (GAIMH)

www.gaimh.de

Informationen für Mehrlingseltern

www.mehrlinge.net
www.abc-club.de

Hilfen bei Krankheit und Behinderung

CARA – Beratungsstelle zu Schwangerschaft und vorgeburtlicher Diagnostik

Domsheide 2
28195 Bremen

www.cara-beratungssetelle.de

Beratungsstelle für natürliche Geburt und Eltern sein e. V.

Fachstelle Beratung zur Pränataldiagnostik

Häberlstr. 17/Hof
80337 München

www.natuerliche-geburt.de

Arbeitskreis Down-Syndrom e. V.

Gadderbaumer Str. 28
33602 Bielefeld

www.down-syndrom.org

Bundesverband »Das frühgeborene Kind« e. V.

Speyerer Straße 5–7
60327 Frankfurt am Main

www.fruehgeborene.de

Arbeitsgemeinschaft Gestose-Frauen e. V.

Kapellener Str. 67a
47661 Issum

www.gestose-frauen.de

Informationen zur Schwangerschaftsdiabetes

www.gestations-diabetes.de

Medikamentenberatung

www.embryotox.de
www.reprotox.de

Initiative Regenbogen »Glücklose Schwangerschaft« e. V.

Geschäftsstelle
Westring 100
D-33378 Rheda-Wiedenbrück

www.initiative-regenbogen.de

Schatten & Licht e. V. – Krisen rund um die Geburt

Obere Weinbergstr. 3
D-86465 Welden

www.schatten-und-licht.de

Das Kindernetzwerk e. V.

Kranke und behinderte Kinder und Jugendliche in der Gesellschaft

www.kindernetzwerk.de

nestwärme e. V. Deutschland

Christophstraße 1
54290 Trier

www.nestwaerme.de

Eltern besonderer Kinder in Österreich

www.elternbewegung.info

Stiftung für das behinderte Kind

www.stiftung-behindertes-kind.de

Bundesverband behinderter Eltern bbe e. V.

Lerchenweg 16
32584 Löhne

www.come.to/behinderte-eltern

Leona e. V.

Verein für Eltern chromosomal geschädigter Kinder

www.leona-ev.de

Register

Hinweis

Mehr als die Hälfte der Gynäkologen in Deutschland ist weiblich. Wegen der besseren Lesbarkeit verwenden wir dennoch die Begriffe »Frauenarzt« oder »Gynäkologe« und »Arzt«. Damit sind natürlich Ärztinnen wie Ärzte gemeint.

Die werden Sie auch lieben.

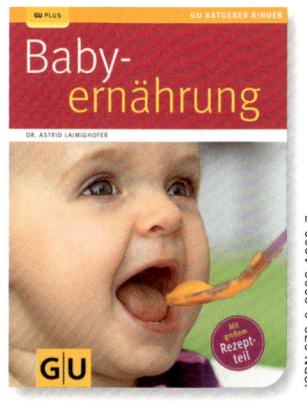

GU PLUS — GU RATGEBER KINDER
Baby-ernährung
DR. ASTRID LAIMIGHOFER
ISBN 978-3-8338-1809-7

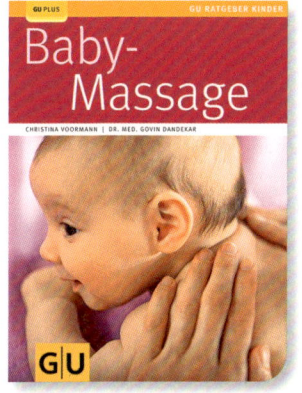

GU PLUS — GU RATGEBER KINDER
Baby-Massage
CHRISTINA VOORMANN | DR. MED. GOVIN DANDEKAR
ISBN 978-3-8338-1391-7

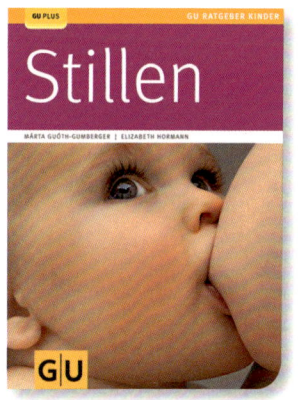

GU PLUS — GU RATGEBER KINDER
Stillen
MÁRTA GUÓTH-GUMBERGER | ELIZABETH HORMANN
ISBN 978-3-8338-0405-2

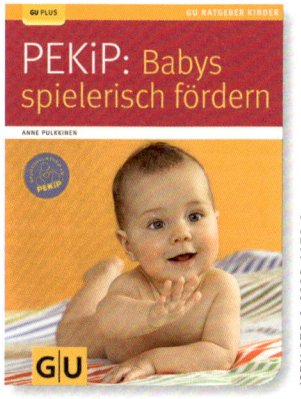

GU PLUS — GU RATGEBER KINDER
PEKiP: Babys spielerisch fördern
ANNE PULKKINEN
ISBN 978-3-8338-1176-0

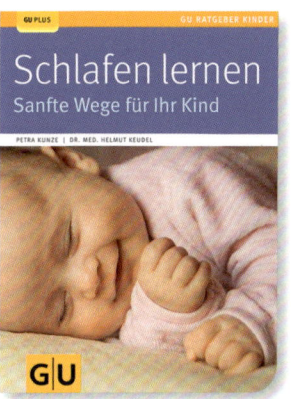

GU PLUS — GU RATGEBER KINDER
Schlafen lernen
Sanfte Wege für Ihr Kind
PETRA KUNZE | DR. MED. HELMUT KEUDEL
ISBN 978-3-8338-1402-0

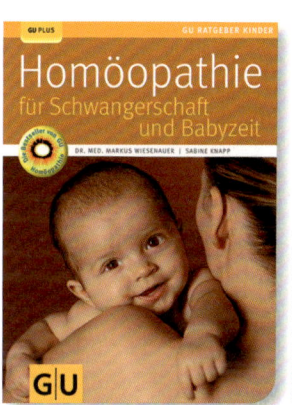

GU PLUS — GU RATGEBER KINDER
Homöopathie für Schwangerschaft und Babyzeit
DR. MED. MARKUS WIESENAUER | SABINE KNAPP
ISBN 978-3-8338-1029-9

www.gu.de: Blättern Sie in unseren Büchern, entdecken Sie wertvolle Hintergrundinformationen sowie unsere Neuerscheinungen.

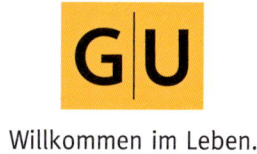

Willkommen im Leben.

Über die Autorin

Birgit Laue ist freiberufliche Hebamme mit über 25-jähriger Erfahrung in allen Bereichen der Hebammentätigkeit. Mehr als zehn Jahre leitete sie den Bereich Medical Relations Management eines Pharma- und Biokosmetikherstellers und war mitverantwortlich für die Entwicklung von Baby- und Schwangerschafts-Pflegeprodukten. Als diplomierte PR-Beraterin stellt die Autorin zahlreicher Bücher zum Thema Kinder- und Frauengesundheit ihr Wissen rund um das Thema junge Familie heute namhaften Unternehmen in ganz Deutschland zur Verfügung. Mehr über die Autorin erfahren Sie unter: www.birgitlaue.de

Wichtiger Hinweis

Die Gedanken, Methoden und Anregungen in diesem Buch stellen die Meinung bzw. Erfahrung der Autorin dar. Sie wurden von der Autorin nach bestem Wissen erstellt und mit größtmöglicher Sorgfalt geprüft. Sie bieten jedoch keinen Ersatz für persönlichen kompetenten medizinischen Rat. Jede Leserin, jeder Leser ist für das eigene Tun und Lassen auch weiterhin selbst verantwortlich. Weder die Autorin noch der Verlag können für eventuelle Schäden, die aus den im Buch gegebenen praktischen Hinweisen resultieren, eine Haftung übernehmen.

© 2012 GRÄFE UND UNZER VERLAG GmbH, München
Alle Rechte vorbehalten. Nachdruck, auch auszugsweise, sowie Verbreitung durch Bild, Funk, Fernsehen und Internet, durch fotomechanische Wiedergabe, Tonträger und Datenverarbeitungssysteme jeder Art nur mit schriftlicher Genehmigung des Verlages.

Projektleitung: Christine Kluge

Lektorat: Angela Hermann-Heene

Bildredaktion: Petra Ender

Umschlaggestaltung und Layout: independent Medien-Design, Horst Moser, München

Herstellung: Renate Hutt

Satz: Christopher Hammond

Lithos: Repro Ludwig, Zell am See

Druck und Bindung: Firmengruppe APPL , Wemding

ISBN 978-3-8338-1987-2

1. Auflage 2012

Bildnachweis

Fotos und Illustrationen: Agentur Focus: 15, 16, 18, 19, 27; Alamy: 4, 7, 8, 64, 108, 171; Blaschke: 159; Docstock.com: 143, 145; dkimages: 123; Ender: 51, 164; F1 online: 38, 42, 48, 66, 77, 85, 89, 94, 104, 117, 153; Fotalia: 13; Getty: 2, 29, 54, 60, 82, 106, 136, 147 l.; Jump Foto: 44, 70; Kluge: 24; Mauritius: 46, 99, 141, 147 r., 149, 161, 166; Schobel: 28, 74, 81, 87, 113, 115, 125; Sciencefoto.de: 11; Seckinger: 150, 163; Stockfood: 31, 36, 157; Veer: Cover; Zoonar: 121

Syndication: www.jalag-syndication.de

Umwelthinweis

Dieses Buch ist auf PEFC-zertifiziertem Papier aus nachhaltiger Waldwirtschaft gedruckt.

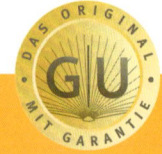

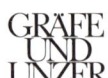

GRÄFE UND UNZER

Ein Unternehmen der
GANSKE VERLAGSGRUPPE